HERZINSUFFIZIENZ UND DIGITALISWIRKUNGEN

BAD OEYNHAUSENER GESPRÄCHE III
31. OKTOBER UND 1. NOVEMBER 1958

MIT BEITRÄGEN VON

KJ. BLUMBERGER · M. BOGATZKI · D. BURCHARD · R. HEGGLIN
J. KEUL · K. KÖNIG · K. KRAMER · K. KÜHNS · L. LENDLE
A. J. LINZBACH · H. MERCKER · K. MUSSHOFF · H. REINDELL
W. TRAUTWEIN · W. WILBRANDT · H. P. WOLFF · A. WOLLENBERGER
E. WOLLHEIM · J. ZISSLER

ZUSAMMENGESTELLT VON

W. LOCHNER   UND   E. WITZLEB
GÖTTINGEN   BAD OEYNHAUSEN

MIT 92 ABBILDUNGEN

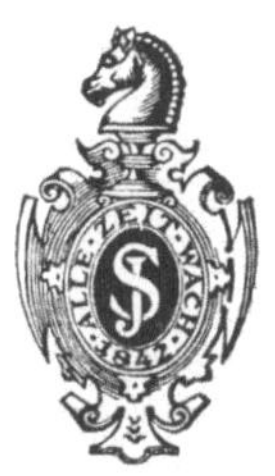

SPRINGER-VERLAG
BERLIN · GÖTTINGEN · HEIDELBERG
1959

ISBN-13: 978-3-540-02366-1   e-ISBN-13: 978-3-642-99866-9
DOI: 10.1007/978-3-642-99866-9

Brühlsche Universitätsdruckerei Gießen

Inhaltsverzeichnis

Anschriftenverzeichnis

Prof. Dr. Kj. Blumberger Aschaffenburg, Medizinische Abteilung des Städtischen Krankenhauses

Dr. Marianne Bogatzki Basel, Medizinische Klinik der Universität

Dr. D. Burchard Freiburg i. Br., Medizinische Klinik der Universität

Prof. Dr. R. Hegglin Zürich, Medizinische Universitäts-Poliklinik, Kantonsspital

J. Keul Ebnet b. Freiburg i. Br.

Dr. K. König Freiburg i. Br., Medizinische Klinik der Universität

Prof. Dr. K. Kramer Göttingen, Physiologisches Institut der Universität

Priv.-Doz. Dr. K. Kühns Göttingen, Medizinische Klinik der Universität

Prof. Dr. L. Lendle Göttingen, Pharmakologisches Institut der Universität

Prof. Dr. A. J. Linzbach Marburg/Lahn, Pathologisches Institut der Universität

Prof. Dr. H. Mercker Göttingen, Pharmakologisches Institut der Universität

Dr. K. Musshoff Freiburg i. Br., Medizinische Klinik der Universität

Prof. Dr. H. Reindell Freiburg i. Br., Medizinische Klinik der Universität

Dozent Dr. W. Trautwein Heidelberg, Physiologisches Institut der Universität

Prof. Dr. W. Wilbrandt Bern, Pharmakologisches Institut der Universität

Prof. Dr. H. P. Wolff München, I. Medizinische Klinik der Universität

Prof. Dr. A. Wollenberger Berlin-Buch, Deutsche Akademie der Wissenschaften zu Berlin, Arbeitsstelle für Kreislaufforschung

Prof. Dr. E. Wollheim Würzburg, Medizinische Klinik der Universität, Luitpoldkrankenhaus

Dozent Dr. J. Zissler Würzburg, Medizinische Klinik der Universität, Luitpoldkrankenhaus

Aus dem Physiologischen Institut der Universität Göttingen

Druckvolumdiagramm der Ventrikel und dynamische Faktoren der Herztätigkeit im intakten Kreislauf

Von

Kurt Kramer

Mit 16 Abbildungen

Druckvolumdiagramm des isolierten Herzens

Die Mechanik des Herzens ist seit Frank in der Hauptsache aus statischen Vorstellungen entwickelt. Es wird vereinfachend angenommen, daß Minima und Maxima von Volumen und Druck der Herzhöhlen in Systole und Diastole Gleichgewichtszuständen entsprechen. Eine solche Betrachtungsweise erlaubt die Konstruktion eines Druckvolumdiagramms, in dem also die zeitlichen Abläufe der Kontraktion als Parameter nicht vorkommen. Das Diagramm kann mit einigem Vorbehalt in ein Längenspannungsdiagramm umgerechnet werden. Die Umrechnung setzt voraus, daß der Ventrikel als Hohlkugel behandelt werden darf. Dabei bestehen zwischen Druck *(P)* und Faserspannung *(S)*, Faserlänge *(l)* und Volumen *(V)* einfache Beziehungen:

$$s = \frac{r^2\,\pi\,P}{d \cdot l}\,, \tag{1}$$

worin *d* die Dicke der Herzmuskelwand bedeutet. Wenn *d* sehr dünn, also klein gegenüber dem Radius *(r)* der Hohlkugel ist, darf die Gleichung vereinfacht lauten:

$$s = \frac{r\,P}{2\,d} \tag{2}$$

$$l = 2\,r\,\pi = \sqrt[3]{6\,V\,\pi^2} \tag{3}$$

Die Umwandlung der kubischen in lineare Verhältnisse sei zunächst in zwei Diagrammen dargestellt (Abb. 1a u. b). Da die Muskulatur des Froschventrikels einfacher angeordnet ist als die des Warmblüterherzens, dessen Verhältnisse noch dazu durch die Ausbildung zweier Kammern wesentlich schwieriger zu übersehen sind, führt die vereinfachende Annahme einer Muskel-Hohlkugel nicht zu schwerwiegenden Ungenauigkeiten. Auch am Herzstreifen konnte Reichel ein ähnliches Diagramm aufnehmen. Da die Spannung dem Radius der Hohlkugel und damit auch der Länge der Herzmuskelfasern proportional ist, nimmt bei den sog. isotonischen Entleerungen (Schlagvolumen bei konstantem Druck) die Spannung der Muskelfasern ab. Die Kontraktion ist also nicht iso„tonisch" (Bohnenkamp, Reichel u. a.). Auch unter natürlichen Bedingungen des Herzschlages nehmen trotz Steigerung des Druckes in der Austreibungsphase die Muskelspannungen ab, falls die Pulsamplituden ein bestimmtes Maß nicht überschreiten.

Aus den Gleichungen (1) bzw. (3) lassen sich unter Verwendung des Druckvolumdiagramms für alle Gleichgewichtszustände des Herzventrikels die Faserspannungen und Verkürzungen berechnen. Gauer hat darauf aufmerksam gemacht, daß das gesunde Herz mit niedrigen Faserspannungen (20—30% des Maximums) und kleinem Volumen relativ große Verkürzungen bevorzugt. Es

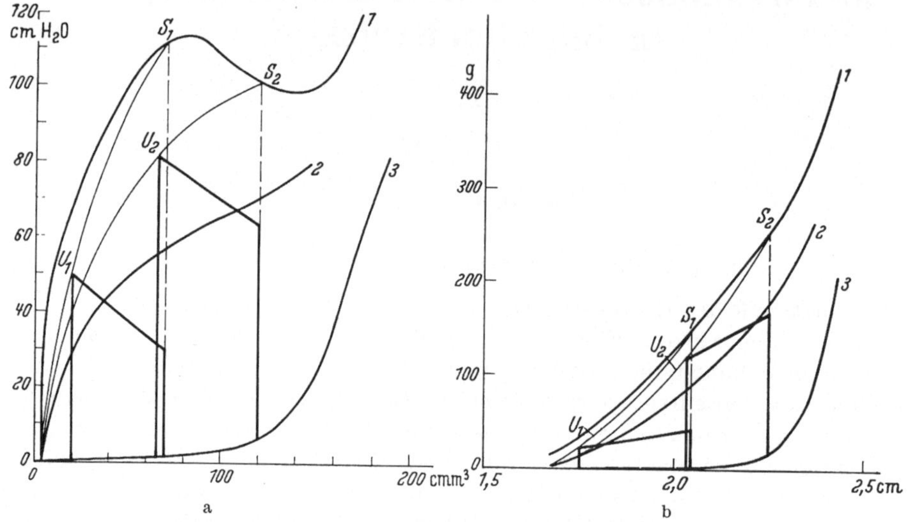

Abb. 1a u. b. a) Druckvolumdiagramm des Froschherzens. Isometrische Maxima (*1*), isotonische Maxima (*2*) und Ruhedehnungskurve (*3*), mit der von Gehl, Graf und Kramer angegebenen Anordnung aufgenommen. 2 Arbeitsdiagramme bei verschiedenen arteriellen Widerständen. Die endsystolischen Drucke *(U₁ und U₂)* liegen auf Unterstützungskurven, die von den entsprechenden isometrischen Maxima S₁ und S₂ ausgehen. Sollen die Schlagvolumina unter den verschiedenen Widerständen gleichbleiben, müssen Anfangsvolumina mit den Widerständen anwachsen. b) Umrechnung des Druckvolumdiagramms in ein Längenspannungs-Diagramm. Man beachte, daß die systolischen Spannungen der Muskelfasern mit zunehmender Dehnung stark zunehmen, die Verkürzungen aber kleiner werden. Außerdem sinken in der Austreibungsperiode die Spannungen mit der Verkürzung ab. Die maximalen Muskelspannungen werden am Ende der isometrischen Phase entwickelt

arbeitet mit niedriger „Übersetzung", während eine Erweiterung das Herz zwingt, mit großer Faserspannung aber geringer Verkürzung in einen höheren „Gang" überzugehen. Diese Verhältnisse sind am Froschventrikel zu erkennen und in der Abbildung dargestellt. Daß ein dilatiertes Herz ein Schlagvolumen mit größerer Kraft auswerfen muß, dürfte wesentlich zur Entwicklung einer Herzinsuffizienz beitragen. Die Verkleinerung des Sportherzens (Reindell) während Muskelarbeit vermeidet eine solche Überlastung.

Daß sich der Herzmuskel in seinen „statischen" Eigenschaften vom Skeletmuskel kaum unterscheidet, zeigt ein Vergleich der beiden Längenspannungsdiagramme (Abb. 1b u. 2). Die Diagramme werfen zunächst die Frage auf, warum isotonische und isometrische Maxima nicht auf einer gemeinsamen Kurve liegen. Reichel hat dies Phänomen der bei höheren Spannungen liegenden isometrischen Maximakurve aus dem Vorhandensein zweier Elemente in der Muskelfaser erklärt. Kontraktile und elastische Elemente sollen in Serie geschaltet sein. Die kontraktilen Elemente verkürzen sich nach Maßgabe der in ihnen entwickelten Kraft, während die elastischen Elemente je nach den Bedingungen, unter denen die Kontraktion abläuft, sich verschieden verhalten: Unter isotonischen Bedingungen behalten sie ihre Länge bei, während sie unter isometrischen Bedingungen durch die innere Verkürzung der kontraktilen Elemente gespannt werden. Mit zunehmender Ausgangsspannung (Ruhedehnungskurve) nehmen die Verkürzungen der kontraktilen Elemente ab. Daher ist die innere Verkürzung bei einer isometrischen Kontraktion, die von niederer Ausgangsspannung ausgeht, größer als die äußere Verkürzung einer isotonischen Kontraktion, die von einer höheren Spannung der Ruhedehnungskurve ausgeht. Deshalb liegen die isometrischen Maxima bei kleineren Längen als die isotonischen, wenn beide bei gleicher Spannung verglichen werden.

HILL hat eine ähnliche Theorie entwickelt, jedoch auf Grund anderer experimenteller Bedingungen. Er verfolgt die zeitlichen Vorgänge während der Kontraktion und bestimmt Dauer und Größe des „aktiven Zustandes" des kontraktilen Muskelelementes. Es zeigt sich, daß die Spannungsentwicklung der isometrischen Kontraktion begrenzt wird durch die Dauer des aktiven Zustandes, während welcher das elastische Element zunächst gedehnt werden muß, ehe im Beginn der Kontraktion eine äußere Spannung meßbar wird. Die verschiedene Lage

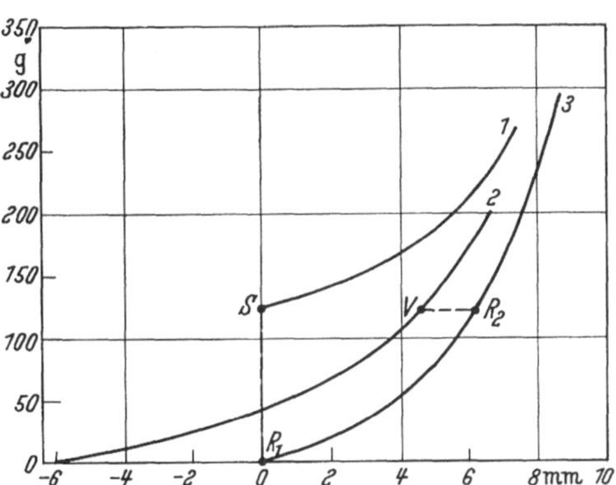

Abb. 2. Längenspannungsdiagramm des Froschgastrocnemius. Die isometrischen Maxima (1) liegen bei höheren Spannungen als die isotonischen Maxima (2), gleiche Längen vorausgesetzt. Die isotonische Verkürzung $(R_2 - V)$ erreicht nicht den Wert der isometrischen Kurve, da nach REICHEL die Verkürzung der kontraktilen Elemente mit steigender Anfangsspannung der Muskelfasern abnimmt. Vgl. die Ähnlichkeit des Diagramms mit dem des Herzmuskels!

der isometrischen und isotonischen Maxima findet ihre Erklärung in der Beobachtung HILLs, daß die Verkürzungsgeschwindigkeit des kontraktilen Elementes mit zunehmender Belastung abnimmt. Da aber der aktive Zustand sich nicht ändert, ist es verständlich, daß die äußere Verkürzung eines vorher gespannten Muskels kleiner ausfällt als die innere Verkürzung eines ungespannten Muskels.

Auch die zeitlichen Abläufe der Ventrikelkontraktion, die im Diagramm nicht enthalten sind, lassen sich aus der 2-Elemente-Theorie ableiten, jedenfalls soweit es die Verteilung der Kontraktionszeit auf Anspannungs- und Austreibungsphase betrifft: Je größer die äußere Verkürzung ist, um so länger ist die Austreibungszeit, was mit den Beobachtungen auch am Warmblüterherzen übereinstimmt.

BRAUNWALD, SARNOFF und STAINSBY haben vor kurzem in einer Versuchsserie an großen Hunden unter kontrollierten Bedingungen die Dauer der Austreibung gemessen. Dabei zeigte sich eine lineare Beziehung zwischen Schlagvolumen und Austreibungszeit. Da das Schlagvolumen in ihren Versuchen eine Funktion der diastolischen Füllung, also der Faserlänge war, dürfte die Austreibungszeit auch eine Funktion der Faserlänge sein. Leider ist der Einfluß des Aortendruckes nicht ohne gleichzeitige Änderung der Anfangsdehnung untersucht worden, so daß die Autoren uneinheitliche Resultate erhielten. WIGGERS (1921), der in seinen

Versuchen den diastolischen Druck des linken Ventrikels konstant hielt, fand mit steigendem Aortendruck eine Verkürzung der Systole, gleiche Periodendauer vorausgesetzt. Beide Befunde sind also nach der 2-Elemente-Theorie verständlich. Unabhängig von den mechanischen Bedingungen ändern sich die Austreibungszeiten unter der Einwirkung nervös-hormonaler Einflüsse, und zwar in der Regel gleichsinnig mit den anderen Kardinalzeiten der Herzperiode.

Die Übereinstimmung der Befunde am Herzen in situ mit der Theorie ermutigt, das Druckvolumdiagramm als Grundlage zur Beschreibung der Herzmechanik auch unter natürlichen Bedingungen zu verwenden. Da in den letzten Jahren eine größere Zahl wichtiger Ergebnisse bekannt geworden ist, erschien es lohnend, das gesamte Gebiet neu darzustellen.

Druckvolumdiagramm des Warmblüterherzens im intakten Kreislauf

Wenn vom Kreislauf gesprochen wird, ist immer der Warmblüter-Kreislauf gemeint, vornehmlich der Kreislauf des großen Warmblüters, z. B. des Hundes. Es ist darum verständlich, daß man schon frühzeitig bestrebt war, die Ergebnisse des Frankschen Diagramms vom Froschherzen auf das große Warmblüterherz zu übertragen. So berufen sich STARLING und seine Mitarbeiter bereits 1914 auf FRANK und konstruieren ein Druckvolumdiagramm des Hundeherzens, das heute in den angelsächsischen Lehrbüchern abgebildet ist. Die Konsequenzen, die das Diagramm hinsichtlich des Schlagvolumens enthält, werden jedoch nicht an ihm,

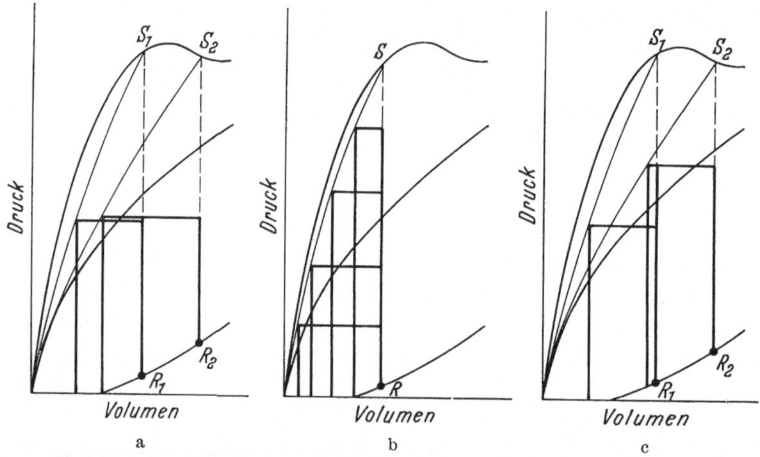

Abb. 3a, b u. c. Herleitung der Befunde des Starlingschen Herzlungenpräparates aus dem Frankschen Druckvolumdiagramm. a) Steigerung des Schlagvolumens mit steigender Anfangsfüllung der Ventrikel; b) Verminderung des Schlagvolumens jeweils im Beginn der Widerstandszunahme; c) Konstanz des Schlagvolumens infolge Anpassung des Anfangsvolumens des Ventrikels an den erhöhten Widerstand

sondern am Herzlungenpräparat erörtert. Und doch sind die beiden für das praktische Verständnis der Herztätigkeit so wichtigen Fakten: 1. *Die Zunahme des Schlagvolumens mit zunehmender Füllung des Ventrikels* und 2. *die Abnahme des Schlagvolumens mit steigendem Aortendruck* am einfachsten aus dem Druckvolumdiagramm zu entnehmen. Aus den Abb. 3a und b lassen sich diese Befunde ersehen.

Jedoch einem Mißverständnis, das durch STARLINGs Befund von der Fähigkeit des Herzens, jeden Widerstand mit unvermindertem Schlagvolumen zu überwinden, aufgekommen ist, sollte deutlich widersprochen werden. Wir zeigen zu diesem Zweck zunächst den Originalbefund STARLINGs am H.L.P.: Mit jeder Widerstandserhöhung steigt der Aortendruck, während die Stromstärke sinkt (Abb.4). Da die Herzfrequenz konstant bleibt, ist dies ein Zeichen für ein absinkendes Schlagvolumen. Doch nach etwa 15—20 Herzschlägen ist die Stromstärke wieder zum alten Wert zurückgekehrt. Die Erklärung, die auch STARLING und gleichzeitig STRAUB gegeben haben, liegt auf der Hand: Durch das „unendliche" venöse Reservoir des H.L.P. ist die Tätigkeit des rechten Ventrikels *nicht* vom Schlagvolumen des linken Ventrikels und damit von der arteriellen Stromstärke abhängig, solange der Flüssigkeitsspiegel des Reservoirs seine Höhe nicht ändert

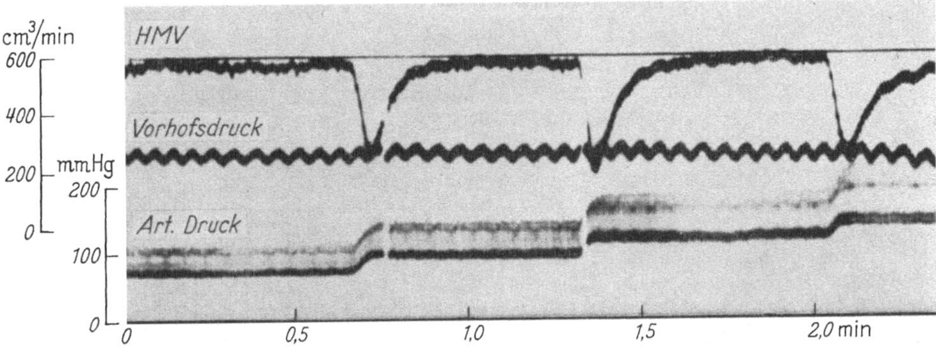

Abb. 4. Wirkung der Widerstandserhöhung auf das Schlagvolumen des linken Ventrikels im Starling-Präparat. Von oben nach unten: Stromvolumen/min der Aorta, Druck im rechten Vorhof, Druck in der Aorta, Zeit in min. Da die Herzfrequenz konstant ist, kann das Verhalten der Aortenstromstärke dem Schlagvolumen proportional gesetzt werden. Man beachte, daß mit jeder Widerstanderhöhung das Schlagvolumen stark absinkt, nach etwa 15 sec jedoch den ursprünglichen Wert mit großer Präzision erreicht

und auch die Kraft des Herzens gleich bleibt. Trotz verminderten Schlagvolumens des linken Ventrikels fördert also der rechte Ventrikel unverändert gleiche Schlagvolumina, die zunächst in der Lunge und im Herzen teilweise deponiert werden. Mit zunehmender Dehnung des linken Herzens wirft dieses ein zunehmend größeres Schlagvolumen aus, bis es den ursprünglichen Wert erreicht hat. Dies Verhalten läßt sich aus dem Frankschen Diagramm voraussagen (Abb. 3c).

Ob jedoch ein ähnlicher Vorgang im intakten Kreislauf zu erwarten ist, läßt sich *nicht* voraussagen. Ein einfacher Versuch mag die Antwort auf diese Frage geben: An einem Hund werden venöser Rückfluß (V. cavae und V. azygos) und Aortenstromvolumen durch je eine Stromuhr (nach dem Rotameterprinzip) fortlaufend gemessen. Durch stufenweise Abklemmung der Aorta wird der Strömungswiderstand vor der linken Kammer erhöht. Das Ergebnis ist in Abb.5a u.b dargestellt. Bei annähernd konstanter Herzfrequenz lassen sich die Änderungen der Stromuhrkurven als Änderungen des Schlagvolumens betrachten. So nimmt mit jeder Aortendruckzunahme das Schlagvolumen ab. Die darauffolgende Zunahme ist so gering, daß der Kontrollwert auch nicht annähernd erreicht wird. Die Ursache für das verkleinerte Schlagvolumen ist im Verhalten des venösen Rückflusses zu erkennen. Dieser fällt kurze Zeit nach dem Einsetzen der Aortendrosselung auf den Wert des Aortenstromvolumens. Es existiert also nicht wie im Herzlungenpräparat ein unendliches Venenreservoir, das einen unveränderten venösen Zufluß garantiert.

Die Stromvolumdifferenz zwischen links und rechts beträgt etwa 50 cm³, ein Volumen, das somit vom großen in den kleinen Kreislauf überführt wird. In welchem Maße die Dynamik des Herzens an dieser Blutverschiebung ursächlich beteiligt ist, soll später behandelt werden (Aktive Diastole — systolische Ansaugung). Die häufig beobachtete leichte Erhöhung des Druckes im rechten Vorhof darf wohl damit erklärt werden, daß infolge Druckabnahme hinter der Aortendrossel Blut aus dem weniger gedehnten Aortensystem auf die venöse Seite hin-

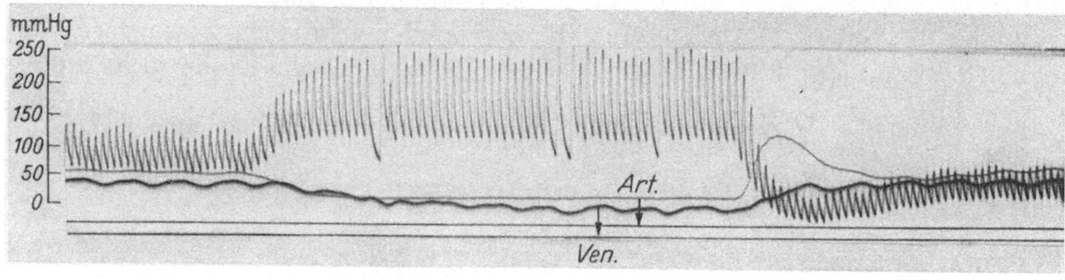

5a

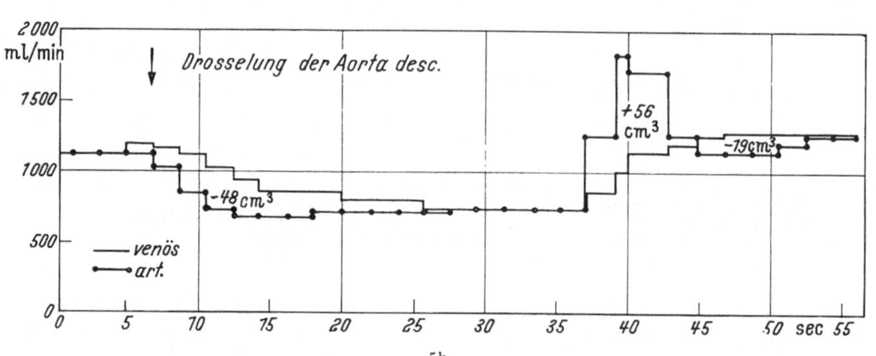

5b

Abb. 5 u. b. Einfluß der Widerstandserhöhung in der Aorta auf arterielle und venöse Stromstärke. Messungen mit 2 Rotametern. Versuchstier Hund. Kurven bedeuten von oben nach unten: Aortendruck vor der Drosselungsstelle. Stromstärke in der Aorta, Stromstärke in Venae cavae und V. azygos. Rotameter elektrisch gedämpft. Zugehörige Null-Linien der Rotameterkurven. (Unveröffentlicht nach Kramer u. Doutheil)

überfließt. Die Größenordnung ist kürzlich von Guyton mit 5 cm³/kg Körpergewicht bei Herzstillstand und vollständigem arteriovenösem Druckausgleich bestimmt worden und würde mit unserem Wert vergleichbar sein.

Unsere oben gestellte Frage darf also dahin beantwortet werden, daß das Schlagvolumen des Herzens im intakten Kreislauf mit steigendem Strömungswiderstand absinkt. Dieser Befund ist nicht nur am vagotomierten Tier mit konstanter Herzfrequenz zu erheben, sondern findet sich auch am Kreislauf, dessen zentralnervöse Kontrolle vollkommen funktioniert. Allerdings wird die Auswertung durch die variable Herzfrequenz kompliziert.

Die Bedeutung der Herzfrequenz für die Entleerung und Füllung des Herzens ist allgemein anerkannt und besonders von Hamilton u. Mitarb. ausführlich untersucht worden. Zur Konstruktion des Druckvolumdiagramms muß diese Frage näher erörtert werden. Frank hatte ausdrücklich betont, daß die Ruhedehnungskurve des stillgelegten Herzens mit der des tätigen nur dann identisch ist, wenn die Frequenz der Systolen so niedrig ist, daß ein „abszissenparalleles

Kurvenstück" zwischen 2 Kontraktionen vorhanden ist. Mit diesem Kurvenstück sind die isotonischen bzw. isometrischen Minima gemeint. Übersteigen die Frequenzen der Systolen ein bestimmtes Maß, so reichen die diastolischen Zeiten für

das Herz nicht mehr aus, um zur vollen Erschlaffung zu gelangen, ehe die nächste Kontraktion beginnt.

Tatsächlich ließ sich bei Aufnahme des Druckvolumdiagramms sowohl am isolierten wie am Herzen in situ zeigen, daß sich mit steigender Schlagfrequenz die Minima-Kurven zu höheren Drucken verlagern (ULLRICH, RIECKER und KRAMER). Eine typische Kurvenschar isometrischer Minima, die am Herzen in situ bei manuellem Verschluß der Herzbasis aufgenommen wurden, zeigt die Abb. 6. Die während solcher Aufnahmen spontan auftretenden Frequenzänderungen sind als 3. Parameter eingetragen. Man erkennt, daß mit steigender Herzfrequenz die Minimakurven im Bereich höherer Drucke liegen. Das Bild ändert sich jedoch grundlegend bei normaler Tätigkeit des Herzens.

Aus zahllosen Druckkurven der Literatur, gleichgültig unter welchen Bedingungen sie erhoben wurden, läßt sich ein gemeinsames Faktum entnehmen, daß nämlich mit steigender Herzfrequenz die Systolendauer und besonders die Erschlaffungszeiten verkürzt werden. In neueren Aufnahmen des rechten Ventrikels (MEESMANN), in denen Sorge für strömungsdruckfreie Registrierung getragen wurde, erkennt man ohne Zweifel am Ende der Erschlaffungsphase ein kurzzeitiges Absinken des Ventrikeldruckes unter das Niveau des zentralen Venendruckes (Abb. 7). Auch im linken Ventrikel finden sich solche überschießenden „Unterdrucke". Solche Beobachtungen, die sich in einem großen Frequenzbereich bestätigt finden, weisen auf eine eigene Funktion des Erschlaffungsvorganges in der Füllung der Ventrikel hin. RUSHMER hat in Versuchen an Hunden, in deren Herzmuskulatur Röntgenmarken implantiert waren, beobachtet, daß während der Austreibungsphase die einzelnen Muskelschichten ineinander, vor allem die äußere

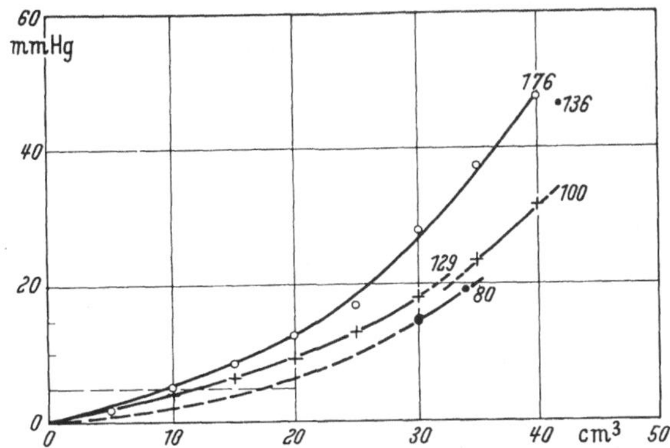

Abb. 6. Ruhedehnungskurven des rechten Ventrikels im Starling-Präparat bei verschiedenen Herz-Frequenzen. Versuchstier Hund. (Nach ULLRICH, RIEKER u. KRAMER)

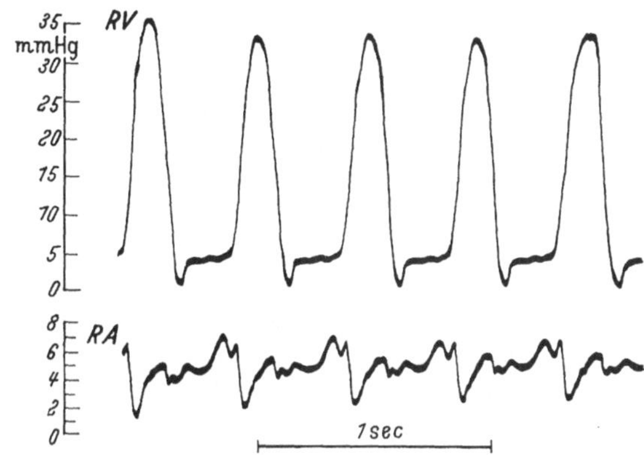

Abb. 7. Druckkurven des rechten Ventrikels und Vorhofs eines Hundes (nach MEESMANN). Man beachte die deutliche Senkung des Ventrikeldrucks unter den Vorhofdruck im Beginn der Diastole!

Spiralschicht in die inneren zirkulären Schichten eindringen. Er hat hieraus den
Schluß gezogen, daß während der auxotonen Herzkontraktion interfascikuläre
Spannungen auftreten müssen, die in der Erschlaffungsphase Arbeit leisten könnten. Hierin liegt wahrscheinlich die Erklärung für die gegensätzlichen Befunde des
isometrischen und auxotonisch schlagenden Herzens. Daß in der Tat der Ventrikel
während der Erschlaffung Arbeit leisten kann, ist auf verschiedene Weise experimentell bewiesen.

Aktive Diastole. Brecher hat am Hund den Sog des erschlaffenden linken
Ventrikels direkt gemessen. Er stenosierte das Mitralostium durch Zug an einem
von außen angelegten Gummi-
band. Die intraventrikulären
Drucke fielen während der
Diastole auf —10 bis —20 cm
H_2O ab. Aus einem Reservoir,
das, mit Ringerlösung gefüllt,
3 cm H_2O unter dem hydro-
statischen Druck der Thorax-
kammer lag und mit dem Ventrikel durch einen Katheter
verbunden war, konnte während der Stenosierung vom
erschlaffenden Ventrikel Flüssigkeit angesogen werden
(Abb. 8). Ob die Herzfrequenz
auf diese Kraftentfaltung einen
Einfluß hat, ist wahrschein-

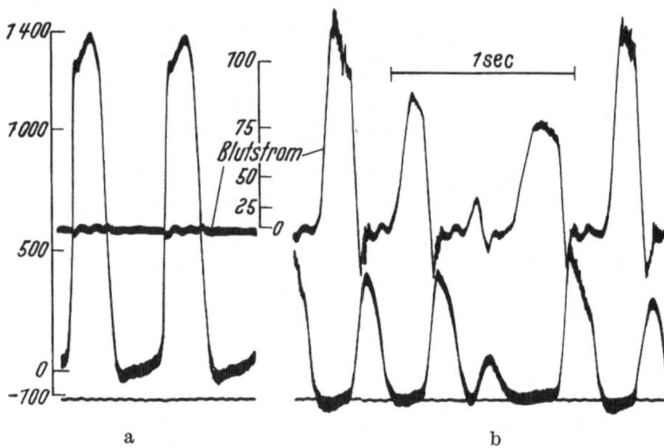

Abb. 8. Druckkurven des linken Ventrikels eines Hundes. In (b)
wird durch eine künstliche Mitralstenose der diastolische Sog in
der Druckkurve erkennbar, die auf etwa — 10 cm abfällt und dabei
Blut aus einem Niveaugefäß ansaugen kann, das 3 cm unter dem
Niveau des Herzens liegt (nach Brecher)

lich, aber bisher nicht untersucht worden. Eine eindeutige Wirkung darf
von der Veränderung der Herzkraft erwartet werden. Brecher hat in der
Tat stärkere Drucksenkungen in seinem Experiment gefunden, wenn das Herz
unter Adrenalineinwirkung stand. Bezüglich weiterer einschlägiger Experimente
sei auf die zusammenfassende Darstellung Brechers verwiesen.

So sehr diese Befunde dynamischer Natur sind, haben sie doch auch für das
statische Druckvolumdiagramm einen Nutzen gebracht; denn man erkannte bei
diesen Untersuchungen, daß die Ventrikel bereits beim Druck Null eine nicht unbeträchtliche Füllung aufwiesen. Die Ursache liegt wohl darin, daß das Herz im
erschlafften Zustand eine Gestalt anzunehmen bestrebt ist, die sich aus der anatomischen Struktur ergibt. Um ein Froschherz leerzusaugen, bedarf es eines Soges
von 0,65 cm H_2O, ein Herzgewicht von 0,1 g vorausgesetzt (Gehl, Graf, Kramer
1955). Um den linken Ventrikel eines Katzen- oder Hundeherzens leerzusaugen,
ist ein Sog von etwa 20—30 cm H_2O erforderlich. Die so aufgenommene Ruhedehnungskurve hat einen Verlauf, wie er in Abb. 9 dargestellt ist. Sie weicht von
den früheren Aufnahmen (Ullrich, Rieker, Kramer) insofern ab, als gleiche
Herzgewichte vorausgesetzt, sowohl die Füllung beim Druck Null wie auch bei
Füllungszunahmen die Druckänderung deutlich größer sind, d. h. daß die Ruhedehnungskurve nach links verschoben ist und steiler verläuft. Die Abweichungen
sind durch das verschiedene experimentelle Vorgehen bedingt. Ullrich, Rieker
und Kramer mußten, um isometrische Druckanstiege bis zu 350 mm Hg zu er-

halten, die Herzbasis manuell verschließen. Dadurch wurden die Ventrikelwände gewissermaßen über die Ostien der Basis zusammengezogen. Die Aufnahme der Dehnungskurven wurde so am verkleinerten Herzen vorgenommen. Die Gleichgewichtskurven mußten aus diesen Gründen wesentlich steiler verlaufen, also bei gleichen Volumina höhere Drucke entwickeln, als am unbeeinflußten Herzen zu erwarten ist. Werden die Gleichgewichtskurven auf normale Größe der Herzhöhlen korrigiert, besteht die Möglichkeit, den Befunden REINDELLs und DELIUSs näherzurücken, die auf Grund ihrer Messungen an Röntgenbildern das Vorhandensein einer beträchtlichen Restblutmenge am Ende der Systole betonen.

Durch ein ingeniöses Verfahren, das von BING zuerst geübt und später von HOLT modifiziert wurde, ist es möglich, das Schlagvolumen und das enddiastolische Volumen eines Ventrikels in situ zu bestimmen.

Durch einen Katheter im linken Ventrikel wird während der Diastole eine kleine Menge Farbstoff (Evans Blue) schnell injiziert und während der folgenden Zeit kontinuierlich Blut aus der Aortenwurzel abgesogen und in einzelnen Portionen aufgefangen. Die Analyse der Farbkonzentration ergibt, daß

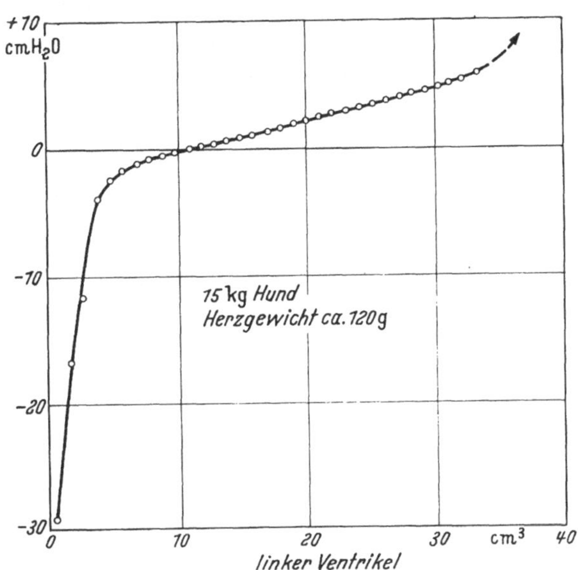

Abb. 9. Ruhedehnungskurve des linken Ventrikels eines Hundeherzens von etwa 120 g (nach BRECHER). Man beachte, daß beim Druck Null der Ventrikel infolge seiner Formelastizität bereits 12 cm³, d. s. etwa 25% seines normalen diastolischen Volumens enthält

sich letztere stufenweise, synchron mit den Systolen vermindert. Aus der Konzentration und ihrer Abnahme läßt sich das enddiastolische und das Schlag-Volumen berechnen. Für Einzelheiten der Methodik verweise ich auf die Originalarbeiten. Die Ergebnisse der Abb. 10a u. b, die einen Anteil des Schlagvolumens am enddiastolischen Volumen von weniger als 40% anzeigen, wurden allerdings unter besonderen Versuchsbedingungen gewonnen. Die Änderungen der Herzfüllung wurden durch Infusionen und Aderlaß hervorgerufen. Sie konnten auf Grund der Meßtechnik nur durch Vermehrung oder Verminderung des Blutvolumens konstanter Zusammensetzung vorgenommen werden. Zu diesem Zweck wurde vor Beginn der Versuche eine Plethora erzeugt, entweder durch Fremdblutinfusionen oder durch Zufuhr von Dextranlösung. Nach gründlicher Vermischung der zugeführten Flüssigkeiten wurde das überschüssige Blutvolumen wieder entnommen, das dann im eigentlichen Versuch zur Infusion verwandt werden konnte, ohne die Blutzusammensetzung des Tieres zu stören. Die maximal zugeführten Flüssigkeitsmengen betrugen 8% des Körpergewichtes, so daß die originale Blutmenge nahezu verdoppelt werden konnte. Angaben über das Verhalten der Herzfrequenz finden sich in der Arbeit HOLTs nicht. Man darf aber annehmen, daß nach der einleitenden

Prozedur die Kreislaufreflexe, soweit sie das Herz betreffen, beträchtlich abgeschwächt waren, so daß mit wesentlichen Herzfrequenzänderungen während der Infusionen und Aderlässe nicht zu rechnen ist.

Wir haben aus den Protokollen HOLTs eine tabellarische Übersicht der Mittelwerte von Schlagvolumen, diastolischem Volumen und endsystolischem Volumen der linken Kammer, Aortendruck und linkem Vorhofsdruck zusammengestellt.

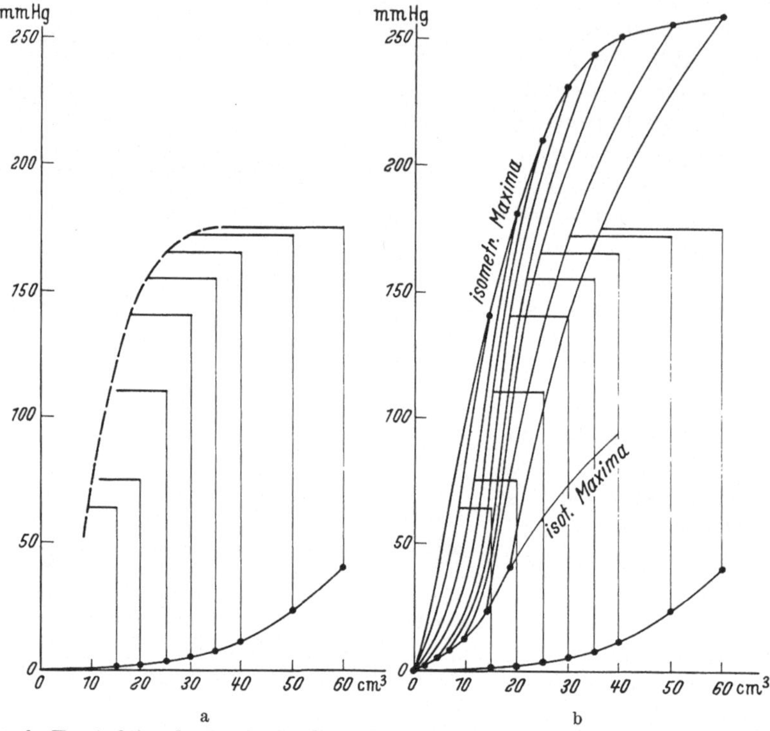

Abb. 10a u. b. Konstruktion des Druckvolumdiagramms des linken Ventrikels eines Hundeherzens nach den Daten der Tab. 1 (nach Versuchen von HOLT). Gewicht des Tieres 14,8 kg, Herzgewicht vermutlich 120 g. a) Enddiastolische Ventrikeldrucke und entsprechende Volumina als Ruhedehnungskurve des linken Ventrikels eingetragen (Kurve mit Punkten). Schlagvolumina und endsystolische Volumina in Abhängigkeit vom systolischen Aortendruck eingetragen (waagerechte Linien). Senkrechte Linien deuten die Drucksteigerungen während Systole an und verbinden die zugehörigen Werte vom enddiastolischen Volumen und Schlagvolumen. b) Wert der Abb. 10a mit den isometrischen Maxima (nach Versuchen von ULLRICH, RIEKER u. KRAMER) ergänzt. Die Verbindungslinien zwischen den isometrischen Maxima und den zugehörigen endsystolischen Werten zeigen den vermutlichen Verlauf der Unterstützungskurven bis zur Kurve der isotonischen Maxima. Die Abb. veranschaulicht die mögliche Lage der Maximakurven unter der Voraussetzung großer endsystolischer Restvolumina

Die Tabelle (Tab. 1) enthält fast alle Daten, die für die Konstruktion eines Druckvolumdiagramms notwendig sind. Die Konstruktion soll an Abb. 10a u. b entwickelt werden. Auf Abb. 10a findet sich das enddiastolische Volumen in Beziehung zum linken Vorhofsdruck eingetragen. Dabei ergibt sich, daß die Kurve (= Ruhedehnungskurve des linken Ventrikels) die Abszisse bei etwa 16 cm³ schneidet. Dieser Wert stimmt gut überein mit den experimentellen Befunden BRECHERs am stillstehenden Herzen. In dieser Abbildung lassen sich nunmehr die zu dem jeweiligen enddiastolischen Volumen gehörenden Schlagvolumina eintragen, und zwar in der Ordinatenhöhe der gleichzeitig gemessenen Aortendrucke.

In Abb. 10a sind die endsystolischen Volum-Maxima zügig verbunden (gestrichelte Kurve). HOLT hat die Drucke in Kraft und die Volumina in Längen umgerechnet und dann eine gradlinige Funktion zwischen Kraft und Länge erhalten. Daß es sich hier um eine zufällige Gradlinigkeit handelt, geht daraus hervor, daß bei Infusionen die arteriellen Drucke jeden beliebigen Wert erreichen könnten, abhängig vom peripheren Widerstand des Kreislaufes. Das Verhalten des letzteren wird bei jedem Tier verschieden sein und die Lage der endsystolischen Maxima bestimmen. HOLTs Schlußfolgerungen sind daher nicht stichhaltig.

Tabelle 1. *Aus Untersuchungen am Hundeherzen in situ ermittelte Werte zur Konstruktion eines Druckvolum-Diagramms des linken Ventrikels.* Nach Holt: Circulat. Res. **5**, 273 (1957).

Enddiast. Volumen in cm³	Schlagvolumen in cm³	Endsystol. Volumen in cm³	Arter. Druck in mm Hg	Vorhofdruck links in mm Hg
15	6,0	9,0	64	1
20	8,0	12,0	75	2
25	9,5	15,5	110	3
30	12,0	18,0	140	5
35	13,5	21,5	155	7
40	15,5	24,5	165	11
50	19,0	31,0	172	22,5
60	23,5	36,5	175	40

Zur weiteren Konstruktion des Diagramms benötigen wir die isometrischen und isotonischen Maxima. Aus den Holtschen Daten sind diese nicht zu entnehmen. Es lassen sich jedoch unsere oben erwähnten Maximakurven (nach Korrektur auf normales Herzvolumen) zur Konstruktion des Diagramms verwenden. In Abb. 10b ist dies geschehen. Die weitere Entwicklung des Diagramms führt zur Eintragung der Unterstützungskurven, die in leicht abszissenkonkaver Krümmung vom isometrischen Maximum des zugehörigen enddiastolischen Volumens, das jeweils endsystolische Volumen schneidend, zum isotonischen Maximum ziehen. Die so resultierende Kurve der isotonischen Maxima, deren Ordinatenlage durch die Höhe des jeweils zugehörigen enddiastolischen Druckes und deren Abszissenlage durch den Schnittpunkt dieser Ordinatenwerte mit der zügigen Fortsetzung der *U*-Kurven gegeben sind, entspricht den Erwartungen: Ein Herz mit großen Restvolumina muß auch unter isotonischen Kontraktionsbedingungen geringere Entleerungen zeigen als ein Herz mit kleinem Restvolumen, wie dies vom Froschherzen bekannt ist.

Mit der gegebenen Darstellung scheint mir die Differenz zwischen Klinik und Physiologie behoben zu sein. Ich glaube, noch einmal betonen zu müssen, daß die Schwierigkeiten durch den Versuch entstanden sind, das Froschdiagramm auf den großen Warmblüter zu übertragen (STARLING, BROEMSER). Hier bestehen in der Tat große Unterschiede. Der Froschventrikel ist auf fast vollständige Entleerung seines in der Diastole aufgenommenen Volumens eingerichtet. Dies mag viele Gründe haben, sicher ist aber, daß er für die natürlichen Belastungen seines Kreislaufes auf ein „Blutdepot" in Herz und Lungen verzichten kann. Es wäre einer Untersuchung wert, eine vergleichende Studie über die Ausbildung dieser beim großen Warmblüter zuerst entdeckten Eigenschaft der Blutspeicherung anzustellen.

Bedeutung einer variablen Herzkraft für das Druckvolumdiagramm

Die Entwicklung des Druckvolumdiagramms aus den Holtschen Daten gelang wohl so zufriedenstellend, weil in der vorbereitenden Phase seines Experimentes der nervös-hormonale Status der Tiere stabilisiert war. Somit war auch nicht mit einer wesentlichen Änderung der Herzkraft während der Versuche zu rechnen. Wird hingegen Adrenalin unter den gleichen Versuchsbedingungen intravenös injiziert, müssen sich die Maxima-Kurven in beträchtlichem Maße verlagern, und zwar im Sinne einer Versteilerung (Abb. 11). Zur Darstellung dieses Vorganges

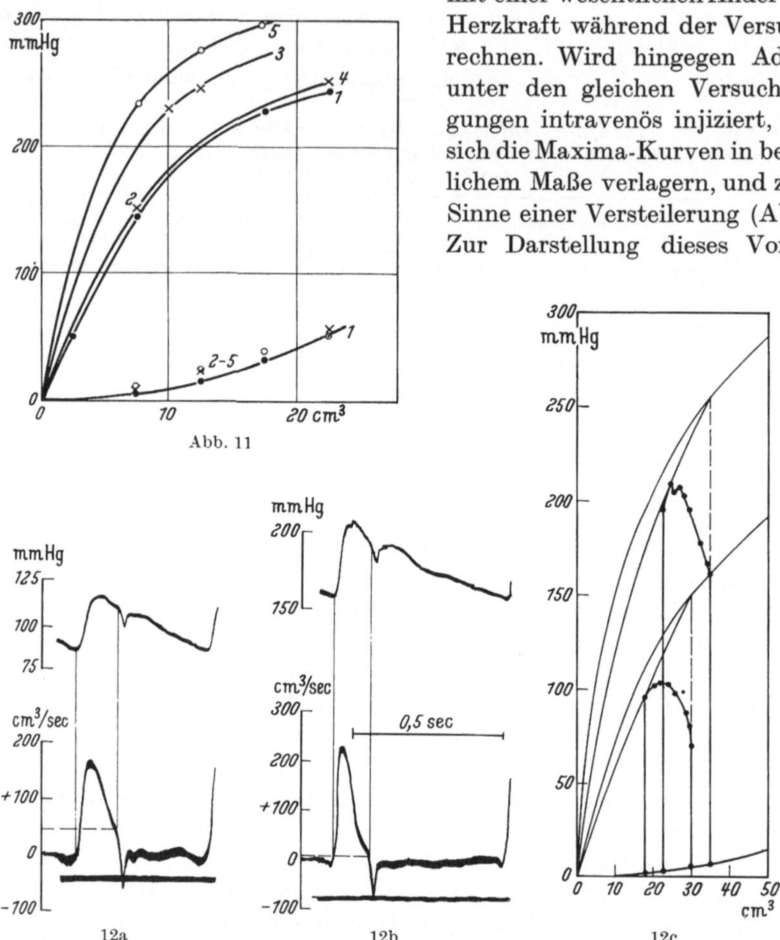

Abb. 11

12a   12b   12c

Abb. 11. Aufrichtung der isometrischen Maxima des linken Ventrikels eines Hundes nach Adrenalin. Nach Aufnahme der Normalkurve (*1*) wird 15 γ Adrenalin intravenös injiziert. Der 1. Wert (*2*) ist wenig verändert. Der 3. und 4. Wert (*3*) zeigen deutlich erhöhte isometrische Drucke, während der 5. Wert (*4*) in die Phase der abklingenden Wirkung fällt. 3 Werte der Kurve (*5*) sind während der Wirkung von 35 γ Adrenalin aufgenommen. (Nach ULLRICH, RIEKER u. KRAMER)

Abb. 12a, b u. c. Stromstärke und Druck in der Aorta eines Hundes von etwa 12 kg mit elektromagnetischem Tachograph und Drucksonde (nach WETTERER). In (*a*) Kontrolle, in (*b*) nach Adrenalin. In (*c*) Eintragung der Druck- und Volumänderungen des linken Ventrikels in ein angenommenes Druckvolumdiagramm. Man beachte, daß die Aufrichtung der isometrischen Maxima nach Adrenalin eine zwanglose Erklärung für hohe Druckentwicklung bei gleichbleibendem Schlagvolumen ermöglicht. Die Zunahme des diastolischen Ventrikelvolumens entspricht der wahrscheinlichen Erhöhung des Venendruckes

am Tier mit intaktem Kreislauf eignen sich besonders gut gleichzeitige Aufnahmen von Aortendruck und Schlagvolumen WETTERERs. Die fehlenden diastolischen Ventrikeldrucke lassen sich aus vergleichbaren Experimenten entnehmen. Die Gleichgewichtskurven wurden analog dem für Hundeherzen gültigen Diagramm konstruiert. Die Abb. 12 zeigt, daß ohne eine Versteilerung der Maximakurven die Befunde von Druck- und Volumenänderung nach Adrenalin nicht im Diagramm eingetragen werden könnten. Sie entspricht im Prinzip dem Befund der Abb. 11, in der nur isometrische Maxima aufgenommen sind.

Es sei aber auf ein besonderes Faktum hingewiesen: Aus den Wettererschen Kurven sind die Volumveränderungen während der Systole in Abhängigkeit vom systolischen Druckverlauf errechnet und eingetragen. Dabei fällt auf, daß die systolische Volumverminderung nicht mit dem systolischen Druckmaximum zusammenfällt, sondern fortschreitet bis zum Ende der Systole. Dies hat, wie aus dem Diagramm ersichtlich, zur Folge, daß nach dem Durchschreiten des Druckmaximums noch ein beträchtliches Volumen ausgeworfen werden kann, dessen Größe allein abhängig ist von der Höhe des endsystolischen Druckes. Hierauf hatten REICHEL und KAPAL in ihrer Arbeit über die Mechanik des Herzens bei Änderung des arteriellen Druckes bereits aufmerksam gemacht, und WETTERER hat darauf hingewiesen, daß bei allen Berechnungen des Schlagvolumens, die sich der Blutdruckamplitude bedienen, nur die diastolisch-endsystolische Amplitude benutzt werden darf.

Herztonus

Ein sich ändernder Herztonus, der erkennbar wäre an der Versteilerung oder Abflachung der Ruhedehnungskurve, wurde bis vor kurzem allgemein abgelehnt. Eine solche Änderung hätte zur Voraussetzung, daß sich die elastischen Eigenschaften des Herzmuskels grundlegend wandeln könnten. Alle Bemühungen, solche Elastizitätsänderungen direkt nachzuweisen, waren erfolglos (REICHEL; ULLRICH, RIEKER und KRAMER; HILD und HERZ). Von KATZ, KATZ und WILLIAMS wurden neuerdings Befunde veröffentlicht, die für die Existenz eines wandelbaren Herztonus sprechen sollen. Die vorgeschlagene Methodik scheint jedoch wenig überzeugend.

Das rechte Herz wird zirkulatorisch umgangen, indem das Blut der zentralen Venen in die Art. pulmonalis geleitet wird. In einer modifizierten Präparation wird auch der Coronarabfluß aus dem rechten Herzen abgesogen. Dadurch gelingt es, den rechten Ventrikel leer schlagen zu lassen. Ein Henderson-Kardiometer registriert jetzt nur Volumänderungen des linken Ventrikels. Aus den Katzschen Kurven geht jedoch hervor, daß die Ventrikelvolumkurve bereits mit Beginn des Ventrikeldruckabfalls zunimmt, d. h. also bei Drucken von 80—100 mm Hg. Da die Vorhofsdrucke kaum höher als 10—20 mm Hg sein können, muß die Füllungszunahme des linken Ventrikels entweder durch eine Undichtigkeit der Aortenklappen zustande gekommen oder die Kardiometerkurve inkorrekt sein. Da die Volumänderungen des Herzens manometrisch, d. h. also über Druckänderungen registriert werden, wäre es denkbar, daß die Anforderungen an die Dichtigkeit des Kardiometers zu groß waren. Jedenfalls scheint es nicht gerechtfertigt, die Beobachtungen der Autoren über Volumkonstanz des linken Ventrikels bei enddiastolischen Druckerhöhungen als Beweis für eine Veränderlichkeit des Herztonus gelten zu lassen.

Schließlich sind auch die Befunde RUSHMERs über die Änderung von Innendurchmesser oder Umfang einzelner Kammern kaum dazu geeignet, über die Dehnbarkeit der Herzmuskulatur im Sinne der Physik Aussagen zu machen, so sehr die Bemühungen, am intakten, nicht narkotisierten Organismus zu experimentieren, grundsätzlich zu begrüßen sind. Leider sind die methodischen Möglichkeiten so reduziert gegenüber denen, die im klassischen Tierexperiment ausgenutzt werden können, daß auch die Ergebnisse oft in ihrer Exaktheit zu wünschen übrig lassen.

Bedeutung der Schlagfrequenz für die Dynamik des Herzens

Nach den Untersuchungen Yandell Hendersons aus dem Jahre 1906 besteht kein Zweifel, daß mit steigender Herzfrequenz die Schlagvolumina abnehmen, und zwar auf Grund ungenügender Füllungszeit. Die kardiovolumetrischen Aufnahmen sind sehr aufschlußreich (Abb. 13). Man erkennt auf der Abbildung, daß nahezu ⁴/₅ des Volumens im ersten Drittel der Diastole in den Ventrikel einströmen. Im vorliegenden Fall bedeutet dies, daß bei einer Schlagfrequenz von etwa 63, also einer Periodendauer von 0,99 sec und einer Systolendauer von 0,19 sec in etwa 0,35 sec die Füllung nahezu abgeschlossen ist. Die übrigen 0,45 sec sind also für den Füllungsvorgang belanglos. Steigt aber die Frequenz auf das dreifache, wird, wie aus der Abbildung zu ersehen ist, die Füllung völlig unzureichend. Das Herz entleert sich zwar zunächst auf denselben Wert, dann stärker, es wird also

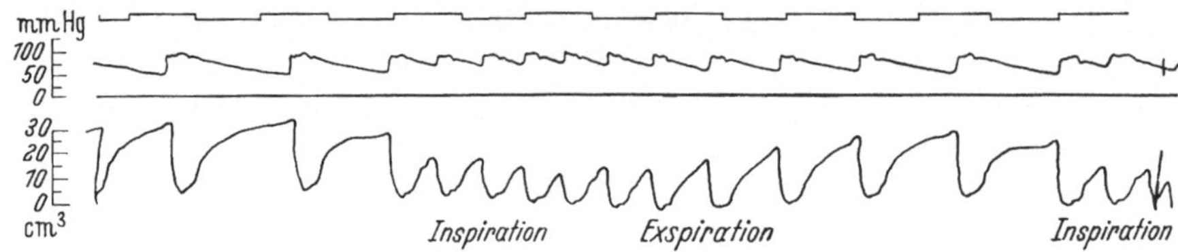

Abb. 13. Verhalten von Aortendruck und Herzventrikelvolumen (Kardiometer) während resp. Arrhythmie bei einem Hund von 6,5 kg. (Nach Yandell Henderson.) Zeitmarken in sec

kleiner — aber die Zeit für die Füllung beträgt nur noch 0,156 sec. Dies ist das äußerste, was auf Kosten der Systolendauer, die auf 0,110 verkürzt ist, erreicht wird. So wird das Schlagvolumen zwangsläufig kleiner mit steigender Frequenz.

In späterer Zeit (1931) haben Hamilton u. Mitarb. feststellen müssen, daß am intakten Hund keine einfachen Beziehungen zwischen Herzfrequenz und Schlagvolumen bestehen. Da keine systematischen Untersuchungen über diese Frage vorliegen, haben wir gemeinsam mit Herrn Thurau an großen Hunden (in Chloralose-Morphin-Narkose) ein modifiziertes Stewart-Hamilton-Verfahren angewandt, das uns in die Lage versetzte, über 100 Bestimmungen des Herzminutenvolumens an einem Tier vorzunehmen. Das Ergebnis war eindeutig, solange weder die Herzkraft noch das Gesamtblutvolumen verändert wurde. Die Schlagvolumina nahmen mit steigender Herzfrequenz ab (Abb. 14). Doch ließen sich Beziehungen nur aufstellen, wenn Schlagvolumina bei gleichen peripheren Strömungswiderständen ausgewählt wurden. Soweit letztere sich ähnlich verhalten wie die endsystolischen Drucke, erklärt sich dieser Befund zwanglos aus dem Druckvolumdiagramm (s. Abb. 3b und 12). Mit sinkendem endsystolischen Druck nimmt die systolische Verkürzung zu, so daß ceteris paribus ein größeres Schlagvolumen resultiert. Ein Blick auf die Abb. 14 zeigt jedoch, daß die Breite der Schlagvolum-Änderung in Abhängigkeit vom peripheren Widerstand so groß ist, daß sie mit einer Änderung des endsystolischen Druckes nicht allein erklärt werden kann. Broemser hat bereits darauf aufmerksam gemacht, daß mit Änderungen des peripheren Widerstandes Blutverschiebungen zwischen arteriellem und venösem System stattfinden müssen. Bei Drucksenkungen infolge abnehmenden peripheren Widerstandes wird das arterielle System weniger stark gedehnt, wodurch eine bestimmte Blutmenge verfügbar wird, die an die venöse Seite abgegeben wird. Der dadurch ansteigende Druck erhöht auch das Herzvolumen und über diesen Weg auch das Schlagvolumen. Die Füllungsänderungen des Herzens wären somit auf zweierlei Weise möglich: 1. durch Änderungen der Herzfrequenz, die die Füllungszeit bestimmen und 2. durch Änderungen des Widerstandes, die sowohl durch veränderte systolische Entleerung wie durch veränderte diastolische Füllung wirksam werden.

Schließlich muß damit gerechnet werden, daß vor allem bei der Herabsetzung des peripheren Strömungswiderstandes auf reflektorischem Wege eine Steigerung der Herzkraft erfolgt, die zur Vergrößerung des Schlagvolumens beiträgt.

Die Verknüpfung der mechanischen und nervösen Mechanismen ist sehr verwickelt. Wahrscheinlich wird durch die Abnahme des Strömungswiderstandes sich zunächst die mittlere diastolische Füllung vermindern, was zur Abnahme des Schlagvolumens und entsprechender Verkleinerung der Amplitude und Senkung des Mitteldruckes führt. Die Folge ist eine Herabsetzung der Aktivität der pressosensiblen Zonen, womit die schnell einsetzende Herzfrequenzerhöhung erklärt werden kann. Letztere beruht offenbar auf einer Zunahme des sympathischen Impulszuflusses, der auch die Kontraktilität erhöhen könnte. Die Beweisführung solcher Annahmen ist recht schwierig und nur schlüssig, wenn eine Verlagerung der Gleichgewichtskurven zu höheren Drucken nachweisbar wäre.

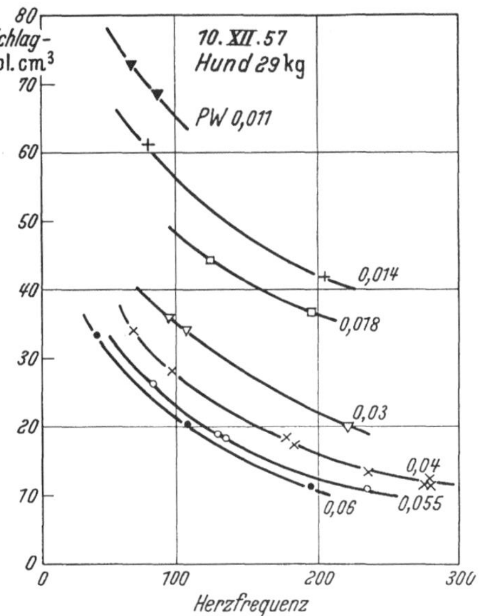

Abb. 14. Abhängigkeit des Schlagvolumens von der Herzfrequenz bei verschiedenen Strömungswiderständen (Nach Thurau u. Kramer.) PW = Widerstand in mm Hg · min/cm³

Ein interessanter Befund, der regelmäßig im Laufe einer starken Gefäßerweiterung nach Papaverin erhoben werden konnte, stützt die Theorie der reflektorischen Symphathicusaktivierung (Enthemmung durch Wegfall der pressosensiblen Impulse) in hohem Maße. An Mo-Chloralose-Hunden, deren Herzfrequenz etwa 60 min beträgt, lassen sich die Verkürzung der Systole und Versteilerung der ventrikulären Druckabläufe, die mit der reflektorischen Frequenzsteigerung einhergehen, auch *ohne* die letztere z. B. durch gleichzeitige periphere Vagusreizung nachweisen. Das dem Herzen innewohnende Prinzip, mit der Frequenz die Kontraktionsabläufe gleichsinnig zu verändern, ist hier durchbrochen, offenbar durch eine stark wirksame Sympathicuserregung, die an der Muskulatur der Kammern angreift.

Systolische Ansaugung des Venenblutes

Es bleibt die Frage offen, wie die Füllungen beschleunigt werden, wenn bei höheren Frequenzen die Schlagvolumina z. B. aus Gründen des sich gleichzeitig vermindernden peripheren Widerstandes nicht ändern. Die Strömungsgeschwindigkeit des Blutes müßte für den kürzeren Zeitraum der Diastole zwischen Vorhof und Ventrikel mit steigender Herzfrequenz zunehmen. Eine solche Vorstellung hätte nur Gültigkeit, wenn das Herz einer Druck- und Sogpumpe, ohne daß sich seine Gestalt verändert, ähnlich wäre. Aber schon die ältere Anatomie hat erkannt, daß die Verschiebung der Herzbasis zur Spitze in der Totenstarre mit den Vorgängen während der Systole vergleichbar ist. Es ist heute besonders durch die röntgenkinematographischen Untersuchungen Boehmes Allgemeingut der Physiologie und Klinik, daß während des Herunterrückens der Herzbasis die Vorhöfe wie eine Harmonika auseinandergezogen werden und damit schon während der Systole der Blutstrom in den zentralen Venen beschleunigt wird. Dadurch erhält der Vorhof die Blutmenge, über die sich während des Hinaufrückens der Basis der Ventrikel wie ein Handschuh hinüberstülpt. Die Frage wäre nun, wieviel Blut wird systolisch zum Vorhof angesogen und von welchen Bedingungen ist das Ausmaß dieses Soges abhängig.

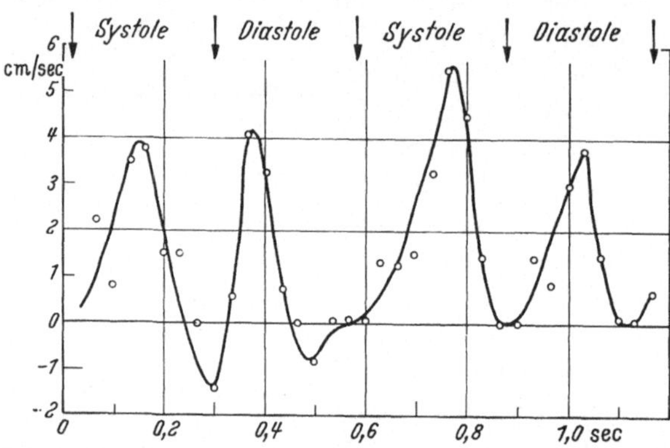

Abb. 15. Geschwindigkeit der Jodipintropfen in der Cava sup. einer Katze während Systole und Diastole (Nach Böhme, aus Nilsson u. Kramer)

Boehme injizierte in die Cava superior Jodipin-Tropfen, deren Bewegung er vor dem Röntgenschirm kinematographierte. Trägt man die Geschwindigkeit der im Venenblut schwimmenden Marken in cm/sec gegen die Zeit auf, erhält man 2 Kurvengipfel mit annähernd gleichen Geschwindigkeitsspitzen (Abb. 15). Der eine fällt in die Systole, der andere in die Diastole der Kammern. Bei direkter Registrierung der Stromstärke in der Cava inf. lassen sich ähnliche Doppelgipfel erkennen, allerdings nur bei einer mittleren Herzfrequenz von etwa 93 (Abb. 16b). Mit Erhöhung der Frequenz (Abb. 16a) über diesen Wert verschwinden die diastolischen Gipfel, während der systolische größer wird. Bei abnehmendem Strömungswiderstand kann in der Systole der größte Teil des nächsten Schlagvolumens in die Vorhöfe gesogen werden (Abb. 16d). Bei sehr verlangsamtem Herzschlag hingegen fällt die Ansaugung während der Systole vollkommen aus. Die Strömungszunahme erfolgt ausschließlich in der Diastole und setzt in einem Zeitpunkt ein, wenn der Ventrikel erschlafft ist (Abb. 16c). Hier wirkt offenbar die aktive Diastole bis in die zentralen Venen zurück. Selbst in der Vena cava abdominalis sind diese diastolischen Strompulse noch erkennbar. Hier ist allerdings die Frage offen, ob sich die starken Stromstärkeschwankungen bei hochgradiger Bradykardie im Capillar- und peripheren Venensystem noch ausgleichen können. Die qualitativen Aussagen der Abb. 16a—d seien durch eine Tabelle (Tab. 2) Brechers ergänzt, aus der die Werte des Schlagvolumens und seine Verteilung auf den systolischen und diastolischen Rückfluß bei 3 verschiedenen Herzfrequenzen entnommen werden können.

Die Aufklärung des Einflusses der Herzfrequenz auf die Strompulse der zentralen Venen gelang GAUER durch sorgfältige Analyse seines Röntgenfilmes, der die Untersuchung der Fliehkraftwirkung auf den Kreislauf zum Gegenstand hatte. Es zeigte sich, daß das Herz bei großen Füllungen in der Hauptsache seinen Querdurchmesser während der Systole verminderte, während sich bei kleinen

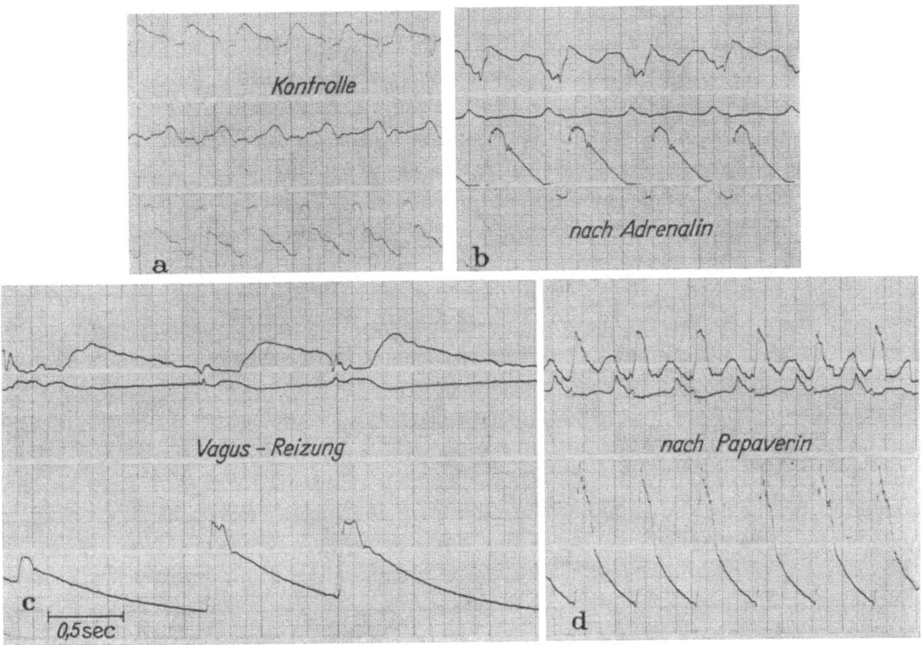

Abb. 16. Stromimpulse und Druck der Vena cava inferior und Aortendruck unter 4 verschiedenen Kreislaufzuständen. *a* unter Ruhebedingungen, *b* bei reflektorisch herabgesetzter Herzfrequenz nach Adrenalin, *c* bei Vagusreizung. *d* bei herabgesetztem Strömungswiderstand nach Papaverin

Füllungen der Längsdurchmesser verkürzte. Nur mit der Verkleinerung des Längsdurchmessers kann aber eine Basisverschiebung und damit systolische Ansaugung zustande kommen. Der Anteil der kinetischen Energie des Rückstoßes an der Ventrikelebenenverschiebung ist wahrscheinlich nur klein. Da sich unter normalen Bedingungen die Herzfrequenzen umgekehrt wie die Füllungen verhalten, ist es verständlich, daß nur bei höheren Herzfrequenzen die systolische Ansaugung deutlich hervortritt. Schließlich darf nicht unerwähnt bleiben, daß die systolische Ansaugung durch die Erhöhung der Herzkraft z. B. unter Adrenalinwirkung vermehrt werden kann.

Tabelle 2. *Herzfrequenz und venöser Rückstrom.* BRECHER: Amer. J. Physiol. **176**, 426 (1954)

Frequenz	Schlagvolum. cm³	Strömung in Syst. cm³	Strömung in Diast. cm³	Strömung in Syst. %	Strömung in Diast. %
83,3	6,5	2,8	3,7	43	57
136,4	4,2	2,7	1,5	64	36
176,8	3,1	2,5	0,6	81	19

Schlußfolgerungen

Die Anwendung des Druckvolumdiagramms zur Analyse der Herztätigkeit im intakten Kreislauf wird keineswegs von der Mehrzahl der Kreislaufphysiologen empfohlen. RUSHMER hat die Vielzahl der Faktoren, die die Schlagarbeit der Ventrikel beeinflussen können, auf ihre Abhängigkeit von nervös-hormonalen Einflüssen geprüft und ist zu dem Resultat gekommen, daß von einer auch nur annähernden Konstanz der Bedingungen, die eine Voraussetzung für die Anwendung des Druckvolumdiagramms sein würde, nicht die Rede sein kann.

Seine Methoden, Innendurchmesser-Registrierungen und Umfassungsmessungen einzelner Herzabschnitte, lassen sich zwar am intakten, nicht narkotisierten Tier anwenden, sind aber für die Beurteilung so schwieriger Fragen wie der Kontraktilität und Distensibilität des Herzmuskels überfordert.

Wenn wir auch die Skepsis der amerikanischen Autoren teilen, möchten wir doch an der Arbeitshypothese festhalten, daß die Größe des Schlagvolumens und der -arbeit eine enge Beziehung zur Lage der Gleichgewichtskurven im Druckvolumdiagramm besitzt. Die Ordinatenwerte sind weitgehend von der *Größe des Herzens* bestimmt. Dabei ist besonders eindrucksvoll, daß die Steilheit der Kurven mit der Größe der Kammern abnimmt, was sich aus den Vergleichen von kleinen Kaltblüter- und großen Warmblüterherzen ergibt.

Als weitere, wahrscheinlich wichtigste Determinante des Schlagvolumens muß der *periphere Strömungswiderstand* betrachtet werden, während die statischen Faktoren der Venenseite an Bedeutung zurücktreten. Die Ursache hierfür liegt einerseits an der dynamischen Natur der Herzfüllung, andererseits aber auch in den relativ geringfügigen Schwankungen des zentralen Venendruckes. Selbst bei Blutverlusten, wenn sie nicht 10—20% des Gesamtvolumens überschreiten, besteht offenbar die Möglichkeit einer Kompensation über venomotorische Mechanismen.

Die entscheidende Variable für die Änderung der Stromstärke des Kreislaufes ist aber *die Herzfrequenz*. In welchem Maße das Druckvolumdiagramm durch sie entstellt und unbrauchbar für die Beschreibung der Schlagarbeit wird, ist schwer zu sagen. Wir haben versucht, die Grenzen aufzuzeigen, die die Anwendung des Diagramms bestimmen.

Hier müssen weitere Forschungen ansetzen. Nachdem durch das Holtsche Verfahren die Messung intraventrikulärer Volumina in Systole und Diastole möglich geworden ist, scheint uns die größte Schwierigkeit zur Aufnahme der Druckvolumdiagramme im intakten Herzen — wenigstens unter stationären Bedingungen — aus dem Wege geräumt zu sein. Auch das Problem einer variablen Herzkraft würde dann experimentell anzugeben sein.

Zum Schluß möchte ich davor warnen, die klinische Herzinsuffizienz aus einer mehr oder weniger willkürlichen Auswahl von Störungen des Zusammenspiels der bei der Herztätigkeit faßbaren Variablen zu erklären. Die Übertragung der Beobachtungen am versagenden Starling-Herzen hat schon einmal in eine Sackgasse geführt, aus der ein Ausweg noch nicht allgemein gefunden ist. Die weitere Forschung müßte im Auge behalten, daß die Insuffizienz während ihrer zeitlich weit ausgedehnten Entwicklung ein anderes Herz mit veränderten Parametern geschaffen hat, deren Eigengesetzlichkeit, soweit sie die Mechanik betreffen, unter den Kriterien, wie sie in der vorliegenden Darstellung gegeben sind, erforscht werden müßte.

Literatur

BING, R. J., R. HEIMBECKER and W. FALHOLT: Amer. Heart J. **42**, 483 (1951).

BOEHME, W.: Ergebn. Physiol. **38**, 251 (1936).

BOHNENKAMP, H.: In Lehrbuch der speziellen pathologischen Physiologie. Jena 1935.

BRAUNWALD, E., S. J. SARNOFF and W. N. STAINSBY: Circulat. Res. **6**, 319 (1958).

BRECHER, G., and A. T. KISSEN: Circulat. Res. **5**, 157 (1957).

— Circulat. Res. **4**, 513 (1956).

— Circulat. Res. **6**, 554 (1958).

BROEMSER, PH.: Verh. dtsch. Ges. Kreisl.-Forsch. **12**, 289 (1939).

FRANK, O.: Z. Biol. **33**, 310 (1895).

GAUER, O. H.: Physiol. Rev. **35**, 143 (1955).

— Fliehkraftwirkung (Film) (1942).

GEHL, H., K. GRAF u. K. KRAMER: Pflügers Arch. ges. Physiol. **261**, 270 (1955).

GUYTON, A. C., G. G. ARMSTRONG and P. L. CHIPLEY: Amer. J. Physiol. 184, 253 (1956).

HAMILTON, W. F., J. W. MOORE, J. M. KINSMAN and R. G. SPURLING: Amer. J. Physiol. **99**, 534 (1932).

— and J. W. REMINGTON: Amer. J. Physiol. **153**, 287 (1948).

HENDERSON, Y.: Amer. J. Physiol. **16**, 325 (1906).

HILD, R., u. G. HERZ: Z. Biol. **108**, 42 (1956).

HILL, A. V.: Zit. nach. D. R. WILKIE: Brit. med. Bull. **12**, 177 (1956).

HOLT, J. P.: Circulat. Res. **5**, 273 (1957).

KATZ, M., L. N. KATZ and F. WILLIAMS: Circulat. Res. **3**, 588 (1955).

MEESMANN, W.: Z. Kreislauf-Forsch. **47**, 534 (1958).

NILSSON, J. N., u. K. KRAMER: Z. Biol. **106**, 386 (1954).

PATTERSON, S. W., H. PIPER and E. H. STEARLING: J. Physiol. (Lond.) **48**, 465 (1914).

REICHEL, H., u. E. KAPAL: Z. Biol. **99**, 581 (1939).

— Verh. dtsch. Ges. Kreisl.-Forsch. **22**, 3 (1956).

— Z. Biol. **97**, 429 (1936).

REINDELL, H.: Verh. dtsch. Ges. Kreisl.-Forsch. **14**, 263 (1941).

RUHSMER, R. F.: Circulat. Res. **3**, 641 (1955).

— D. K. CHRISTAL and C. WAGNER: Circulat. Res. **1**, 162 (1953).

— Physiol. Rev. **36**, 400 (1956).

STRAUB, H.: Arch. klin. Med. **115**, 531 (1914).

THURAU, K., u. K. KRAMER: Verh. dtsch. Ges. Kreisl.-Forsch. **24**, 327 (1958).

ULLRICH, K. J., G. RIEKER u. K. KRAMER: Pflügers Arch. ges. Physiol. **259**, 481 (1954).

WETTERER, E.: Z. Biol. **98**, 26 (1937); **99**, 158 (1939); **100**, 105 (1940).

WIGGERS, C., and L. KATZ: Amer. J. Physiol. **58**, 439 (1921).

Aus dem Pathologischen Institut der Universität Marburg
(Direktor: Professor A. J. Linzbach)

Morphologische Gesichtspunkte zur Herzdynamik

Von

A. J. Linzbach

Mit 6 Abbildungen

I. Einleitung

Wenn uns ein Physiologe die funktionelle Dynamik des Herzens erläutert, so verbinden wir seine Aussagen unwillkürlich mit morphologischen Bildern. In unserer Vorstellung sehen wir wie in einem Film die diastolischen und systolischen Größenveränderungen des Herzens vor uns. Wir können uns sehr gut vorstellen, wie das Herz während einer Arbeitsbelastung sein Schlagvolumen vermehrt, indem es durch größere diastolische Dehnung seine diastolische Reservekapazität in Anspruch nimmt und außerdem noch durch zusätzliche systolische Verkleinerung einen Teil seines *mobilisierbaren Restblutes* auswirft (vgl. Abb. 4).

Diese makroskopischen Vorstellungen ergänzen wir noch durch mikroskopische Bilder. Wir glauben, daß die Muskelfasern der Kammerwand wie ganz feine Gummifäden die Volumenveränderungen des Herzens durch entsprechende Dehnung und Verkürzung mitmachen, dergestalt, daß ihre mittlere Länge jeweils der 3. Wurzel des Inhaltes der Herzhöhlen oder der 2. Wurzel der Kammeroberfläche proportional ist.

Bei krankhaften Dilatationen sollen die Herzmuskelfasern derart überdehnt sein, daß ihre Leistungsfähigkeit bei wachsendem Sauerstoffverbrauch unter beträchtlicher Verminderung des Nutzeffektes schließlich abfällt und hierdurch eine Insuffizienz zustande kommt. Oft liest man aber auch, daß eine gewisse zusätzliche Dehnung der Muskelfasern eines bereits krankhaft dilatierten Herzens der Kompensation dienlich sein könne.

Ich sehe meine Aufgabe nun darin, auf Grund unserer quantitativen anatomischen Untersuchungen zu prüfen, ob die genannten strukturellen Vorstellungen richtig sein können. Im negativen Falle will ich versuchen, eine neue modellmäßige Vorstellung der Mechanik der Muskelfasern in gesunden und kranken Herzen zu entwickeln.

Die Feststellungen, daß

1. die normalen Herzen der Säugetiere und des Menschen zellkonstante Organe sind;

2. die rechte Herzkammerwand ebenso viele, aber entsprechend dünnere Muskelfasern besitzt als die linke;

3. der Abstand der Z-Membranen in den Herzmuskelfasern ein Maß für ihren Dehnungs- bzw. Contractionszustand darstellt und in totenstarren linken Kammern im Mittel $1,4\,\mu$, in rechten Kammern $1,5\,\mu$ beträgt,

machte es möglich, mit quantitativen morphologischen Methoden zu Fragen der Herzdynamik Stellung zu nehmen (Zusammenfassung: LINZBACH, 1958).

II. Das normale Herz

a) Die rechte Herzkammer

Mein Mitarbeiter HORT (1957) hat die Strukturdynamik der Muskulatur der dünnen rechten Kammerwand des Meerschweinchens untersucht.

Er fand:

1. Bei zunehmender Füllung der rechten Kammer ändert sich die Form ihrer größer werdenden Oberfläche nicht.

2. Bei zunehmender Füllung der Kammer ist der Abstand der Z-Membranen bzw. die Höhe der Muskelfächer der 2. Wurzel der Oberfläche der Kammer proportional.

Diese Befunde entsprechen den oben entwickelten einfachen Vorstellungen und scheinen ganz uninteressant zu sein. Erst wenn man diese scheinbar selbstverständlichen Längenänderungen der Herzmuskelfasern im Zusammenhang mit dem morphologischen Aufbau der Kammerwand betrachtet, kann man feststellen, daß den Weitenänderungen ein sehr komplizierter Strukturmechanismus des Myokards zugrunde liegen muß.

Die Herzmuskelfasern sind in den Kammerwänden in Schichten mit verschiedener Streichrichtung angeordnet. Die oberflächlichen schrägen Schichten ziehen kontinuierlich über beide Kammern hinweg. In den mittleren Lagen überwiegt eine zirkuläre Streichrichtung mit gesonderten Faserzügen für beide Kammern. Diese Schichten bezeichnete KREHL (1891) als Triebwerk. Die inneren Faserzüge richten sich dann mehr und mehr zu einer steilen, schrägen, bis längs verlaufenden Richtung auf.

Wenn man einige Anastomosen zwischen diesen Schichten durchtrennt, so könnte man z. B. in systolischer Stellung eine ganz dünne Muskelschale aus der Kammerwand herauspräparieren, die nur aus einer Muskelfaserschicht besteht. In einer solchen Schale verlaufen alle Muskelfasern parallel. Aus dieser dünnen Muskelschale schneiden wir nunmehr ein quadratisches Stück heraus. Da sich die geometrische Form der Oberfläche und damit aller Muskelschalen während der Füllung der Kammer nicht ändert, muß das herausgeschnittene Quadrat bei Dehnung der Kammer größer werden und dabei seine quadratische Form beibehalten. Wenn wir jedoch die parallel verlaufenden Muskelfasern des quadratischen Stückes dehnen, so können die Fasern nur länger und dünner werden, und wir erhalten ein Rechteck. Das empirisch geforderte vergrößerte Quadrat kann nur dann entstehen, wenn bei der Dehnung in die Lücken zwischen den längeren und dünneren Muskelfasern, Muskelfasern einer benachbarten Schicht einrücken.

Hieraus folgt, daß bei Dehnung der Kammerwand die gesamte Schichtzahl ihrer Muskelfasern infolge der Einschachtelungen in einem ganz bestimmten Verhältnis zur Faserdehnung abnehmen muß. Durch Zählungen konnte Hort die theoretisch geforderte Abnahme der Schichtzahl der Muskelfasern bei zunehmender Kammerfüllung nachweisen (vgl. hierzu auch G. Weitz jr., 1951).

Der Strukturmechanismus des Myokards bei einer bestimmten Contraction und Dehnung einer Kammerwand ist für wenige Schichten im dreidimensionalen Schema der Abb. 1 dargestellt.

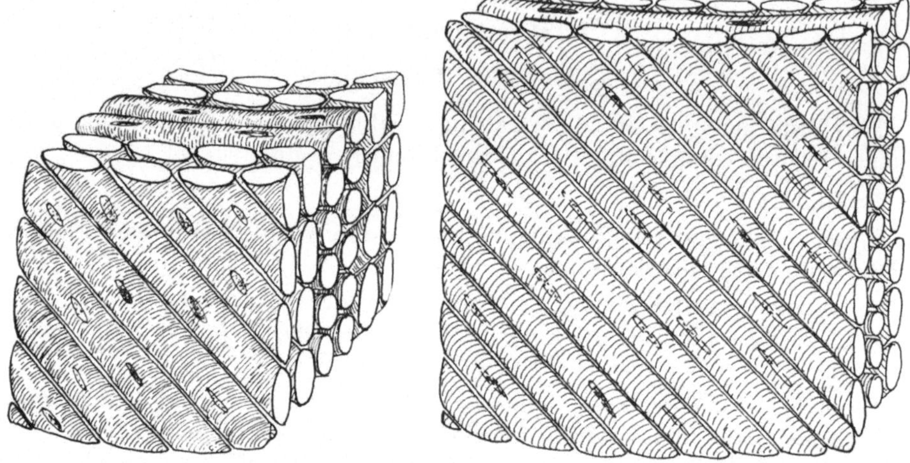

Abb. 1 a u. b. Dehnung und gleichzeitige Umordnung der Herzmuskelfasern bei verschiedener Füllung der rechten Herzkammer des Meerschweinchens. a) Totenstarre bzw. geringgradige Füllung; b) die gleiche Muskelfasergruppe bei starker Füllung. [Aus W. Hort (1957b)]

b) Die aktive Diastole

Der Einschachtelungsmechanismus der Muskelfasern gestattet auf morphologischer Basis die Diskussion der Möglichkeit einer aktiven Diastole (Brecher, 1958; Hort, 1957; Meesmann, 1957).

Wenn man die Diastole als Ausgangsstellung betrachtet, so werden in der Austreibungszeit die sich kontrahierenden Muskelfasern von außen nach innen in zunehmendem Maße unter gleichzeitiger Verdickung der Kammerwand aktiv aus ihren Lücken heraustreten, wodurch sich die Anzahl der Muskelschichten nach innen zu vermehrt. Hierbei müssen die senkrecht zur Kammerwand verlaufenden Anteile der Bindegewebsfasern Spannung aufnehmen. Ein Teil der systolischen Contractionskraft würde somit im Myokard eine radiäre elastische Spannung erzeugen, die am Ende der Systole zu einer aktiven diastolischen Entfaltung zur Verfügung steht.

Auf diese Weise kann man mit Brecher verstehen, daß die „vis a fronte" bei der aktiven Diastole um so größer sein muß, je ausgiebiger sich die Muskelfasern in der vorausgegangenen Systole verkürzt haben. Andererseits muß die Kraft einer aktiven Diastole um so kleiner sein, je größer die systolische Restblutmenge und je dünner die Kammerwand ist.

Durch radiär in die Kammerwand eingepflanzte Gummifäden wurde von Rushmer, Crystal, Wagner (1953) in der Systole die Entstehung einer radiären elastischen Spannung nachgewiesen.

c) Die normale linke Herzkammer

Die Untersuchungen HORTS über die linke Kammer, die jetzt auch auf lebensfrische Hundeherzen ausgedehnt wurden, sind noch nicht abgeschlossen. Es läßt sich jedoch sagen, daß der Einschachtelungsmechanismus der Muskelfasern, der dem Myokard eine gewisse Strukturplastizität verleiht, erst recht für die dickwandige linke Kammer Gültigkeit besitzt. Muskelfaserdehnung und Einschachtelung sind bei konstanter Herzform in gleichem Ausmaße an den Weitenänderungen beteiligt.

Im Gegensatz zur dünnwandigen rechten Kammer entspricht aber bei zunehmender Füllung der linken Kammer ihre Oberflächenvergrößerung nicht mehr dem Quadrat der mittleren Faserdehnung. Es zeigt sich vielmehr, daß Füllungen der linken Kammer, die nur wenig über dem normalen diastolischen Volumen liegen und nur eine geringe Oberflächenvergrößerung hervorrufen, bereits mit relativ großen Faserdehnungen einhergehen. Die mittlere Länge der Muskelfächer kann hierbei 2 μ und mehr betragen. Sie kommt somit dem maximalen Wert der Muskelfaserdehnung, die eine langdauernde ungestörte Funktion gestattet und von uns auf einen mittleren Abstand der Z-Membranen von wenig über 2 μ geschätzt wurde, recht nahe.

Hieraus folgt, daß die linke Herzkammer bereits bei einer normalen diastolischen Füllung mit nahezu optimaler Faserdehnung arbeitet. Auch die natürliche Ruhelänge des menschlichen Skeletmuskels in situ entspricht fast derjenigen Dehnungslänge, bei welcher der Muskel das Spannungsmaximum erreicht (GELFMAN, 1955).

d) Die Spannung der Muskelfasern der normalen linken Herzkammerwand während des Ablaufes einer Systole

BURCH, RAY und CRONVICH haben 1952 darauf aufmerksam gemacht, daß infolge der typischen Proportion von Wanddicke zu Kammerlichtung einer normalen menschlichen linken Herzkammer die Contractionskraft der Herzmuskelfasern während der isometrischen Phase ansteigt und während der Austreibungsperiode abfällt, obwohl in der Austreibungsperiode der intrakardiale Druck vom diastolischen Aortendruck auf den systolischen Kammerdruck ansteigt. Dieser abfallende Spannungsgradient kommt deshalb zustande, weil sich die innere Oberfläche der Kammer in der Austreibungsperiode schneller verkleinert als der intraventrikuläre Druck ansteigt. Für eine normale linke Herzkammer sind die Werte der Faserspannungen an einem Kugelmodell errechnet und in die Abb. 2 eingetragen.

e) Der vermutliche Typus des Arbeitsdiagrammes einer Muskelfaser der linken Herzkammerwand

Wenn wir mit FENN in einem einfachen Längenspannungsdiagramm dieArbeitsmöglichkeiten eines Skeletmuskels bei Überlastungscontractionen (bzw. Unterstützungscontractionen) betrachten, so ergibt sich folgendes Bild (Abb. 3). Ein kleines Gewicht wird durch eine geringe isometrische Spannkraft kompensiert *(DC)* und dann folgt eine lange Verkürzung des Muskels *(CB)*. Bei einer mittleren *(DG)* und bei einer großen Last *(DM)* nehmen die isometrischen Spannungen zu, während die Verkürzungswege entsprechend abnehmen *(GF; ML)*.

Die jeweilige Arbeit des Muskels entspricht der Fläche, die sich aus dem Produkt der isometrischen Spannkraft × Verkürzungsweg ergibt. In diesem Falle würde der Muskel bei einer mittleren Belastung die größte Arbeit leisten. Die Flächen *DCBA* oder *DMLK* sind kleiner als die Fläche *DGFE*. Das theoretische Maximum der Arbeit würde der Muskel aber dann leisten, wenn zuerst bei schwerer Last eine große isometrische Spannung erzeugt *(DN)* und dann im

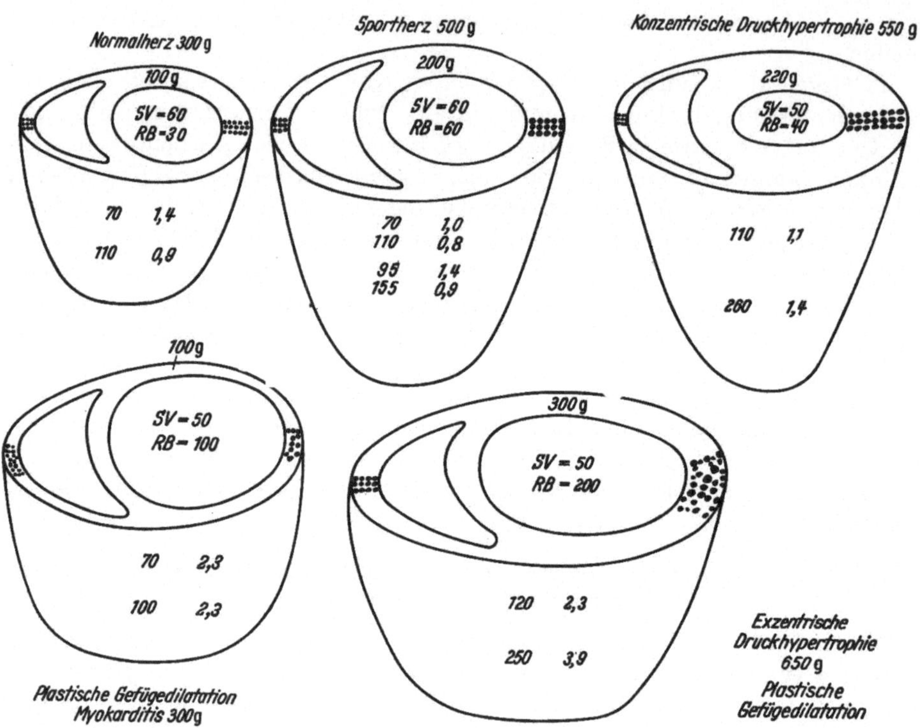

Abb. 2. Kompensierte und dekompensierte Herztypen. Die in der Schnittfläche der Herzkammern eingezeichneten Punkte sollen das Verhalten der Durchmesser der Herzmuskelfasern, ihre Schichtzahl und ihre Anordnung in linker und rechter Herzkammerwand schematisch veranschaulichen. Die in der Muskelschnittfläche eingetragene Zahl gibt das Gewicht der linken Kammer in g an. Die Zahlen innerhalb der Kammerlichtung bedeuten: SV = Schlagvolumen in cm³, RB = Restblutmenge in cm³. Die linken Zahlen auf der Vorderfläche der Herzen geben den diastolischen und systolischen Aortendruck in mm Hg an. Die rechten Zahlen geben zu den entsprechenden Druckwerten die Sollwerte der Spannkraft je cm² Muskelquerschnitt (in 10^5 dyn cm^{-2}) am Ende der isometrischen Phase und am Ende der Austreibung an

Verlauf der Verkürzung die Last immer leichter *(NT)* würde. In diesem Falle würde sich in unserem Diagramm die geleistete Arbeit der Größe der Fläche *DNTD* annähern.

Für die Muskelfasern einer normalen linken Herzkammer sind diese optimalen mechanischen Arbeitsverhältnisse im Prinzip angenähert gegeben (vgl. Abb. 2, Normalherz, und Abb. 4).

In normaler Diastole ist die Faserdehnung relativ groß, und im Verlauf der isometrischen Phase wird die größte Spannung entwickelt. In der Austreibungsperiode wird die Last kleiner, und die Faserspannung nimmt mit Verkürzung der Muskelfasern ab, obwohl der intrakardiale Druck wächst. Bei einem solchen Arbeitsmodus würde der Herzmuskel mit der kleinstmöglichen Muskelmasse die größtmögliche Arbeit leisten. Eine sinnvolle funktionelle Anpassung der Muskelfasern durch zusätzliche diastolische Dehnung ist danach nur in einem relativ kleinen Bereich möglich (Abb. 4, gestrichelte Linien, rechts im Bilde), weil stärkere Dehnungen sehr bald in den absteigenden Schenkel der isometrischen Maxima fallen und den mechanischen Nutzeffekt bei gleichzeitiger Erhöhung des Sauerstoffverbrauches vermindern. Diese Art der funktionellen Anpassung durch zusätzliche Muskelfaserdehnung entspricht dem Mechanismus der Anpassung, der im Starlingschen Gesetz beschrieben ist. Die weitere Möglichkeit der Vergrößerung

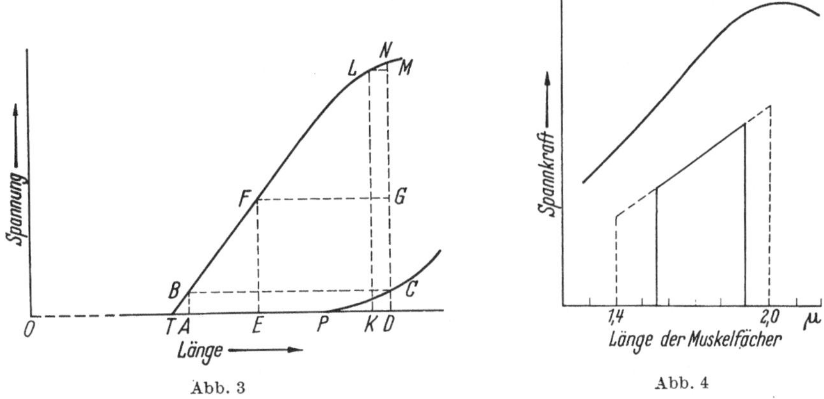

Abb. 3. Längen-Spannungs-Diagramm eines Muskels nach BECK. Es zeigt die bei tetanischen Überlastungskontraktionen und verschiedenen Lasten geleistete Arbeit. [Entnommen aus W. O. FENN (1925)]

Abb. 4. Arbeitsdiagramm einer Herzmuskelfaser. Typus: Normale linke Kammer. Ordinate: Spannkraft, auf Einheit Muskelquerschnitt bezogen. Abszisse: Länge der Muskelfächer in μ. Obere Kurve: Spannungsmaxima. Gestrichelt: Diastolische und systolische Reservekapazität

des Schlagvolumens durch Auswurf eines Teiles der normalen mobilisierbaren Restblutmenge infolge stärkerer systolischer Verkürzung der Muskelfasern ist in Abb. 4 durch die gestrichelten Linien links im Bilde dargestellt.

III. Kompensierte hypertrophe linke Herzkammern

Aus unseren Vorstellungen wird ersichtlich, daß eine sinnvolle und ökonomische Anpassung des Herzens an länger dauernde erhöhte Arbeitsbelastungen mit Erhaltung einer gewissen Reservekraft nur durch eine entsprechende Vermehrung der Kammermuskulatur verwirklicht werden kann. So entstehen die kompensierten hypertrophen Herztypen: das Sportherz, die kompensierte Volumenhypertrophie bei Klappeninsuffizienz und die kompensierten konzentrischen Druckhypertrophien bei Aortenstenose und Hypertonie (vgl. LINZBACH, 1958). Je nach den Abmessungen dieser Herzen und je nach der Größe der Restblutmenge ergibt sich hierbei ein Effekt, der bei der Druckhypertrophie in Abb. 2 eingetragen ist. Die für eine bestimmte Arbeit notwendige Spannungsentwicklung in der Kammerwand erreicht nicht am Ende der isometrischen Phase ihr Maximum, sondern erst im Verlauf oder am Ende der Austreibungsperiode (vgl. Abb. 2, konzentrische Druckhypertrophie und Diagramm Abb. 5).

IV. Die Muskelmechanik der insuffizienten Typen der linken Herzkammer bei Gefügedilatation

In früheren Untersuchungen haben wir festgestellt, daß in krankhaft erweiterten Herzen, bei exzentrischer Druck- und Volumenhypertrophie, bei Coronarinsuffizienz und bei Myokarditis die Herzmuskelfasern nicht überdehnt sind (A. J. und M. Linzbach, 1951, 1956).

Die krankhaften Herzerweiterungen entstehen vielmehr durch plastische Gefügeverschiebungen der Muskelfasern innerhalb des erkrankten Myokards und durch Längenwachstum der Muskelfasern.

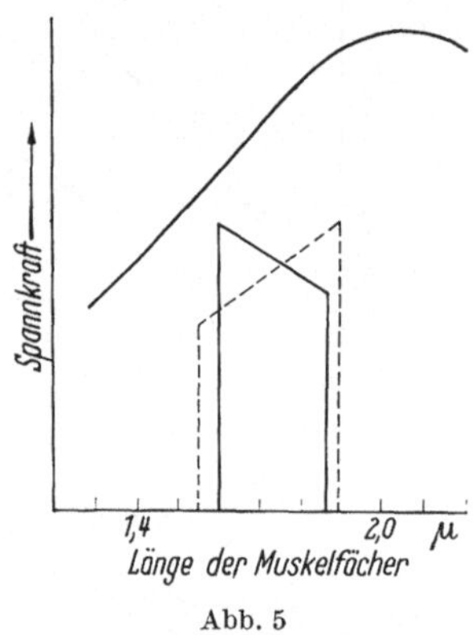

Abb. 5

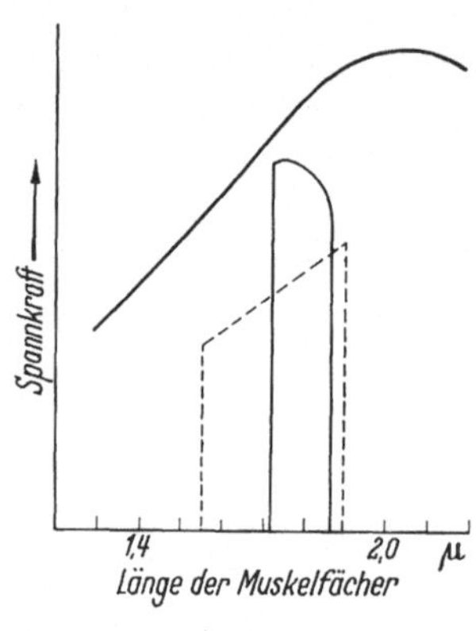

Abb. 6

Abb. 5. Arbeitsdiagramm einer Herzmuskelfaser. Typus: Noch kompensierte konzentrische Druckhypertrophie der linken Kammer. Ordinate: Spannkraft, bezogen auf Einheit Muskelquerschnitt. Abszisse: Länge der Muskelfächer in μ. Obere Kurve: Spannungsmaxima. Gestrichelt: Arbeitsdiagramm einer Muskelfaser einer normalen linken Kammer zum Vergleich

Abb. 6. Arbeitsdiagramm einer Herzmuskelfaser. Typus: Krankhaft dilatierte linke Kammer (z. B. bei dekompensiertem Hypertonus, Coronarsklerose, Myokarditis). Ordinate: Spannkraft auf Einheit Muskelquerschnitt bezogen. Abszisse: Länge der Muskelfächer in μ. Obere Kurve: Spannungsmaxima. Gestrichelt: Arbeitsdiagramm einer Muskelfaser einer normalen linken Kammer zum Vergleich

Infolge plastischer Gefügedilatation und Wachstums entstehen hochgradig erweiterte Herzen mit großen *fixierten systolischen Restblutmengen*, ohne daß ihre Herzmuskelfasern überdehnt sind. Die Abstände der Z-Membranen sind im Mittel ebenso groß wie im normalen Herzen. Hieraus ergibt sich, daß man die klassische, aus kurzfristigen Experimenten entwickelte theoretische Anschauung über die Entstehung der Herzinsuffizienz, wonach die Muskelfasern in dilatierten Herzen überdehnt und einen erhöhten Sauerstoffverbrauch haben sollen, auf krankhaft erweiterte menschliche Herzen nicht übertragen kann.

Wenn man den Spannungsablauf der Muskelfasern während der Systole in kranken dilatierten Herzen mit großer *fixierter* Restblutmenge berechnet, so ergibt sich bereits am Ende der isometrischen Phase eine abnorm hohe Spannung, weil die Last mit zunehmender Dilatation wächst. Während der Austreibungszeit muß die Spannung noch weiter ansteigen, denn die systolische Verkleinerung einer dilatierten Kammer ist bei normalem Schlagvolumen nur gering (Abb. 2, Myokarditis und exzentrische Hypertrophie).

Im Vergleich zur normalen Muskulatur der linken Kammer würde sich für diese dilatierten Herzen bei gleicher diastolischer Ausgangslänge der Muskelfasern für die Einheit Muskelquerschnitt ein Arbeitsdiagramm vom Typus der Abb. 6 ergeben.

Die Muskelfasern einer krankhaft plastisch-dilatierten Kammer mit großer fixierter Restblutmenge brauchen sich nur um einen ganz geringen Betrag zu verkürzen, damit ein normales Schlagvolumen gefördert wird. Im Gegensatz zu einer normalen Kammer arbeiten die Muskelfasern einer dilatierten Kammer mit großer Kraft und sehr kleinem Hub (vgl. Abb. 2 mit Abb. 6). Die von der Querschnittseinheit geleistete Arbeit des Herzmuskels ist deshalb in dilatierten Kammern kleiner als in normalen. So wird es auch verständlich, daß die gesamte Muskelmasse einer krankhaft hypertrophen und erweiterten Herzkammer relativ größer sein muß, als man nach dem Maße der zusätzlichen krankhaften Arbeitsbelastung vermuten würde.

Das gleiche gilt auch für die normale rechte Herzkammer, die im Vergleich zu einer normalen linken Kammer mit einer *physiologischen Gefügedilatation* und vermutlich mit größerem Restblut arbeitet. Die geringe effektive mechanische Leistung der Muskulatur der rechten Kammer zeigt sich auch darin, daß sie mit einem Muskelgewicht, das halb so groß wie das der linken Kammer ist, nur $1/_5$ der linken Kammer leistet.

Die Muskelfasern krankhaft dilatierter Herzen arbeiten somit mechanisch gesehen im Vergleich zu Normalherzen sehr unökonomisch, und jede zusätzliche Dilatation würde die mechanische Arbeitsökonomie und damit die für den Kreislauf verwertbare Leistung je Gewichtseinheit Herzmuskel noch mehr verschlechtern.

Aus diesen Erwägungen heraus halte ich bei krankhafter Plastizität des Myokards, z. B. bei frischer Myokarditis oder bei frischen Infarktnekrosen, eine Digitalistherapie für ein zweischneidiges Schwert. Denn bei krankhafter Plastizität des Myokards wird eine Verbesserung der Contractionskraft der noch funktionstüchtigen Muskelfasern die Spannung der Kammerwand in der Systole erhöhen und damit eine zusätzliche plastische Gefügedilatation erleichtern. Danach wäre eine Digitalistherapie erst dann angezeigt, wenn der Herzmuskel sich durch Vernarbung wieder verfestigt hat. Erst dann wäre es zweckmäßig, die Contractionskraft der überlebenden Herzmuskelfasern, die infolge einer Gefügedilatation unter ungünstigen mechanischen Verhältnissen eine abnorm hohe Spannkraft entwickeln müssen, durch Digitalis zu verbessern.

Zusammenfassend läßt sich sagen, daß die Insuffizienz der genannten Herztypen nicht durch eine Überdehnung der Muskelfasern mit abnorm hohem Sauerstoffverbrauch zustande kommt. Die Insuffizienz entsteht vielmehr dadurch, daß die vorhandene funktionstüchtige Muskelmasse bei fortschreitender krankhafter plastischer Dilatation des Herzens und Vermehrung der fixierten Restblutmenge unter zunehmend ungünstiger werdenden muskelmechanischen Bedingungen unökonomisch arbeiten muß. Die Herzmuskelfasern sind dabei nicht überdehnt. Die mechanischen Arbeitsbedingungen der Muskelfasern bei fortschreitender krankhafter Dilatation entsprechen Unterstützungscontractionen, bei denen ohne Zunahme der Dehnung der Muskelfasern das zu hebende Gewicht immer schwerer und der Hub immer kürzer wird. Eine dauerhafte Kompensation mit Erhaltung einer gewissen Reservekraft kann in solchen Fällen nur durch Hypertrophie und Hyperplasie der Muskelfasern erfolgen. Das Ausmaß dieses Anpassungswachstums des Myokards ist aber durch die Coronarversorgung begrenzt, so daß schließlich die funktionstüchtige Muskelmasse des Herzens nicht mehr ausreicht, um das

Minimum an lebensnotwendiger Kreislaufarbeit zu leisten. So werden auch die Befunde von BING (1956) verständlich, wonach der Sauerstoffverbrauch je Gewichtseinheit Herzmuskel bei dilatierten insuffizienten menschlichen Herzen nicht erhöht ist.

Literatur

BING, R. J.: Der Myokardstoffwechsel. Klin. Wschr. **34**, 1 (1956).

BRECHER, G. A.: Critical review of recent work on ventricular diastolic suction. Circulat. Res. **6**, 554 (1958).

BURCH, G. E., C. T. RAY and J. A. CRONVICH: Certain mechanical peculiarities of the human cardiac pump in normal and diseased states. Circulation **5**, 504—513 (1952).

FENN, W. O.: Die mechanischen Eigenschaften des Muskels. In: Handbuch der normalen und pathologischen Physiologie. Bd. 8, I, S. 146. Berlin: Springer 1925.

GELFMAN, S.: Functional activity of muscle. In: J. F. Fulton, Textbook of Physiology. Philadelphia and London 1955.

HORT, W.: Untersuchungen über die Muskelfaserdehnung und das Gefüge des Myokards in der rechten Herzkammerwand des Meerschweinchens. Virchows Arch. path. Anat. **329**, 694 (1957a).

— Mikrometrische Untersuchungen an verschieden weiten Meerschweinchenherzen. Verh. dtsch. Ges. Kreisl.-Forsch. **23**, 343 (1957b).

KREHL, L.: Beiträge zur Kenntnis der Füllung und Entleerung des Herzens. Abh. math. phys. Classe kgl. sächs. Ges. Wiss. **17**, 339 (1891).

LINZBACH, A. J.: Über das Längenwachstum der Herzmuskelfasern und ihre Kerne in Beziehung zur Herzdilatation. Virchows Arch. path. Anat. **328**, 165 (1956).

— Struktur und Funktion des gesunden und kranken Herzens. In: Die Funktionsdiagnostik des Herzens. 5. Freiburger Symposion. Berlin-Göttingen-Heidelberg: Springer 1958.

— u. M. LINZBACH: Die Herzdilatation. Klin. Wschr. **1951**, 621.

MEESMANN, W.: Zur Herzdynamik während der Diastole. Verh. dtsch. Ges. Kreisl.-Forsch. 23, 360 (1957).

RUSHMER, R. F., D. K. CRYSTAL and C. WAGNER: The functional anatomy of ventricular contraction. Circulat. Res. 1, 162 (1953).

WEITZ, G.: Über das unterschiedliche Verhalten der Lage der Herzmuskelfasern in kontrahiertem und dilatiertem Zustand. Med. Klin. **46**, 1031 (1951).

Aus der Medizinischen Universitätsklinik Würzburg
(Direktor: Professor Dr. E. WOLLHEIM)

Begriff und Formen der Herzinsuffizienz

Von

ERNST WOLLHEIM

Mit 15 Abbildungen

I. Begriff der Herzinsuffizienz

Das Problem der Herzinsuffizienz wurde von Ärzten am Krankenbett erlebt, lange bevor Physiologen und pathologische Anatomen sich mit dem Inhalt und Wesen dieses Begriffes zu beschäftigen begannen. Wie es scheint, gebrauchte OTTOMAR ROSENBACH als erster 1887 den Ausdruck Herzinsuffizienz. Bereits viel früher gingen Ärzte, wenn auch mit vielleicht nach unserer heutigen Meinung unzulänglichen einfachen Methoden der Krankenbeobachtung, den Ursachen und Folgen des Herzversagens nach, so vor allem HOPE (1832) und in zahlreichen Arbeiten LUDWIG TRAUBE, der klinische Vater der funktionellen Betrachtungsweise von Kreislaufvorgängen. Seit dem Karlsbader Kongreß für Innere Medizin 1899 wird der Ausdruck Insuffizienz des Herzens oder auch des Herzmuskels, wie manche zu sagen vorziehen, allgemein angewendet. Trotzdem macht die scharfe Definition des Begriffes immer wieder Schwierigkeiten.

JAMES MACKENZIE, der damals führende englische Herzkliniker, definiert 1909 die Herzinsuffizienz als Unfähigkeit des Herzmuskels, den Kreislauf aufrechtzuerhalten. Die Störung der normalen Funktion des Herzmuskels schien ihm durch die verschiedensten Faktoren möglich, wobei er aber besonderen Wert auf die Einführung des Begriffes der Reservekraft legte. Ähnlich definierte noch 1925 ROMBERG in seinem Lehrbuch die chronische Insuffizienz des Herzmuskels als Funktionsstörung, die durch eine Schädigung des Herzmuskels entsteht, sei es bei vorher normalem oder hypertrophischem Herzen. GROSSE-BROCKHOFF bezeichnet als Herzinsuffizienz in seiner Pathologischen Physiologie von 1950 das Nachlassen der Herzmuskelkraft. FRIEDBERG im gleichen Jahr spricht von Herzinsuffizienz, wenn das Herzschlagvolumen für die Bedürfnisse der Gewebe nicht ausreichend ist. Eine ähnliche Definition gebraucht auch PAUL DUDLEY WHITE 1951 in seinem Lehrbuch. In gleicher Weise definieren KNIPPING und seine Mitarbeiter in ihrem Buch über die Untersuchung und Beurteilung des Herzkranken kardiovasculäre Insuffizienz als ein Mißverhältnis zwischen der noch vorhandenen eingeschränkten Herzleistungsbreite und den Bedürfnissen der Peripherie. Schon vor nunmehr 20 Jahren, 1938, konnte HARRISON darauf hinweisen, daß unter dem, was damals im Tierexperiment und am Krankenbett als Herzinsuffizienz angesehen wurde, eine Reihe von Symptomen auf die Rückstauung von Blut vor dem Herzen hindeuten, während andere auf die ungenügende systolische Förderleistung zurückzuführen sind. Diese Betrachtung führte zur Gegenüberstellung von backward und forward failure.

Ich glaube, daß diese Konzeption HARRISONs kaum möglich gewesen wäre, wenn nicht vorher (1928—1931) WOLLHEIM unter Einführung der aktiven Blutmenge in die Untersuchung derartiger Herzkranker den Typus der Plus- und Minus-Dekompensation gegenübergestellt hätte. Denn offenkundig enthält die Plusdekompensation vorwiegend Elemente der backward, die Minusdekompensation solche der forward failure. Und beide Vorstellungen, die HARRISONs und WOLLHEIMs, wären undenkbar, wenn nicht bereits 1898 ROMBERG und PAESSLER zunächst im Tierexperiment gezeigt hätten, daß zahlreiche Symptome, die bisher am Krankenbett allgemein als Zeichen der Herzinsuffizienz gewertet wurden, wie Tachykardie, Blutdruckabfall, Atemnot unter Umständen auch ohne erkennbare Erkrankung und Schädigung des Herzmuskels durch Veränderung des peripheren Kreislaufs hervorgerufen werden können, durch einen vasomotorischen Kollaps, wie ROMBERG und PAESSLER zunächst meinten.

Der methodische Fortschritt, der es uns in den letzten 30 Jahren zunehmend ermöglicht hat, nicht nur im Tierexperiment, sondern auch am gesunden und kranken Menschen die einzelnen hämodynamischen Faktoren quantitativ unter den verschiedensten Bedingungen zu untersuchen, erweist sich besonders nützlich auch für eine schärfere Fassung des Begriffs Herzinsuffizienz und die Gegenüberstellung der peripher ausgelösten Formen der Gefäßinsuffizienz. Um eine fruchtbare Diskussion führen zu können, scheint mir aber sehr wesentlich, daß eine scharfe Trennung vorgenommen wird zwischen der hämodynamischen Definition des Begriffes Herzinsuffizienz und den Überlegungen über Ursachen und Folgen einer solchen Insuffizienz. Es ist selbstverständlich, daß jede monosymptomatische Betrachtung einer Kreislaufveränderung zu Irrtümern und Fehldeutungen führen kann. Wenn man nunmehr erwartete, durch die mittels Herzkatheters unter Anwendung des Fickschen Prinzips oder vielleicht noch besser der Hamilton-Methode meßbar gewordenen Herzschlag- und Minutenvolumina eine eindeutige quantitative Definition der Herzinsuffizienz zu gewinnen, so war dies falsch. Auch die obenerwähnte Definition, die dieses Herzminutenvolumen in eine Beziehung zum Sauerstoff- oder allgemeinen Stoffbedarf der Peripherie setzte, ermöglicht uns nicht, die Herzinsuffizienz quantitativ zu erfassen, denn auch bei einer Gefäßinsuffizienz, sei es in Form eines Schocksyndroms mit Hämokonzentration, einer einfachen Gefäßinsuffizienz mit Hypovolämie oder eines Vasomotorenkollaps mit tiefem Blutdruckabfall im arteriellen System, sinkt das Herzminutenvolumen ab und die Blutversorgung der Peripherie ist unzulänglich. Wenn auch jedem Kliniker es von vornherein wahrscheinlich ist, daß eine einfache Übertragung der am isolierten Organ gewonnenen Erkenntnisse auf Funktionszusammenhänge im Gesamtorganismus mit ihren mannigfachen humoralen und neuralen regulatorischen Verknüpfungen unzulässig ist, hat sich doch für die Definition der Herzinsuffizienz das Paradigma der von STARLING am Herz-Lungen-Präparat gewonnenen Erkenntnis als außerordentlich fruchtbar erwiesen.

Seit 1928 wurde uns an einer immer wachsenden Anzahl von Fällen klar, daß zum klinischen Bild der chronischen Herzinsuffizienz eine Vergrößerung der aktiven Blutmenge gehört. Dieser zunächst mit der Trypanrotmethode erhobene Befund konnte dann von meinen Mitarbeitern mittels der Evansblue-Methode, ebenso von zahlreichen anderen, insbesondere amerikanischen Autoren, teils mit Farbstoff-, teils mit den verschiedenen Isotopenmethoden bestätigt werden. Analog der Starlingschen Definition definierte ich daher in meinem Referat in Nauheim 1950 als Herzinsuffizienz einen Funktionszustand, bei dem einem zu großen diastolischen Angebot oder unter Umständen auch einem normalen diastolischen Angebot eine quantitativ nicht entsprechende systolische Förderleistung des Herzens gegenübersteht. Diese Definition beinhaltet einen Anstieg des Druckes im venösen Abschnitt, der dem insuffizienten Herzteil vorgelagert ist, und eine Verlangsamung des Blutstromes, am Menschen einfach meßbar durch die Verlängerung der Kreislaufzeit im arteriellen, capillaren und venösen System des Kreislaufs (s. Abb. 1 u. Tab. 1). Das Herzminutenvolumen kann dabei verkleinert (nach STEAD, DURHAM, WARREN und BRANNON in etwa 80% der Fälle), normal oder in einzelnen Fällen sogar vergrößert gefunden werden. Stets ist aber das Herzminutenvolumen zu klein im Verhältnis zur aktiven Blutmenge. Ähnlich definierte kürzlich auf dem Internationalen Kardiologenkongreß in Brüssel auch HAMILTON die Herzinsuffizienz, nur setzte er statt der aktiven Blutmenge das sog. zentrale Blutvolumen in Relation zum Herzminutenvolumen. Sowohl die aktive Blutmenge wie das zentrale Blutvolumen werden bekanntlich durch die Beobachtung von Farbstoff- oder Isotopenverdünnungskurven bestimmt. Allerdings scheint mir bisher die Größe der aktiven Blutmenge methodisch schärfer definiert (vgl. WOLLHEIM, BECKER und SCHNEIDER).

Nach der hier von mir vertretenen Definition ist also die Herzinsuffizienz durch eine Verschiebung der Relation Blutvolumen zu Herzminutenvolumen in dem Sinne gekennzeichnet, daß das Herzminutenvolumen im Verhältnis zur Blutmenge zu klein ist. Als weiteres wichtiges pharmakologisches Kriterium der Herzinsuffizienz ist dem noch hinzuzufügen, daß nur bei insuffizientem Herzmuskel nach Verabreichung von Digitalis und Digitaloiden ein Anstieg des Herzminutenvolumens beobachtet wird. Ich komme hierauf später zurück. Es scheint zweckmäßig, der so definierten Herzinsuffizienz alle jene Zustände, bei denen das Herzminutenvolumen nur infolge einer primären Verminderung der Blutmenge und damit des venösen Rückflusses von Blut zum Herzen verkleinert wird, als Gefäßinsuffizienzen gegenüberzustellen.

II. Ursachen der Herzinsuffizienz

Am denervierten Herz-Lungen-Präparat kommt es bekanntlich schon durch einfache Überbelastung, sei es durch exzessive Erhöhung des venösen Angebotes oder durch starke Widerstandserhöhung, zu den Zeichen der Herzinsuffizienz. Auch im Gesamtorganismus kann zweifelsohne eine akute Herzinsuffizienz an anatomisch gesunden Herzen beobachtet werden. Allerdings genügt hierzu bei intakten Regulationen offenbar im allgemeinen die rein mechanische Überbelastung, sei es auf der venösen Seite durch exzessive Transfusion, sei es auf der arteriellen Seite durch starke Widerstandserhöhung, nicht. An gesunden Menschen kann man dagegen akute Herzinsuffizienzen beobachten, wenn zu der Überbelastung des Herzmuskels noch ein den Herzstoffwechsel schädigender Faktor, beispielsweise in Form einer Hypoxie, tritt (akute Herzinsuffizienz an Untrainierten im Hochgebirge). Die bei solchen Patienten zu beobachtende Überfüllung der Halsvenen mit Anstieg des Venendruckes verschwindet allerdings rasch nach Beendigung der Anstrengung allein durch körperliche Ruhe. Daß die zusätzliche hypoxische Schädigung hier entscheidend ist, geht auch aus Tierversuchen hervor. An Kaninchen gelingt es nicht, durch akute Drosselung der Aorta eine Insuffizienz des linken Herzens hervorzurufen. Wird der Aortenquerschnitt auf minimalste Werte sukzessive in etwa $1/2$ Std. eingeengt, bekommen die Tiere weder ein Lungenödem, noch steigt der Venendruck an, wie Ahlgren und ich zeigen konnten. Es kommt vielmehr zu den Zeichen einer peripheren Gefäßinsuffizienz mit Venendruckabfall.

Beispiel einer akuten Insuffizienz bei vorher oft gesunden menschlichen Herzen ist auch das sog. akute Cor pulmonale, wie man es nach Lungenembolien beobachten kann.

Das Bild der chronischen Herzinsuffizienz entwickelt sich dagegen nur beim bereits

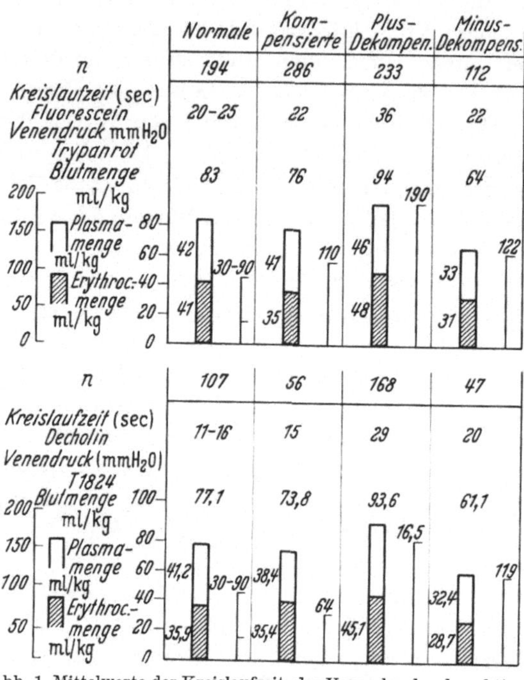

Abb. 1. Mittelwerte der Kreislaufzeit, des Venendrucks, der aktiven Plasma- und Blutmenge aus 2 Untersuchungsperioden bei Normalen, Kompensierten, Plusdekompensierten und Minusdekompensierten: 1. Bestimmung der Kreislaufzeit mittels Fluorescein und der Blutmenge mittels Trypanrot. 2. Bestimmung der Kreislaufzeit mit Decholin und der Blutmenge mit Evans blue (T 1824). Nach Wollheim: Blood Volume. World Trends in Cardiology, Bd. III, 1956, S. 70 (Referat auf dem II. Weltkongreß für Kardiologie, Washington 1954)

vorher Herzkranken. Die häufigsten Grundkrankheiten sind in diesen Fällen Hypertonie, die verschiedenen Herzklappenfehler, das Cor pulmonale und das Cor arterioscleroticum. Unter 350 Fällen von Herzinsuffizienz der Würzburger Klinik aus den Jahren 1950—1956 hatten 38,8% eine Hypertonie, 36% Vitien, 25% ein Cor pulmonale. Die Grunderkrankung erklärt die Entwicklung einer Herzhypertrophie je nach Sitz des Hindernisses. Seit Traube ist es üblich, das Stadium voller oder relativ ausreichender Leistungsfähigkeit bei einem anatomisch umgebauten Herzen als Kompensation zu bezeichnen. Wird das Herz insuffizient, so kommt der Kranke in das Stadium der Dekompensation. Es scheint mir aber zweckmäßig, die Begriffe Suffizienz und Insuffizienz sowie Kompensation und Dekompensation scharf zu trennen. Suffizienz und Insuffizienz beziehen sich nur auf die *funktionelle Leistung des Herzens*. Die Begriffe Kompensation und Dekompensation verdienen mit Recht stets den Zusatz kardiovasculär, da mit ihnen eine

Aussage über die Gesamtfunktion des Kreislaufs gemacht wird. Der Übergang vom Stadium der Suffizienz in das der Herzinsuffizienz führt zu charakteristischen Veränderungen der Kreislaufperipherie. Es kann zur Vergrößerung der Leber, zu Ödemen, zu Nierenfunktionsstörungen verschiedener Art, unter Umständen zur Stauung im kleinen Kreislauf kommen. Ich werde später auf dieses nach dem Verhalten der Blutmenge als Plusdekompensation zu bezeichnende Bild noch näher eingehen. Bereits 1931 konnten wir feststellen, daß die Herzinsuffizienz und damit die Entwicklung der Plusdekompensation durch eine Reihe charakteristischer Ursachen ausgelöst wird. In 95% der damals untersuchten mehr als 200 Patienten fanden sich solche auslösenden Ursachen, und zwar am häufigsten körperliche Überanstrengung, Auftreten einer Flimmerarrhythmie, seltener starke Erwärmung, hohes Fieber, Gravidität, Thyreotoxikose. Alle diese auslösenden Ursachen beeinflussen die Größe des Blutvolumens, stellen also einen mechanischen Faktor der Überbelastung dar. Nach dem vorher über die akute Herzinsuffizienz Gesagten muß aber angenommen werden, daß neben diesem mechanischen Faktor auch ein Stoffwechselfaktor mitbeteiligt ist, den wir allerdings trotz aller Bemühungen auch modernster Forschung, wie sie durch BING in den letzten Jahren betrieben wurde, noch nicht eindeutig kennen. Vielleicht besteht der alte Satz, daß die Herzhypertrophie den Keim der Insuffizienz in sich trägt, immer noch zu Recht, insofern, als die Überschreitung des kritischen Herzgewichtes nach LINZBACH stets mit einer schlechteren Capillarisierung des Herzmuskels einhergeht. Je weiter der Weg von der Capillare zum contractilen Element der Muskelzelle ist, um so eher scheint es möglich, daß unter Belastungsbedingungen auch bei normalen atmosphärischen Verhältnissen hypoxische Zustände im Herzmuskel auftreten könnten, ähnlich wie sie bei der akuten Insuffizienz des Gesunden im Hochgebirge gegeben sind.

III. Einteilung der Herzinsuffizienz

Von klinischer Seite werden seit langem verschiedene Einteilungsprinzipien diskutiert. Entsprechend den sehr verschiedenen Grundkrankheiten war man geneigt, isolierte Links-, isolierte Rechts- und Doppelinsuffizienzen des Herzens zu unterscheiden. Bei einseitiger Herzinsuffizienz müßte zumindest initial das Schlagvolumen der beiden Herzkammern ungleich werden. Im Falle der Linksinsuffizienz führt dies in kürzester Frist zur Blutüberfüllung des kleinen Kreislaufs mit exzessiver Drucksteigerung in den Lungengefäßen. Dementsprechend kann eine isolierte Linksinsuffizienz nur akut und kurzdauernd beobachtet werden. Sie tritt auf beim Hochdruck, bei Aortenfehlern und Mitralstenosen als Anfall nächtlicher Dyspnoe mit raschem Übergang zum Lungenödem und Asthma cardiale. Führt eine solche Linksinsuffizienz nicht akut zum Tode oder wird sie nicht rasch behoben, entwickelt sich stets im Laufe von längstens einer halben Stunde auch eine Insuffizienz des rechten Herzens. Wir konnten bei 10 Patienten mit Myokardinfarkt und akut auftretender Linksinsuffizienz spätestens nach einer halben Stunde einen Anstieg des Venendrucks und damit die Insuffizienz auch des rechten Herzens nachweisen. Selbstverständlich sind wir uns bewußt, daß mit Recht KNEBEL u. Mitarb. betonen, daß nicht in allen Fällen die Messung des peripheren Venendrucks eine quantitative Auskunft über die Druckveränderung im rechten Vorhof gibt. Bei der Untersuchung Schwerkranker wird man aber

Tabelle 1. *Mittelwerte der aktiven Plasma- und Blutmenge, aufgeteilt nach Geschlechtern bei Normalen, Plusdekompensierten und Minusdekompensierten* (Methode T 1824 Evans blue) nach WOLLHEIM: Blood Volume. World Trends in Cardiology, Bd. III, 1956, S. 70 (Referat auf dem II. Weltkongreß für Kardiologie, Washington 1954)

		Plasmamenge		Blutmenge	
		ml	ml/kg	ml	ml/kg
Normale	87 ♂	2746	40,9	5215	77,6
Normale	20 ♀	2529	43,0	4439	75,3
Mittelwerte	107	2702	41,2	5085	77,1
Plusdekompensation	115 ♂	2918	48,2	5805	95,4
Plusdekompensation	53 ♀	2569	48,7	4797	89,1
Mittelwerte	168	2805	48,5	5460	93,6
Minusdekompensation	18 ♂	2480	33,0	4831	63,2
Minusdekompensation	29 ♀	2259	32,1	4029	60,0
Mittelwerte	47	2343	32,4	4332	61,1

im allgemeinen sich nur der peripheren Venendruckmessung bedienen können und insbesondere bei gleichzeitiger Inspektion der Füllung der Halsvenen doch zutreffende Schlüsse auf den Druck im rechten Vorhof ziehen dürfen, wofür auch Beobachtungen von GAUER und SIECKER sprechen.

ASCHENBRENNER meint, aus röntgenologisch nachweisbarer Lungenstauung bei Fällen von Myokardinfarkt auf eine chronische isolierte Linksinsuffizienz schließen zu können. Dem möchte ich nicht zustimmen. Es scheint mir auch nicht berechtigt, aus kurzdauernden Drucksteigerungen in der Pulmonalarterie bei Arbeitsbelastung eine chronische Linksinsuffizienz anzunehmen. Da dieser Druckanstieg nach Aufhören der Muskelarbeit wieder verschwindet, handelt es sich hier nur um vorübergehende kurzdauernde Insuffizienzen. Es ist aber durchaus denkbar, daß bei wiederholter kurzdauernder Linksinsuffizienz röntgenologisch nachweisbare Stauungsbilder im Lungenkreislauf entstehen, ähnlich wie auch im großen Kreislauf Lebervergrößerung und Stauungsinduration der Leber das Stadium der rechtsventrikulären Insuffizienz überdauern können. Besonders eindringlich tritt uns dieses Problem der chronischen Linksinsuffizienz naturgemäß bei der Knopflochstenose der Mitralis gegenüber. Hier wird bekanntlich auch im kompensierten Stadium meist eine Erhöhung des Druckes in der A. pulmonalis und des sog. pulmonalen Capillardruckes gefunden werden. Diese Drucksteigerung scheint mir aber ebensowenig wie die röntgenologisch nachweisbare Lungenstauung, für die übrigens noch keineswegs erwiesen ist, wie weit die Schattenbildung auf intravasal deponiertes Blut in allen Fällen zurückzuführen ist (vgl. TESCHENDORF), eindeutig als Zeichen einer chronischen isolierten Linksinsuffizienz anzusehen zu sein. Es muß daran erinnert werden, daß nach GAUER bei Druckerhöhung im linken Vorhof offenbar reflektorisch Volumenregulationen ausgelöst werden, die zu einer Verkleinerung des venösen diastolischen Angebotes von Blut zum rechten Herzen führen und damit die Auswurfmenge der rechten Kammer der der linken Kammer anpassen. Bei der mechanisch bedingten Verkleinerung des Durchflußvolumens durch eine Knopflochstenose der Mitralis würden also diese Regulationsfaktoren das Minutenvolumen des rechten Herzens dem des linken Herzens angleichen. Möglich wäre auch, daß für diese Adaptation außerdem die bekanntlich aktiver Konstriktion fähigen Pulmonalarterien, in denen wir den erhöhten Druck messen können, bedeutungsvoll sind. Diese Zusammenhänge bedürfen noch im einzelnen der Aufklärung. Vielleicht wäre es zweckmäßig, für diese Zustände die Bezeichnung „kompensierte oder latente Linksinsuffizienz" einzuführen. Es muß aber eindeutig festgestellt werden, daß bei jeder manifesten isolierten Linksinsuffizienz in kürzester Frist der Lungenkreislauf mit Blut überfüllt sein muß, wenn nicht das rechte Herz entweder durch eine entsprechende Insuffizienz oder auf regulativem Wege eine Verkleinerung seines Minutenvolumens zeigt. Hieraus folgt, daß im Sinne der von uns gebrauchten Definition des Begriffes der Herzinsuffizienz eine isolierte Linksinsuffizienz nur als akuter Zustand denkbar ist.

Ob eine isolierte Rechtsinsuffizienz langdauernd ohne gleichzeitige Insuffizienz des linken Ventrikels bestehen kann, läßt sich nicht entscheiden, da die Verkleinerung des vom rechten Herzen ausgeworfenen Minutenvolumens unmittelbar auch zu einer entsprechenden Abnahme der Förderleistung des linken Ventrikels führt. Das für die Differenzierung der Rechts- und Linksinsuffizienz herangezogene Verfahren der partiellen Kreislaufzeiten (Äther-Decholinzeit) ist methodisch nicht befriedigend. Hier wird wohl eine endgültige Stellungnahme erst möglich sein, wenn die lokale Kreislaufzeitbestimmung mittels Isotopen an einem größeren Material durchgeführt ist. In den meisten Fällen ist nach den hämodynamischen Untersuchungen bei chronischer Insuffizienz eine gleichzeitige Insuffizienz beider Ventrikel wahrscheinlich.

Als weiteres Einteilungsprinzip ist die von McMichael gegebene Unterscheidung der low output und high output failure zu diskutieren. Während übereinstimmend eine große Anzahl von Untersuchern bei den meisten Fällen von Herzinsuffizienz erniedrigte oder allenfalls im Bereich der Norm liegende Herzminutenvolumina fanden, zeigte sich, daß bei Patienten mit Cor pulmonale, mit Polycythämie, mit schweren Anämien und mit Thyreotoxikose im Stadium der Herzinsuffizienz unter Umständen auffallend hohe Herzminutenvolumina gefunden werden. Hier handelt es sich aber nicht um eine grundsätzlich verschiedene Form von Herzinsuffizienz. Nach unseren Beobachtungen haben diese Fälle von high output failure eine besonders starke Vergrößerung der aktiven Blutmenge (s. Abb. 2 u. 3). Zissler fand bei 34 Patienten mit plusdekompensiertem Cor pulmonale einen Mittelwert von 6274 ml, 106 ml/kg, Schneider bei 11 gleichartigen Fällen 6051 ml, also wesentlich mehr als bei Hypertonie oder Vitien im gleichen Dekompensationszustand. Ebenso wie bei dem üblichen Typus der low output failure erscheint hier das Herzminutenvolumen im Verhältnis zur Blutmenge zu klein. Dementsprechend wird auch bei der high output failure eine Erhöhung des Venendruckes und eine Verlängerung der Kreislaufzeit gefunden. Unter den therapeutischen Einwirkungen nähern sich alle hämodynamischen Größen wieder der Norm (s. Abb. 2 u. 3). Die high output failure ist also nur die Sonderform einer Herzinsuffizienz bei besonders starker Vergrößerung des Blutvolumens.

Die bereits eingangs erwähnte Gegenüberstellung der backward und forward failure von Harrison kann nicht als Einteilungsprinzip der Herzinsuffizienz gelten. Erkennt man die von uns gegebene Definition der Herzinsuffizienz an, so enthält jede Herzinsuffizienz Elemente der backward- wie der forward-Störung.

Dabei ist natürlich darauf hinzuweisen, daß unter dem Bild der forward failure in der ursprünglichen Konzeption von HARRISON eine ganze Reihe von Zuständen beschrieben ist, die nach der jetzt gegebenen Definition nicht als Herzinsuffizienz, sondern als periphere Gefäßinsuffizienz anzusehen sind. Wir kommen später auf diese Verkleinerung des Herzminutenvolumens als Folge einer primären Verminderung des venösen Rückflusses zum Herzen nochmals zurück.

Besonders in der älteren klinischen Literatur findet man zuweilen die Gegenüberstellung trockener und feuchter Herzinsuffizienzen. Die Erfahrungen der

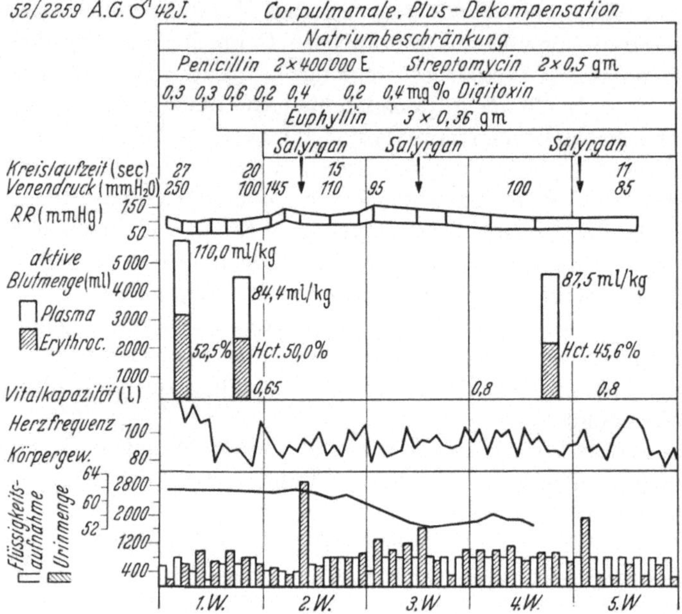

Abb. 2. 42 jähriger Patient mit plusdekompensiertem Cor pulmonale (high output failure). Verlauf bis zur Kompensierung unter Behandlung mit Digitoxin und Diureticis

letzten Jahre zeigen, daß jene klassischen Fälle von hochödematöser Herzinsuffizienz mit Hydrops anasarca, Ergüssen in allen Körperhöhlen, exzessiver Gewichtszunahme und entsprechenden Gewichtsstürzen unter der Behandlung selten geworden sind. Als Ursache dieses Phänomens kann wohl nur angesehen werden, daß bereits die Anfangsstadien der Herzinsuffizienz in der Regel behandelt werden und daß insbesondere die frühzeitige Natriumbeschränkung sich bei Herzinsuffizienz allgemein durchgesetzt hat. Selbst bei scheinbar trockenen Insuffizienzen wird bereits eine Vermehrung der Plasmamenge und eine wenn auch nicht sehr erhebliche Zunahme des extravasalen Flüssigkeitsraumes gefunden. Der Grad der Ödembereitschaft hängt mit größter Wahrscheinlichkeit vor allem von der Natriumretention, möglicherweise auch von hormonalen Einflüssen auf die tubuläre Funktion der Niere ab. Trockene und feuchte Insuffizienzen sind daher nur graduelle Unterschiede, stellen aber im Hinblick auf das Problem der Herzinsuffizienz kein echtes Einteilungsprinzip dar.

Als letztes Einteilungsprinzip ist die von HEGGLIN gemachte Gegenüberstellung der hämodynamischen Herzinsuffizienz und der sog. energetisch-dynamischen Insuffizienz zu nennen. Herr HEGGLIN wird über dieses Problem heute nachmittag selbst ausführlich berichten. Wir haben uns hier nur mit der Frage auseinanderzusetzen, ob beim Hegglin-Syndrom, der sog. energetisch-dynamischen Insuffizienz, hämodynamisch überhaupt eine Herzinsuffizienz nach der hier von mir gegebenen Definition vorliegt. Dies geschieht aber zweckmäßigerweise später bei der Besprechung der verschiedenen Dekompensationstypen, die sich nach dem Verhalten der Blutmenge ergeben.

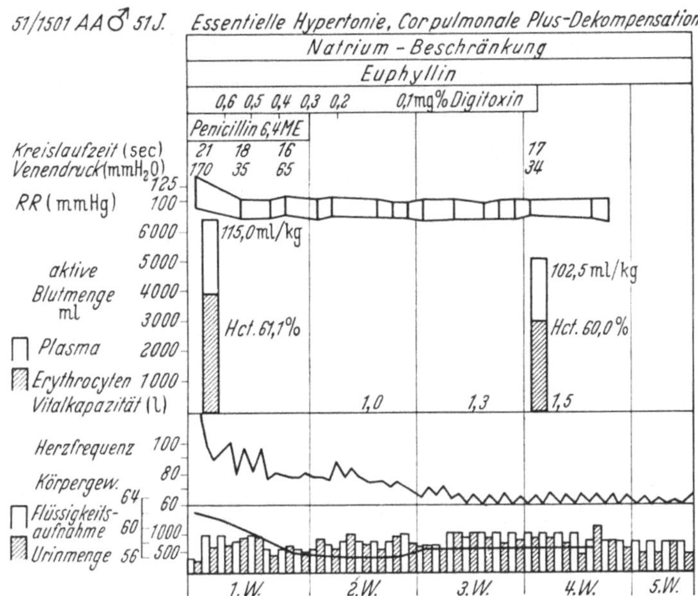

Abb. 3. 51 jähriger Patient mit plusdekompensiertem Cor pulmonale, anamnestisch essentieller Hochdruck (high output failure). Verlauf bis zur Kompensierung bei Behandlung mit Digitoxin

IV. Herzinsuffizienz und kardiovasculäre Dekompensation

Die chronische Rechts- oder Doppelinsuffizienz des Herzens, gleich bei welcher Grunderkrankung sie auftritt (Cor hypertonicum, Herzklappenfehler, Cor pulmonale oder Cor arterioscleroticum), bewirkt ein Bild kardiovasculärer Dekompensation, das folgende hämodynamischen Zeichen aufweist: die aktive Blutmenge ist gegenüber den normalen Werten und, was besonders wesentlich ist, gegenüber den am gleichen Patienten nach der Kompensierung feststellbaren Werten vermehrt. Der Venendruck und, soweit meßbar, der Druck im rechten Vorhof sind erhöht und sinken mit der Kompensierung. Die Kreislaufzeit ist verlängert und wird bei Wiedererreichung der Kompensation kürzer. Das Herzminutenvolumen ist meist vermindert, selten normal oder sogar groß. Es wird mit wiedererreichter Kompensation im allgemeinen größer (s. Abb. 4—6). In jedem Fall normalisiert sich mit der Kompensierung die Relation aktive Blutmenge zu Herzminutenvolumen. Die klinische Symptomatik dieses als Plusdekompensation bezeichneten Bildes wird entscheidend durch die Vergrößerung der aktiven Blutmenge bestimmt. Patienten dieser Art zeigen eine Verringerung ihrer Dyspnoe, oft auch einen Rückgang der Pulsfrequenz, wenn sie mit herabhängenden Beinen im Stuhl sitzen.

Dabei verkleinern sie ihre aktive Blutmenge. Den gleichen Effekt kann man im Liegen durch Anlegen von Staubinden an beiden Oberschenkeln erzielen. Entsprechend der Erhöhung des Venendrucks sind die Halsvenen solcher Kranken deutlich gefüllt. In leichteren Fällen kann die Venendrucksteigerung wie auch die vermehrte Füllung der Halsvenen erst manifest werden, wenn ein Druck auf den rechten Oberbauch ausgeübt und damit die Menge des zum Herzen zurückfließenden Blutes vergrößert wird. Auf die diagnostische Bedeutung dieser etwa 30 Jahre alten Beobachtung des hepatojugulären Refluxes hat kürzlich auch BURCH wieder

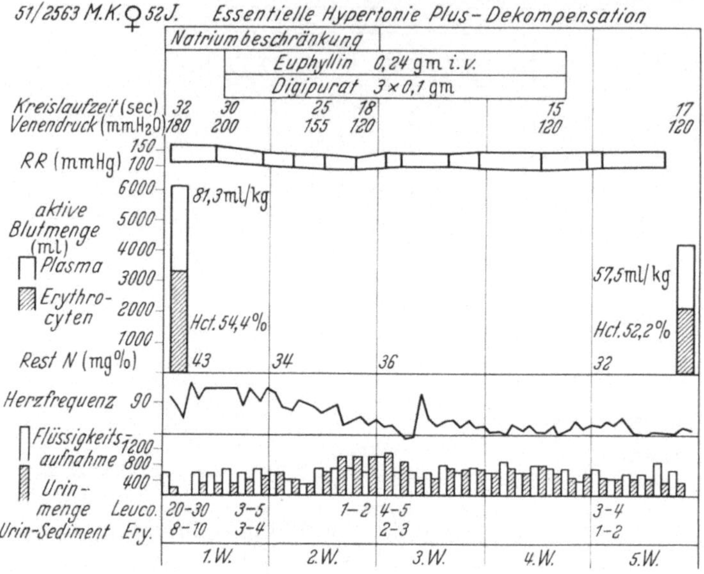

Abb. 4. 52jähriger Patient mit plusdekompensierter essentieller Hypertonie. Verlauf bis zur Kompensation unter Behandlung mit Digipurat und NaCl-Beschränkung. Nach WOLLHEIM: Blood Volume. World Trends in Cardiology, Bd III, 1956, S. 72 (Referat auf dem II. Weltkongreß für Kardiologie, Washington 1954)

hingewiesen. Die psychische Unruhe und Schlaflosigkeit, die bei plusdekompensierten Patienten häufig zu beobachten ist, dürfte ebenfalls durch die Vergrößerung der Blutmenge erklärbar sein. Wie bereits erwähnt, werden als auslösende Ursachen der Plusdekompensation meist Faktoren erkannt, die primär eine Vergrößerung der aktiven Blutmenge bewirken.

Bei jeder Plusdekompensation finden wir also den Tatbestand einer hämodynamischen Herzinsuffizienz. Noch nicht definitiv geklärt ist die erste Phase in der Entwicklung dieses Zustandsbildes. Da wir in einigen Fällen einen Anstieg der aktiven Blutmenge bereits Tage oder Stunden vor Entwicklung der manifesten Symptome der Dekompensation beobachten konnten, möchten wir unter Berücksichtigung der erwähnten auslösenden Ursachen dieses Dekompensationstypus die Meinung vertreten, daß diese erste Phase dadurch gekennzeichnet ist, daß es zu einer Herzinsuffizienz kommt. Die Zunahme der Blutmenge führt hier nicht zu einem entsprechenden Anstieg des Herzminutenvolumens. Infolge dieses primären Mißverhältnisses zwischen diastolischem Angebot und systolischer Förderleistung kommt es in der Kreislaufperiphereie zur Hypoxie bzw. zu einer

Überladung mit Kohlensäure und anderen saueren Stoffwechselprodukten. Beide letztgenannten Faktoren bewirken eine Mobilisierung von Blut aus den Reservoiren und damit einen weiteren Anstieg der Blutmenge. Die initiale Herzinsuffizienz verschlimmert sich daher nach Art eines echten Circulus vitiosus. Einige andere Autoren wie WARREN und STEAD, SEYMOUR u. Mitarb., HELLER und JACOBSON, BURCH, REASER und CERNVICH sowie EICHNA u. Mitarb. sind dagegen der Meinung, daß es zu einer Vermehrung der Plasmamenge erst als Folge einer ungenügenden Durchblutung der Nieren und der hierdurch tubulär bewirkten Natriumretention kommt. Gegen diese Auffassung ist aber anzuführen, daß nach unseren sehr umfangreichen Erfahrungen nicht nur die Plasmamenge, sondern, ohne Veränderung des Hämatokrit, auch die Erythrocytenmenge zunimmt. Die Natriumretention kann nur eine vermehrte Flüssigkeitsretention mit Vergrößerung des intravasalen und extravasalen Flüssigkeitsvolumen erklären. Andererseits ist die Zunahme der in aktiver Zirkulation befindlichen Erythrocyten nicht etwa auf eine echte Neubildung von Blut zurückzuführen, da zunächst keine retikulierten Erythrocyten gefunden werden. Auch kann durch therapeutische Eingriffe, z. B. unter Digitalis, die Blutmengenvermehrung rasch reversibel beeinflußt werden. Eine echte Neubildung der Erythrocyten mit Zunahme der Reticulocyten im Blut ist nur bei den schwersten chronischen Herzinsuffizienzen, insbesondere bei Cor pulmonale, zu beobachten. Wir möchten daher die Zunahme der aktiven Blutmenge in der ersten Phase der Plusdekompensation im wesentlichen durch die periphere Hypoxie bzw. Hyperkapnie erklären und eine etwaige Natriumretention erst einer weit späteren Phase, insbesondere den hydropischen Herzinsuffizienzen, zuerkennen.

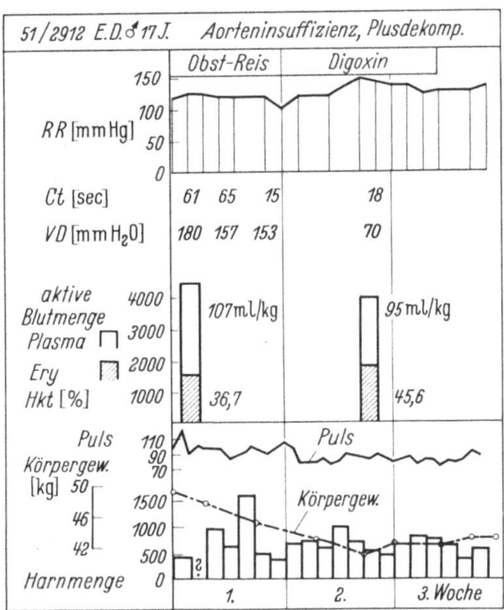

Abb. 5. 17jähriger Patient mit plusdekompensierter Aorteninsuffizienz. Verlauf bis zur Kompensierung unter Behandlung mit Obst-Reis-Tagen und Digoxin

Wie dem auch sei, therapeutisch erweisen sich bei Kranken mit Plusdekompensation alle Maßnahmen als nützlich, die zu einer Verkleinerung der aktiven Blutmenge führen: Digitalis und Digitaloide, natriumarme Kost, das bereits erwähnte Sitzen mit herabhängenden Beinen, Staubinden.

Bei Herzkranken mit den gleichen Grunderkrankungen kann es aber bei anderen auslösenden Ursachen der Dekompensation, nämlich postoperativ, postinfektiös und besonders nach akuten Myokardinfarkten, zu einem völlig anderen Dekompensationsbild kommen. Die aktive Blutmenge wird verkleinert gefunden, das Herzminutenvolumen nimmt entsprechend der Abnahme des diastolischen

Angebotes ab. Mit der Kompensierung steigen Blutmenge und Herzminutenvolumen wieder an. Da die Relation zwischen Blutmenge und Herzminutenvolumen sich bei dieser als Minusdekompensation (nach dem Verhalten der aktiven Blutmenge) bezeichneten Dekompensationsform nicht verändert hat, wird der Venendruck normal, zuweilen sogar erniedrigt gefunden. Auch die Kreislaufzeit bleibt im Bereich der Norm oder ist nur sehr wenig verlängert. Patienten mit dieser Dekompensationsform liegen meist flach im Bett. Läßt man bei ihnen die Beine

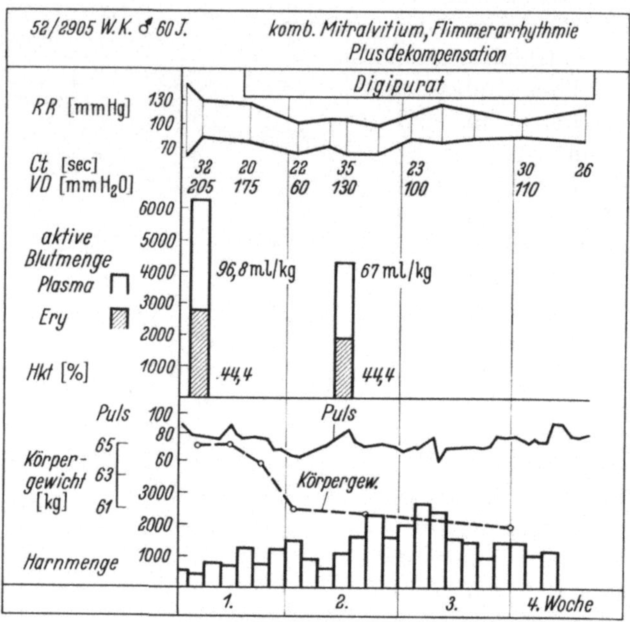

Abb. 6. 60jähriger Patient mit plusdekompensiertem Mitralvitium und Flimmerarrhythmie. Verlauf bis zur Kompensierung unter Behandlung mit Digipurat

herabhängen und verkleinert dadurch ihre Blutmenge, so verschlechtert sich ihr Zustand, Dyspnoe und Tachykardie nehmen zu. Entsprechend dem niedrigen Venendruck sind die Halsvenen und andere sichtbare Venen schlecht gefüllt. Ihre Füllung nimmt auch nach Druck auf den Oberbauch nicht zu. Die Patienten sind müde, oft somnolent. Dabei können sich auch bei dieser Dekompensationsform mit verkleinertem Blutvolumen eine Vergrößerung der Leber sowie sog. Stauungssymptome anderer Organe, insbesondere der Nieren, entwickeln. Bei diesen Patienten handelt es sich aber im allgemeinen nicht um eine hämodynamische Herzinsuffizienz, sondern um einen Kreislaufzustand, der uns auch bei Herzgesunden als Gefäßinsuffizienz geläufig ist. In beiden Fällen ist der Beginn der Funktionsstörung in einer Verkleinerung der aktiven Blutmenge zu sehen. Ebenso wie beim Herzgesunden kann sich die bei der Minusdekompensation bestehende Gefäßinsuffizienz als einfache Hypovolämie ohne Veränderung des Hämatokrit manifestieren, oder es kann zu einem Schocksyndrom mit Hämokonzentration kommen (s. Abb. 7 u. 8).

Besonders aufschlußreich für das Verständnis der Minusdekompensation und ihre Beziehung zur Herzinsuffizienz wurden uns gemeinsame Untersuchungen mit meinem Mitarbeiter SCHNEIDER, die an 77 Patienten mit akutem Myokardinfarkt durchgeführt wurden. 70 dieser Kranken zeigten in den ersten 24 Std.

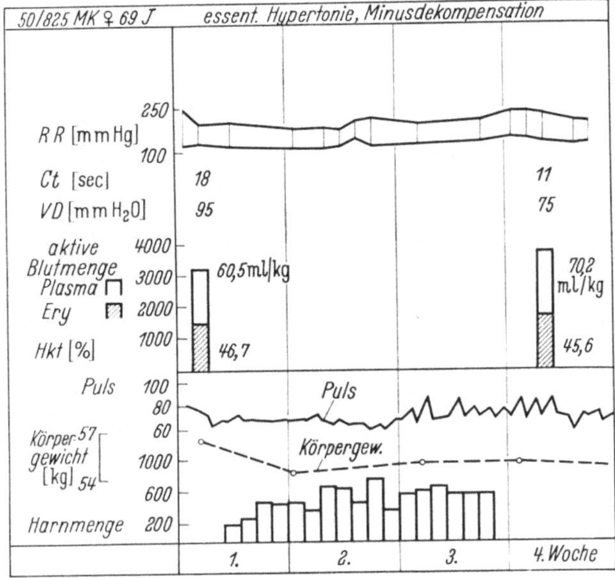

Abb. 7. 69jährige Patientin mit essentieller Hypertonie bei Minusdekompensation. Verlauf bis zur Kompensierung unter Behandlung mit peripheren Kreislaufmitteln

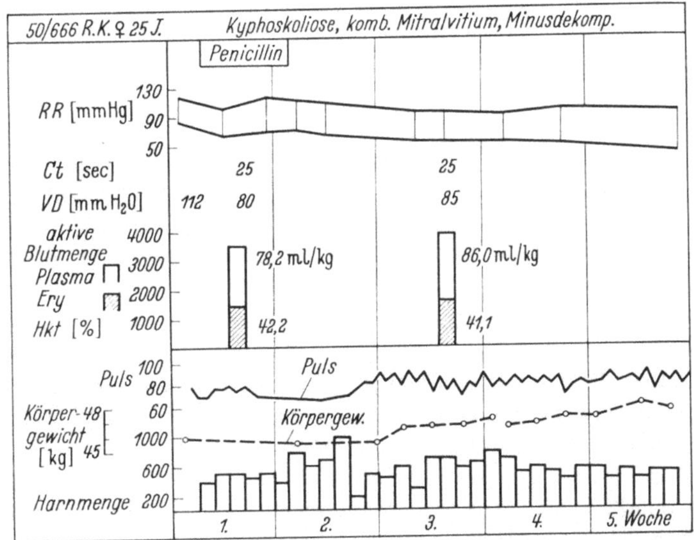

Abb. 8. 25jährige Patientin mit Minusdekompensation bei Kyphoskoliose und Mitralvitium. Verlauf bis zur Kompensierung unter antiobiotischer Behandlung und peripheren Kreislaufmitteln

nach dem Infarkt die für eine Minusdekompensation charakteristische Verkleinerung der aktiven Blutmenge. Mit der Erholung der Patienten stieg die Blutmenge an. Es konnte eine eindeutige Beziehung zwischen der Wiederherstellung des

normalen Blutvolumens und der Besserung der klinischen Symptome gefunden
werden. Bei 12 dieser Kranken wurde initial oder im weiteren Verlauf ein Anstieg
des Venendrucks und eine Verlängerung der Kreislaufzeit beobachtet. Soweit in
diesen Fällen mit physikalischen Methoden eine Aussage über das Herzminutenvolumen möglich war, wurden besonders niedrige Werte gefunden. Es kam also
hier zur Komplikation einer Minusdekompensation durch eine echte hämodynamische Herzinsuffizienz. Selbst die verkleinerte Blutmenge konnte in diesen 12 Fällen

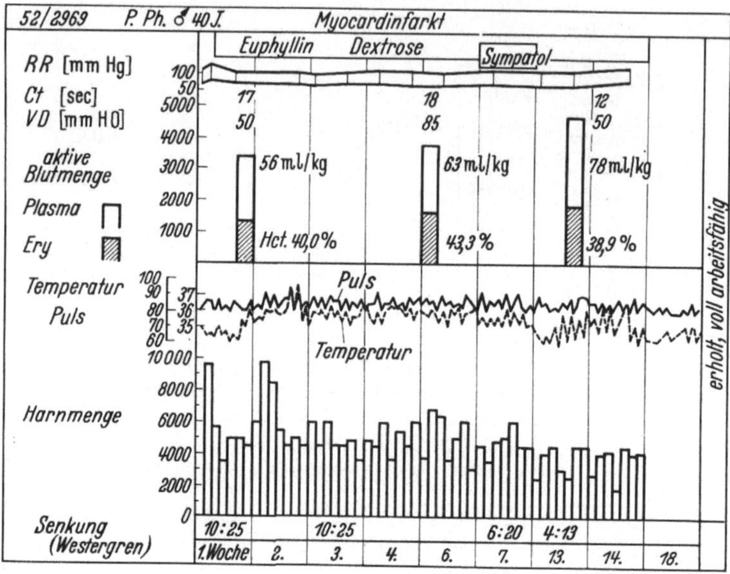

Abb. 9. 40jähriger Patient. Hämodynamische Größen nach akutem Myokardinfarkt, einfache Gefäßinsuffizienz.
Verlauf bis zur völligen Wiederherstellung. (Nach WOLLHEIM u. SCHNEIDER)

nicht quantitativ systolisch weitergefördert werden. 7 weitere Patienten nach
akutem Myokardinfarkt zeigten mit Anstieg des Venendrucks und Verlängerung
der Kreislaufzeit eine Zunahme der Blutmenge. Es ergibt sich also, daß etwas
mehr als 20% der Patienten nach akutem Myokardinfarkt teils initial, teils erst
im weiteren Verlauf eine hämodynamische Herzinsuffizienz hatten, die unserer eingangs gegebenen Definition entspricht. Bei den übrigen Patienten dagegen bewirkt
die schwere anatomische Läsion durch den Infarkt keine Herzinsuffizienz, sondern nur das Bild einer Gefäßinsuffizienz bzw. Minusdekompensation (s. Abb. 9—13).
Man kann natürlich die Frage diskutieren, ob in diesen Fällen die Herzinsuffizienz
nur ausgeblieben ist, weil infolge des Infarktes die Blutmenge so stark verkleinert
wurde, daß noch ein ausreichendes Herzminutenvolumen weitergefördert werden
konnte. Jedenfalls scheinen mir diese Beobachtungen zu zeigen, daß es zweckmäßig ist, den Begriff der Herzinsuffizienz von dem der Dekompensation zu trennen. Nur die Plusdekompensation ist stets mit einer echten hämodynamischen
Herzinsuffizienz verknüpft. Bei Minusdekompensationen wird sie nur in einem
geringen Prozentsatz als besondere Komplikation beobachtet.

Diese Betrachtungsweise scheint mir auch anwendbar auf die Frage, ob man
bei der schweren Elektrolyt-Stoffwechselstörung des Herzmuskels, wie sie im

Hegglin-Syndrom besteht, von einer Herzinsuffizienz sprechen soll. Diese sog. energetisch-dynamische Insuffizienz wird auch nach unseren Beobachtungen, die denen von Herrn HEGGLIN selbst zu entsprechen scheinen, bei Patienten gefunden, deren aktive Blutmenge vermindert ist. Wie SCHNEIDER zeigen konnte, ist die Abnahme des Blutvolumens im Coma hepaticum, im Coma uraemicum und im Coma diabeticum die Regel. Wir möchten aber das Hegglin-Syndrom in diesen Fällen nur als Komplikation der Gefäßinsuffizienz bzw. der Minusdekompensation

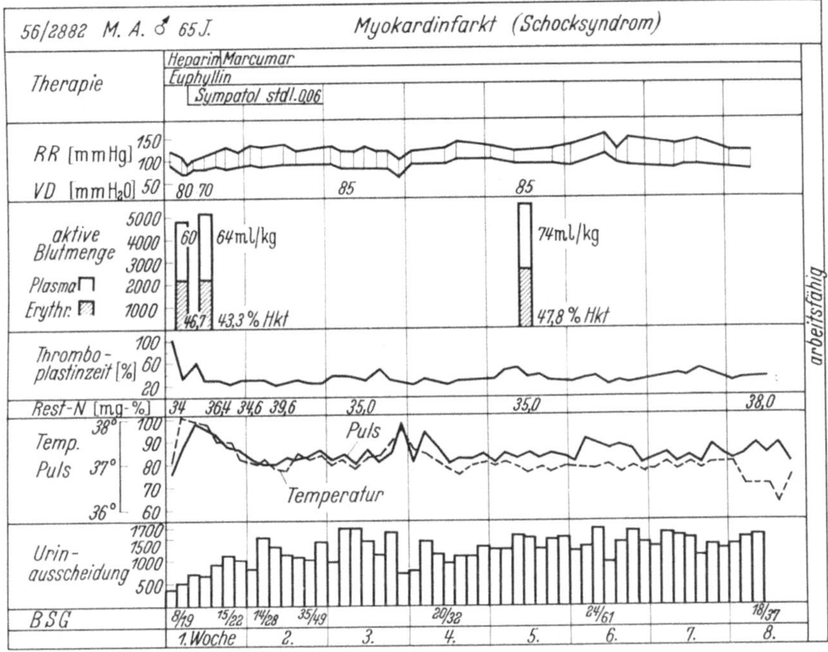

Abb. 10. 65jähriger Patient mit Schocksyndrom nach Myokardinfarkt. Verlauf bis zur Wiederherstellung. (Nach WOLLHEIM u. SCHNEIDER)

solcher Kranken ansehen, ähnlich wie wir es für die hämodynamische Herzinsuffizienz unserer Myokardinfarktpatienten getan haben. Auch bei vorhandenem Hegglin-Syndrom steigt bei diesen Patienten der Venendruck nicht an. Wenn HEGGLIN auf die Verkürzung der Systole, die sich aus den Druckkurven von WIGGERS ergibt, hinweist, so kann dieser Tatbestand noch nicht als Ausdruck einer Herzinsuffizienz gewertet werden, da die Verkürzung der mechanischen Systole allein auch aus der Verkleinerung des diastolischen Angebotes erklärbar ist. Sie ist beim Hegglin-Syndrom nur dadurch besonders auffällig, daß eine Diskrepanz zur elektrischen Systole gefunden wird. Dies wird aber plausibel, wenn man das Hegglin-Syndrom als Elektrolytstoffwechselstörung versteht, die an den für die elektrischen Phänomene entscheidenden Membranen und nicht an der contractilen Substanz des Herzmuskels lokalisiert ist. Wir haben auch keinen Anlaß anzunehmen, daß die Veränderung des peripheren Kreislaufs mit der Verkleinerung der Blutmenge die unmittelbare Folge der sich hier im Herzmuskel abspielenden Stoffwechselstörung sei. Vielmehr dürften beide die gleiche gemeinsame Ursache

haben. Dieselbe Argumentation ist selbstverständlich auch für die schwere
anatomische Läsion anwendbar, die den Myokardinfarkt auszeichnet.

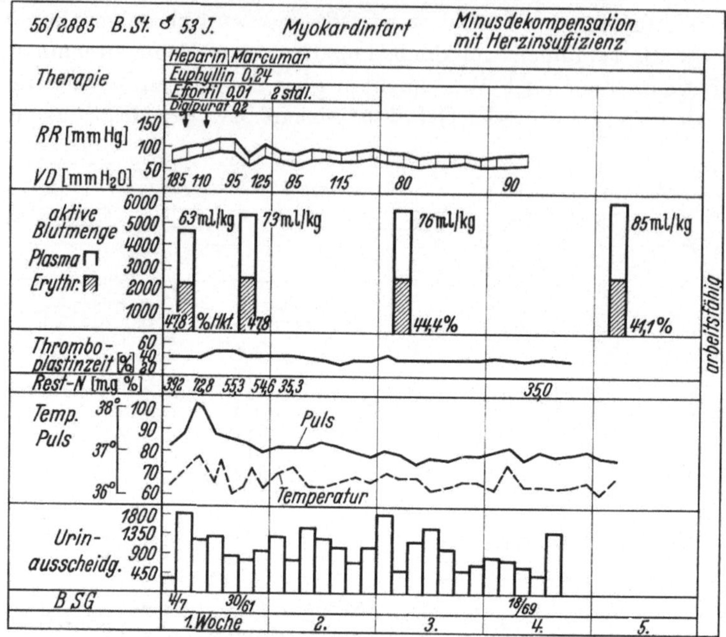

Abb. 11. 53jähriger Patient, Minusdekompensation mit initialer Herzinsuffizienz nach frischem Myokardinfarkt.
Verlauf bis zur Wiederherstellung. (Nach WOLLHEIM u. SCHNEIDER)

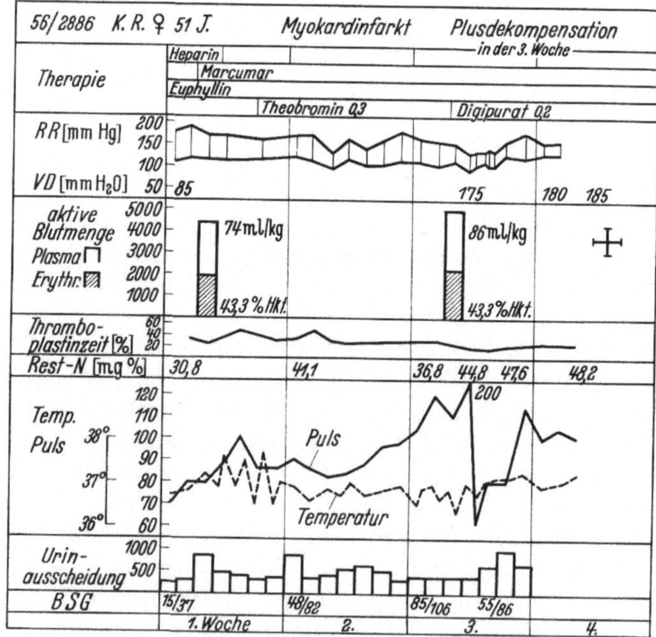

Abb. 12. 51jährige Patientin. Tödliche Herzinsuffizienz mit Plusdekompensation nach Myokardinfarkt. (Nach
WOLLHEIM u. SCHNEIDER)

Abschließend ist also festzustellen, daß bei jeder Plusdekompensation eine hämodynamische Herzinsuffizienz vorliegt. Bei Minusdekompensationen bzw. Gefäßinsuffizienzen dagegen zeigt das Herz in der Regel hämodynamisch nicht die Merkmale der Insuffizienz. Nur in bestimmten Fällen können solche Zustände bei schwersten anatomischen Läsionen des Herzmuskels nach Myokardinfarkt mit einer echten hämodynamischen Herzinsuffizienz einhergehen, die auch hier trotz kleinem Blutvolumen zur Erhöhung des Venendrucks und Verlängerung der Kreislaufzeit führt. In anderen Fällen kann bei schweren Störungen des Elektrolytstoffwechsels ein Hegglin-Syndrom beobachtet werden, ohne daß sich aber daraus eine hämodynamische Herzinsuffizienz entwickelt.

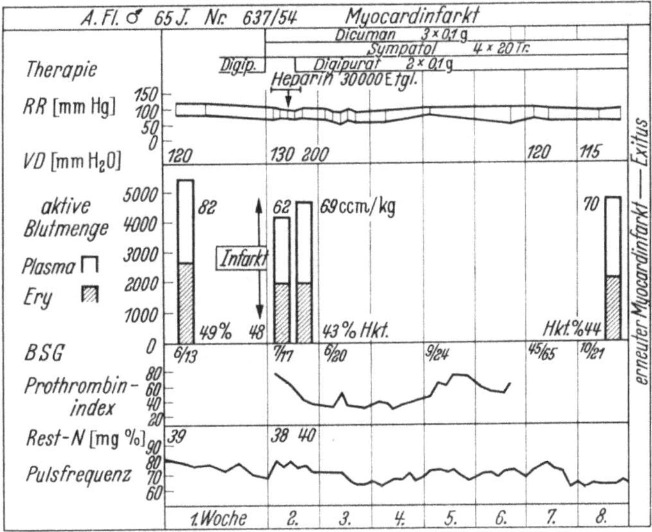

Abb. 13. 65jähriger Patient. Beobachtung eines Myokardinfarktes in der Klinik mit interkurrenter Herzinsuffizienz bei Minusdekompensation. [Nach WOLLHEIM (7)]

Diese Differenzierung ist nicht nur ein müßiges Spiel mit Definitionen. Die hämodynamischen Untersuchungen der Digitaliswirkung, wie sie in meiner Klinik von meinem Mitarbeiter ZISSLER durchgeführt wurden, zeigten, unter Bestätigung älterer Beobachtungen von mir, daß die meisten Digitalisglykoside akut die Blutmenge verkleinern. Bei suffizientem Herzen, gleich ob es sich um einen Gesunden oder um einen kompensierten Herzkranken handelt, bleibt das Herzminutenvolumen gleichzeitig unverändert oder nimmt sogar etwas ab. Der Venendruck ändert sich nicht, und ebenso bleibt die Kreislaufzeit unverändert. Nur beim insuffizienten Herzen kommt es mit der Verkleinerung der aktiven Blutmenge unter Digitalis oder Strophanthin zum Anstieg des Herzminutenvolumens. Infolgedessen sinkt nur bei diesen Patienten der Venendruck, und die Kreislaufzeit wird kürzer (s. Abb. 14). Diese pharmakologische Sonderstellung des insuffizienten Herzens ist so eindeutig, daß ich sie bereits eingangs in meiner Definition der Herzinsuffizienz erwähnte. Die Beobachtung der Kreislaufzeit etwa nach der intravenösen Applikation von 0,2 g des Gesamtextraktes der Digitalis purpurea (Digipurat) oder von $^1/_4$ mg Digitoxin ist nach gemeinsamen Beobachtungen mit meinem Mitarbeiter

KURT LANGE als objektive Funktionsprüfung des Herzens anzusehen. Die Resultate dieser Funktionsprüfung sind jedenfalls weit sicherer und unabhängiger von subjektiven Momenten als Arbeitsbelastung. Daß für diese spezifische Reaktion des insuffizienten Herzens neben der Wirkung der Digitalis auf die Inotropie des Herzmuskels die Abnahme der Blutmenge wesentlich ist, geht aus einer Beobachtung von MCMICHAEL hervor. Auch nach der durch Anlage von Staubinden bewirkten Abnahme der aktiven Blutmenge steigt beim insuffizienten Herzen das Herzminutenvolumen an, wenn auch weniger als im Digitalisversuch. In gleicher Weise

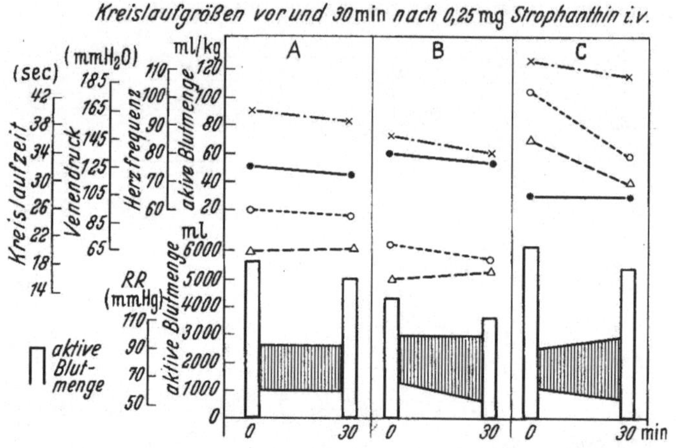

Abb. 14. Wirkung der i.v. Injektion von ¼ mg Strophanthin bei einem Gesunden, Kompensierten und Dekompensierten. [Nach WOLLHEIM (5)]

x aktive Blutmenge ml/kg
△ Kreislaufzeit (Decholin) sec
o Venendruck mm H₂O
• Herzfrequenz
▥ Amplitude des art. Blutdruckes

A ♂ 25 J. gesunder Student

B ♂ 55 J. kompensiertes Cor pulmonale, Silikose

C ♂ 55 J. plusdekompensiertes Cor pulmonale, chron. Silikose

wird es verständlich, daß beim Lagewechsel nur der erhöhte Venendruck des Plusdekompensierten bzw. Herzinsuffizienten absinkt, während der des Normalen oder Kompensierten unverändert bleibt, wie RITTINGHAUS an meiner Klinik beobachten konnte (s. Abb. 15). Daß man das Verhalten des Venendrucks im großen oder kleinen Kreislauf für die Erkennung der beginnenden Herzinsuffizienz im Arbeitsversuch heranziehen kann, ist allgemein bekannt.

Die Trennung von Plus- und Minusdekompensation sowie die scharfe Herausarbeitung der hämodynamischen Herzinsuffizienz scheint mir aus therapeutischen Gründen notwendig. Abgesehen von einigen speziellen, rein kardialen Indikationen (z. B. Flimmerarrhythmie der schnellen Form) ist die Anwendung von Digitalis oder Digitaloiden nur dann sinnvoll, wenn eine hämodynamische Herzinsuffizienz vorliegt. Durch Digitalis wird eine Vergrößerung des Herzminutenvolumens nur in den Fällen erreicht, in denen ein ausreichendes großes diastolisches Angebot von Blut erfolgt. Kompliziert daher die Herzinsuffizienz eine Minusdekompensation, so muß die Digitalisanwendung kombiniert werden mit Präparaten, die die aktive Blutmenge vergrößern. Wie mein Mitarbeiter SCHNEIDER zeigte, kann durch einige Sympathicomimetica eindeutig die aktive Blutmenge kurzfristig erhöht werden. Ich möchte nicht weiter auf die Fragen der Therapie eingehen, die ja Gegenstand des morgigen Verhandlungstages sind.

Ich habe versucht, den Begriff und die Einteilungsmöglichkeiten der Herzinsuffizienz so darzustellen, daß sich nunmehr hoffentlich eine recht fruchtbare Diskussion entwickeln kann. Mir scheint dabei wichtig, daß in Zukunft vielleicht mehr als bisher versucht werden sollte, den Begriff der Herzinsuffizienz von dem der Dekompensation schärfer zu trennen.

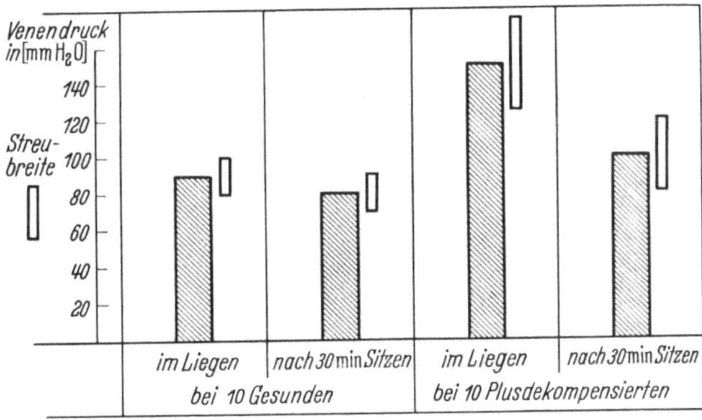

Abb. 15. Venendruck im Liegen und nach 30 min Sitzen bei 10 Gesunden und 10 Plusdekompensierten mit Hypertonie und verschiedenen Vitien, Mittelwerte und Streubreite. [Nach WOLLHEIM (6)]

Zusammenfassung

1. Als hämodynamische Herzinsuffizienz werden die Zustände bezeichnet, bei denen das Herzminutenvolumen im Verhältnis zur aktiven Blutmenge (oder nach der Auffassung von HAMILTON zum zentralen Blutvolumen) zu klein ist, ungeachtet der absoluten Größe der beiden hämodynamischen Faktoren.

2. Eine Verkleinerung des Herzminutenvolumens nur als Folge einer primären Abnahme der aktiven Blutmenge und damit des diastolischen Angebotes an das Herz kennzeichnet die Gefäßinsuffizienzen, die als einfache hypovolämische Gefäßinsuffizienz, als Schocksyndrom mit Hämokonzentration oder als Vasomotorenkollaps mit exzessiver Erweiterung der arteriellen Strombahn und entsprechender Blutdrucksenkung beobachtet werden.

3. Eine akute Herzinsuffizienz kann bei Herzgesunden unter exzessiver Belastung und gleichzeitiger Hypoxie entstehen (Herzinsuffizienz Untrainierter im Hochgebirge, akutes Cor pulmonale bei Lungenembolie).

4. Die chronische Herzinsuffizienz beim Herzkranken (Cor hypertonicum, Vitien, Cor pulmonale oder Cor arterioscleroticum) führt zu einer kardiovasculären Dekompensation, deren hämodynamische Merkmale Vergrößerung der aktiven Blutmenge, erniedrigtes, seltener normales Herzminutenvolumen, erhöhter Venendruck und verlängerte Kreislaufzeit sind (Plusdekompensation). Bei der high output failure mit großem Herzminutenvolumen werden besonders große aktive Blutmengen beobachtet (Cor pulmonale). Bei jeder Plusdekompensation besteht eine hämodynamische Herzinsuffizienz.

5. Auch für die Entstehung der chronischen Herzinsuffizienz beim hypertrophischen Herzen ist die Bedeutung der Hypoxie der contractilen Substanz zu diskutieren, zu der es bei Verlängerung des Weges von der Capillare zur Muskelfaser bei Überschreitung des kritischen Herzgewichtes nach LINZBACH unter Belastung leicht kommen kann. Auslösende Ursachen der Herzinsuffizienz bei Plusdekompensation sind Belastungen, die zu einem Anstieg der aktiven Blutmenge führen.

6. Eine isolierte Linksinsuffizienz ist nur als akutes Zustandsbild möglich. Ihre Folge ist stets ein akutes Lungenödem, falls sie nicht nach 30 min behoben ist oder zu einer Rechtsinsuffizienz mit Anstieg des Venendrucks geführt hat.

7. Die Druckerhöhung in der A. pulmonalis und den Pulmonalcapillaren bei kompensierter Mitralstenose ist nicht Ausdruck einer Linksinsuffizienz, sondern als regulativer Faktor aufzufassen. Das Minutenvolumen des rechten Herzens ist in diesen Fällen außerdem möglicherweise unter dem Einfluß von Volumenregulatoren im linken Vorhof (GAUER) herabgesetzt („kompensierte Linksinsuffizienz").

8. Die Minusdekompensation ist gekennzeichnet durch Verkleinerung der aktiven Blutmenge, entsprechende Abnahme des Herzminutenvolumens, erniedrigten oder normalen Venendruck und normale oder nur wenig verlängerte Kreislaufzeit. Sie ist eine Gefäßinsuffizienz (ohne oder mit Schocksyndrom) bei vorher kompensierten Herzkranken. Bei der Minusdekompensation ist das Herz im allgemeinen nicht insuffizient. Ausnahmen werden bei akutem Herzinfarkt beobachtet, der in etwas mehr als 20% eine hämodynamische Herzinsuffizienz hervorruft. Fast zwei Drittel der Fälle (12 von 19) treten bei Minusdekompensation auf. Trotz verkleinerter Blutmenge steigt der Venendruck an, während das Herzminutenvolumen exzessiv klein wird. Eine Herzinsuffizienz mit Plusdekompensation wurde beim Herzinfarkt nur bei 7 von 77 untersuchten Fällen beobachtet.

9. Im Gegensatz zur hypoxisch bedingten Störung der Energieproduktion im Herzmuskel bei der echten hämodynamischen Herzinsuffizienz stellt das Hegglin-Syndrom (die sog. energetisch-dynamische Insuffizienz) vielleicht eine primäre Störung des Elektrolytaustausches an den Membranen der Herzmuskulatur dar. Dieses Syndrom wird im allgemeinen an Kranken beobachtet, die gleichzeitig eine Gefäßinsuffizienz oder eine Minusdekompensation haben (z. B. Coma hepaticum, Coma diabeticum). Es liegen aber keine Beweise dafür vor, daß in diesen Fällen die Gefäßinsuffizienz Folge oder Ursache des Hegglin-Syndroms ist. Das Hegglin-Syndrom wird ebenso wie gelegentlich die hämodynamische Herzinsuffizienz als Komplikation einer Gefäßinsuffizienz beobachtet.

Literatur

ASCHENBRENNER, R.: Med. Klin. **51**, 716 (1956).
BING, R. J.: Fortschr. Kardiol. **1**, 52 (1956).
— The metabolism of the heart. In Harvey Lecte. Ser. L. New York, 1956.
BURCH, G. E.: J. Amer. med. Ass. **165**, 1274 (1957).
— REASER and CERNVICH: J. Lab. clin. Med. **32**, 1169 (1947).
EICHNA, L. W., u. S. J. FARBER, A. R. BERGER, D. P. EARLE, B. BADER, E. PELLEGRINO, R. E. ALBERT, J. D. ALEXANDER. H. TAUBE, S. YOUNGWIRTH: Circulation **7**, 674 (1953).
FRIEDBERG, CH. K.: Diseases of the Heart. Philadelphia: W. B. Saunders 1950.

GAUER, O. H.: Klin. Wschr. **1956**, 356.
— Verh. dtsch. Ges. Kreisl.-Forsch. 1956, 61.
— and H. O. SIECKER: Circulat. Res. **4**, 74 (1956).
GROSSE-BROCKHOFF, F.: Pathologische Physiologie. Berlin- Göttingen- Heidelberg: Springer 1950.
HARRISON, T.: Physiol. Rev. **18**, 86 (1938).
HEGGLIN, R.: Schweiz. med. Wschr. **83**, 1103 (1953).
— Cardiologia (Basel) **31**, 195 (1957).
HELLER, B., and W. E. JACOBSON: Amer. Heart J. **39**, 188 (1950).
HOPE: Treatise on the diseases of the heart and great vessels. London: William Kidd 1832.
KNEBEL, R., u. E. WICK: Z. Kreisl.-Forsch. **47**, 623 (1958).
KNIPPING, H. W.: Untersuchung und Beurteilung des Herzkranken. Stuttgart: Enke 1955.
LINZBACH, A. J.: Virchows Arch. path. Anat. **311**, 432 (1944); **314**, 534 (1947); **318**, 575 (1950).
MACKENZIE, J.: Diseases of the heart. Oxford 1908.
McMICHAEL, J.: Amer. J. Med. **6**, 651 (1949).
— Brit. med. J. (1952). **11**, 525
RITTINGHAUS, F. W.: Zit. nach WOLLHEIM. Verh. dtsch. Ges. Kreisl.-Forsch. **16**, 93 (1950).
ROMBERG, E.: Lehrbuch der Krankheiten des Herzens und der Blutgefäße. Stuttgart: Enke 1925.
— Dtsch. med. Wschr. **1931**, 1.
— u. H. W. PAESSLER: Dtsch. Arch. klin. Med. **64**, 652 (1899).
ROSENBACH, O.: [Die Krankheiten des Herzens und ihre Behandlung. Berlin-München Urban u. Schwarzenberg 1897.
SCHNEIDER K. W.: Z. klin. Med. **154**, 525 u. 554 (1957).
— Arch. Kreisl.-Forsch. **25**, 1 (1957).
SEYMOUR, W. B., W. H. PRITCHARD, L. P. LONGLEY u. J. M. HAYMAN jr.: J. clin. Invest. **21**, 229 (1942).
STARLING, E. H.: Linacre lecture. The low of the heart, London 1918.
STEAD, E. A., J. W. WARREN und E. S. BRANNON: Amer. Heart J. **35**, 529 (1948).
TRAUBE, L.: Ges. Beiträge (1871—1878).
WARREN, J. W., und E. A. STEAD: Arch. intern. Med. **73**, 138 (1944).
WHITE, P. D.: Heart Disease. New York: McMillan 1951.
WIGGERS, C. J.: Circulatory Dynamics. New York: 1952.
WOLLHEIM, E.: (1) Verh. dtsch. Ges. inn. Med. Wiesbaden 1928, 389.
— (2) Dtsch. Med. Wschr. **1930**, 556.
— (3) Z. klin. Med. **116**, 269 (1931).
— (4) Klin. Wschr. **12**, 12 (1933).
— (5) Dtsch. Med. Wschr. **1950**, 482.
— (6) Verh. dtsch. Ges. Kreisl.-Forsch. **16**, 75 (1950).
— (7) Klin. Wschr. **33**, 1065 (1955).
— G. BECKER u. K. W. SCHNEIDER: Klin. Wschr. **36**, 800 (1958).
— u. K. LANGE: Verh. dtsch. Ges. inn. Med. 1931, 134.
— u. K. W. SCHNEIDER: Arch. Kreisl.-Forsch. **28**, 171 (1958).
ZISSLER, J.: Arch. Kreisl.-Forsch. **22**, 97 (1955).

Aus der Medizinischen Universitäts-Poliklinik Zürich
(Direktor: Professor R. Hegglin)

Kritische Bemerkungen zum Problem des Myokardstoffwechsels vom Standpunkt des Klinikers

Von

R. Hegglin

Mit 7 Abbildungen

I

Die Schwierigkeit beginnt mit der *Definition der Herzinsuffizienz*. Wir haben vor einigen Wochen in Münster gehört, daß Bing ein Herz als insuffizient betrachtet, wenn es das Blut nicht mehr aus den Kammern entleeren kann. Herr Wollheim hat soeben die Herzinsuffizienz als ein Mißverhältnis zwischen aktiver Blutmenge und Herzminutenvolumen bezeichnet. Ich glaube, diese Definitionen sind vom klinischen Standpunkt aus nicht umfassend genug. Klinisch ist ein Herz insuffizient, wenn es seiner Funktion, die Peripherie genügend mit O_2 zu versorgen und die Schlacken wegzuräumen, nicht mehr zu genügen vermag. Dazu ist ein entsprechendes Minutenvolumen, das unter Belastung angemessen gesteigert werden kann, Voraussetzung. Klinisch ist daher die *Leistungsreserve* in die Definition mit einzubeziehen. Vom klinischen Standpunkt aus ist daher ein Herz als insuffizient zu betrachten, wenn die *normale Leistungsreserve* eingeschränkt ist oder, mit Rücksicht auf mein heutiges Thema anders ausgedrückt, wenn die *potentielle Energie aller Myokardfasern* entweder vermindert ist, aus irgendeinem Grunde nicht ausgenützt werden kann oder wenn wegen vermehrter Anforderung von seiten der Peripherie die normalerweise vorhandene Energie nicht ausreicht, um die Bedürfnisse zu befriedigen.

Es gibt verschiedene Wege, um sich dem gestellten Thema zu nähern:

1. Ich will vom klassischen Versuch des Altmeisters Wiggers ausgehen. Wiggers unterscheidet bei seinen physiologischen Untersuchungen der Herzdynamik primäre und sekundäre Faktoren, welche die Kontraktion eines Ventrikels beeinflussen können. Die *primären* Einflüsse greifen am Muskel direkt an, die *sekundären* wirken über Veränderungen der Muskelbelastung durch veränderten Blutzustrom oder veränderte Widerstände in der Ausflußbahn.

Die Antwort der Muskelkontraktion auf einen sog. sekundären Einfluß durch rasche Salzinfusion, gemessen an Ventrikeldruckkurven, entspricht dem Starling-schen Gesetz (Abb. 1). Wir sehen, daß einer erhöhten Initialspannung eine verstärkte Kontraktion folgt mit anfänglicher Verlängerung der Systole. In diesem Stadium ist die Leistung der Myokardfasern größer als normalerweise, nur die Leistungsreserve ist eingeschränkt. Erst wenn die Initialschwankung ein gewisses Maß überschreitet, wird die Kontraktion weniger kräftig, und die Systole verkürzt sich leicht.

Bei den *primären Einflüssen* stehen nach WIGGERS zwei Möglichkeiten offen: *Adrenalin* verstärkt die Kontraktion und verkürzt die Systole. Barbiturat z. B. als schädigendes Agens vermindert trotz gesteigerter Anfangsspannung die Kontraktion und verkürzt die Systole ganz erheblich. In diesem Fall ist die Leistung der Myokardfasern vermindert.

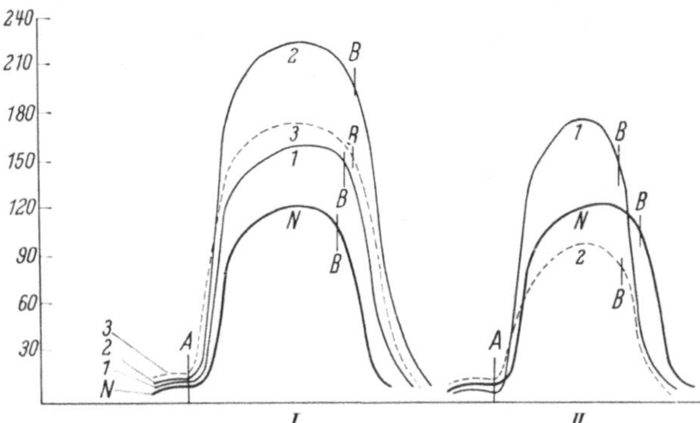

Abb. 1. *Ventrikeldruckkurven* unter verschiedenen Bedingungen (nach WIGGERS). *A—B* Systolenlänge, *I N* Normalkurve, *1, 2, 3* Kurven nach zunehmender Anfangsspannung durch schnelle Salzinfusion (*1* und *2* im kompensierten, *3* im dekompensierten Stadium, man beachte die Verlängerung von *A B*) = sog. *sekundäre Schädigung* des Myokards durch Überlastung. *II N* Normalkurve: *1* Kurve nach Adrenalin, *2* Kurve nach Chloralhydrat. Man beachte die Verkürzung von *A—B* = sog. *primäre* Schädigung des Myokards

Diese Ventrikeldruckkurven spiegeln nur die bekannten Starling-Kurven wider, die besonders in Arbeiten von SARNOFF bei verschiedenem Myokardzustand untersucht wurden (Abb. 2). Sie zeigen bei wenig geschädigtem Myokard diese klassische STARLING-Kurve mit dem allmählichen Umschlagspunkt, und bei schwer geschädigtem Myokard in dieser Versuchsanordnung durch Hypoxämie erfolgt trotz Erhöhung der Anfangsspannung keine Zunahme der Kontraktionsstärke, sondern sogleich eine Verminderung, wie sie auch die WIGGERS-schen Druckkurven zum Ausdruck bringen. Wir wollen diese Kurven, welche uns später zur Erklärung der menschlichen Herzinsuffizienz wichtig sind, in Erinnerung behalten.

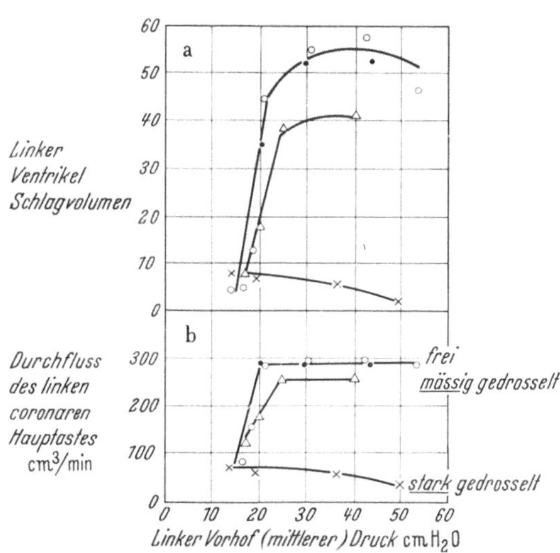

Abb. 2. STARLING-Kurven (*a*) und Coronardurchfluß (*b*) nach SARNOFF. Die Steigerung der Kontraktionsfähigkeit ist vom Myokardzustand abhängig

Ein zweiter Weg, um einen Zugang zu unserem Thema zu finden, führt über die Ergebnisse der Stoffwechseluntersuchungen.

2. Wie können wir diese Ergebnisse der *Myokardstoffwechseluntersuchungen*, wie sie in den letzten Jahren durchgeführt wurden, mit den klinischen Beobachtungen in Einklang bringen ?

4*

Ich glaube, es ist unbestritten, daß die Stoffwechselvorgänge im Myokard, welche die Kontraktion des Muskels herbeiführen, in zwei grundsätzlich verschiedenen Phasen ablaufen: 1. der Energieproduktion und 2. der Energieverwertung.

Die Grundzüge, nach welchen die *Energieproduktion* erfolgt, sind bekannt. Es sind dafür die 3 Grundstoffe Kohlenhydrate, Fette und Eiweiß sowie Sauerstoff notwendig. Auch die *quantitativen* Anteile der einzelnen Grundstoffe für den Aufbau der energiereichen Phosphatverbindungen ATP sind festgestellt worden. Sie hängen nach den Untersuchungen von Bing stark von den im Blut zur Verfügung stehenden Substanzen ab, wobei der starke Anteil der Fette bis 76% auffällig ist. Es ist auch sehr wahrscheinlich, daß der Aufbau während der Diastole erfolgt, weil die energiereichen Substanzen im Herzmuskel am Ende der Diastole größer gefunden wurden als am Ende der Systole (Szent-György).

Die Grundzüge der *Energieverwertung* sind ebenfalls bekannt. Wir haben aber in dieser Beziehung mit mehr Unbekannten zu rechnen. Auf Grund der in vitro-Versuche nehmen wir heute an, daß an der eigentlichen Kontraktion mindestens 4 Faktoren grundlegend beteiligt sind:

1. *Actomyosin*, die eigentliche contractile Eiweißsubstanz; 2. ATP; 3. *Ionen*, vor allem K und Mg; 4. die *Zellmembran*.

Über die quantitative Bedeutung, welche diese Faktoren für die Kontraktion des menschlichen Herzens haben, wissen wir aber noch auffallend wenig. Nicht einmal in Grundfragen der Energieverwertung besteht Einigkeit. Die meisten Autoren wollen aus der Aufsplitterung der ATP unmittelbar die nötige Energie für den mechanischen Kontraktionsvorgang frei bekommen, während bekanntlich Fleckenstein die Kontraktionsenergie einzig aus dem Gefälle, das zwischen intra- und extracellulärem Kalium herrscht, erklärt und bei der ruhenden Myokardfaser von einer *Kaliumbatterie* spricht.

ATP wirkt nach Fleckenstein nur mittelbar beim Kontraktionsvorgang, indem es als Ionenpumpe die Rückführung des Kaliums vom extracellulären in den intracellulären Raum ermöglicht. Das ist, sehr vereinfacht, das Grundschema der Kontraktionstheorie. Sie läßt viele Störungsmöglichkeiten erkennen. Prinzipiell kann die Störung entweder in der Energieproduktion oder in der Energieverwertung liegen, und verschiedene Faktoren können diese Grundprozesse beeinflussen.

II.

Es ist klar, daß wir als Kliniker außerordentlich stark daran interessiert sind, zu erfahren, an welchem Punkt die Störung bei der *klinischen Herzinsuffizienz* angreift. Eine große Arbeit ist daher in den letzten Jahren geleistet worden, um diese Anteile an der menschlichen Herzinsuffizienz festzulegen. Es ist hauptsächlich Bing, der mit seinen Mitarbeitern durch Katheterisierung des Sinus coronarius *Herzvenenblut* gewinnt und durch Vergleich mit dem *arteriellen Blut* unmittelbar Einblick in den Herzmuskelstoffwechsel zu erhalten sucht.

1. Wir wollen zuerst die **Störungen der Energieproduktion** betrachten. Dabei ergaben sich sehr interessante Befunde.

a) Gesichert ist eine *Störung der Energieproduktion* tierexperimentell mit nachgewiesener Verminderung des O_2-Verbrauchs beim *hämorrhagischen Schock, bei ausgedehntem Coronarverschluß* und bei *Ventrikelflimmern*. Dabei sinkt auch gleichzeitig der Wirkungsgrad. Alle diese Befunde sind auch vom klinischen Standpunkt aus verständlich. Sie zeigen eine verminderte Durchblutung und damit ungenügende Sauerstoffversorgung an. In bezug auf den tierexperimentell erzeugten Coronarverschluß durch Injektion von Plastikkugeln in die Coronararterien ist allerdings zu sagen, daß er mit den klinischen Herzinfarkten nicht ohne weiteres gleichgesetzt werden kann, weil der experimentelle Coronarverschluß viel ausgedehnter ist als die meisten *klinischen jedenfalls überlebenden Infarktfälle* mit mehr *lokalisierter* Durchblutungsstörung. Damit haben wir uns mit der heute morgen von Herrn WOLLHEIM geäußerten Anschauung auseinanderzusetzen. WOLLHEIM nimmt bekanntlich an, daß beim Herzinfarkt keine eigentliche Myokardinsuffizienz vorliegt, weil oft der Venendruck nicht erhöht gefunden wird. Die festgestellten hämodynamischen Veränderungen mit vermindertem Minutenvolumen und herabgesetzter aktiver Blutmenge, die sog. *Minusdekompensation* WOLLHEIMs, werden als Ausdruck eines rein peripheren Versagens gedeutet. WOLLHEIM bezeichnet diese Störung als *Zirkulationsinsuffizienz.* Können die Myokardstoffwechseluntersuchungen etwas zur Lösung dieses Problems beitragen? Wäre der menschliche Herzinfarkt mit dem tierexperimentellen Infarkt vergleichbar, müßte die Antwort eindeutig ausfallen. Wir haben aus den Untersuchungen BINGs gesehen, daß schwere Störungen der Energieproduktion und des Wirkungsgrades durch O_2-Mangel eine Myokardinsuffizienz erzeugen müssen. Es wäre dann auch zu erwarten, daß entsprechend den SARNOFFschen Untersuchungen bei schwer geschädigtem Herzen durch eine vermehrte Anfangsspannung keine Kontraktionssteigerung eintreten würde, sondern die WIGGERSsche Ventrikeldruckkurve mit verminderter Kontraktion und verkürzter mechanischer Systole beobachtet werden müßte.

In der Klinik findet man aber diese verkürzte mechanische Systole beim Herzmuskelinfarkt sehr selten. Eine allgemeine hypoxämische Störung, welche, wie ich Ihnen später zeigen werde, zu dieser verkürzten Systole führt, liegt daher beim menschlichen Infarkt, wie wir ja auch aus dem Verlauf des Elektrokardiogramms wissen, nicht vor. Wir können also klinisch am Herzen selbst durch Bestimmung der mechanischen Systole die Kennzeichen der *hypodynamen* Herzinsuffizienz nicht feststellen. Das schließt aber selbstverständlich nicht aus, daß der 2. Typus WIGGERs vorliegt, bei welchem durch abnorme Überlastung der Myokardfaser die Kraftreserven eingeschränkt werden. Daß eine solche Überlastung der vom Infarkt nicht betroffenen Myokardfasern erfolgen müßte, ist ja schon theoretisch anzunehmen, da nach dem Infarktereignis, welches zum Untergang von funktiontüchtigem Muskelgewebe führt, gleiche Arbeit von weniger Fasern geleistet werden muß. Vom Ausmaß der Infarzierung wird es abhängen, wie stark die akute Überlastung sich auf die übrig gebliebenen Fasern auswirkt, d. h. nur durch Einschränkung der Leistungsreserve oder schon in der Arbeit in Ruhe. Überlastete Myokardfasern führen jedenfalls ganz allgemein zu den Erscheinungen der hämodynamischen Herzinsuffizienz, weil die Reserven eingeschränkt sind. Tatsächlich findet man aber bei großen Herzinfarkten häufig schon in Ruhe Stauungserscheinungen über den Lungenbasen, welche am besten als Versagen des linken Ventrikels gedeutet werden müssen.

Obwohl beim frischen menschlichen Herzinfarkt Myokardstoffwechseluntersuchungen nach BING verständlicherweise nicht vorliegen, muß nach den klinischen Befunden angenommen werden, daß beim Herzinfarkt die Funktionsstörungen durch eine akute Überlastung der nicht geschädigten Myokardfasern verursacht wird und daß sich im Gegensatz zum tierexperimentellen Infarkt die umschriebene Störung der Energieproduktion im Sinne der Hypoxämie im allgemeinen auf die Herzfunktion wenig auswirkt.

b) Außer dieser durch verminderte O_2-Zufuhr bedingten Energieproduktionsstörung ist experimentell nur noch *eine* Form mit gestörter Energieproduktion sichergestellt. Bing fand beim Diabetes mellitus, daß die Zucker-, Milchsäure- und Brenztraubensäureverwertung vermindert ist, wogegen die Verwertung der Fettsäuren eine starke Steigerung aufweist.

Bing reiht das Diabetikerherz trotz dieser nachgewiesenen ausgesprochenen Veränderungen des Myokardstoffwechsels in die Rubrik Störungen der Energieproduktion ohne verminderte Herzkraft ein. Ich weiß nicht, ob wir soweit gehen dürfen. Diese Schlußfolgerungen sind jedenfalls durch die Bingschen Untersuchungen nicht ohne weiteres zulässig. Zwar könnte man sich vorstellen, daß der verminderte Kohlenhydratstoffwechsel durch die gesteigerte Verwertung der Fettsäuren ausgeglichen wird, so daß die zur Verfügung stehende Energie nicht vermindert zu sein braucht. Aber auf der anderen Seite fehlen bei diesen Fällen klinische Funktionsprüfungen, welche eine verminderte Reserve ausschließen. Elektrokardiogramm-Veränderungen und leicht vorfallenden 2. Herzton findet man beim Diabetiker jedenfalls auch ohne andere auffallende Störungen recht häufig, so daß möglicherweise auch beim Diabetikerherz eine Korrelation zwischen den Resultaten des Biochemikers und des Klinikers gefunden werden kann. Jedenfalls muß nach diesen Korrelationen gesucht werden.

2. Störungen der Energieverwertung. Das Auffallendste an den Bingschen Befunden ist die Feststellung, daß er bei der *klassischen hämodynamischen Herzinsuffizienz keine Veränderungen der Energieproduktion* nachweisen konnte, d. h. er fand die auf Grund der Untersuchungen am isolierten Herzen seit Fischer und Starling als Axiom für die insuffiziente Myokardfaser geltende *Sauerstoffsteigerung* nicht, noch war eine, bei einer allfälligen verminderten Energieproduktion zu erwartende *Verminderung des O_2-Verbrauchs* nachzuweisen.

Bing *schloß daher aus seinen Versuchen, daß bei der hämodynamischen Herzinsuffizienz die Störung nicht in der Energieproduktion, sondern in der Energieausnützung liege.* Wir haben zwar vor einem Monat in Münster von Herrn Lamprecht gehört, daß er tierexperimentell zu andern Resultaten gekommen ist. Zusammen mit Hockerts fand er auch bei hypertrophiertem Herzmuskel nach gesetzter Mitralinsuffizienz eine ausgesprochene Störung der Energieproduktion. Es ist nicht einfach, diese Befunde zu deuten; sie können aber doch die sorgfältigen und seit Jahren an vielen Beobachtungen menschlicher Herzinsuffizienz gemachten Untersuchungen Bings nicht in Frage stellen.

Was bedeutet es nun vom klinischen Standpunkt aus, daß bei der *hämodynamischen Herzinsuffizienz* die Energieproduktion weder in bezug auf den Sauerstoffverbrauch noch in bezug auf die Aufnahme der Grundstoffe verändert ist ?

1. muß das doch heißen, daß bei diesen Fällen jedenfalls der von uns und den Pathologen so gefürchtete lange Weg von den Capillaren bis zum Zellkern bei der Hypertrophie sich offenbar für den oxydativen Myokardstoffwechsel nicht so ungünstig auswirkt, wie wir auf Grund des morphologischen Bildes stets angenommen haben. Es müßte sich sonst eine verminderte Energieproduktion nachweisen

lassen. Das heißt natürlich nicht, daß der Sauerstoffmangel trotzdem nicht von größter Bedeutung ist, aber für die Herzinsuffizienz offenbar wie beim Infarkt keine oder nur eine geringe unmittelbare Rolle für die Arbeitsweise der hypertrophierten Myokardfasern spielt. Die Bedeutung der Hypoxämie liegt sozusagen ausschließlich in *umschriebenen* Ernährungsstörungen, welche zum Untergang von Myokardfasern und konsekutiver Überlastung der noch funktionsfähigen Myokardteile führt. Die Hypoxämie ist also für die Herzinsuffizienz nur von mittelbarer Bedeutung.

2. dürfen wir bei der Beurteilung energetischer Fragestellungen nicht vergessen, daß wir bei der hämodynamischen Herzinsuffizienz nicht von der Arbeit des Herzens als Ganzem, welche verhältnismäßig leicht zu errechnen ist und oft vermindert gefunden wird, ausgehen dürfen, sondern daß der Berechnung die Arbeit der *einzelnen Myokardfaser* zugrunde gelegt werden muß. Diese Berechnung stößt aber auf unüberwindliche Schwierigkeiten, weil wir ja nicht wissen, wieviel funktionsuntüchtiges fibröses Gewebe zwischen den funktionstüchtigen Myokardfasern liegt. *Eine verminderte Arbeitsleistung des Herzens ist aber nicht immer mit einer verminderten Arbeitsleistung der einzelnen Myokardfasern gleichzusetzen.* Im Gegenteil sind bei der hämodynamischen Herzinsuffizienz die funktionstüchtigen Myokardfasern überlastet, die Arbeitsforderung an sie ist größer als normalerweise, so daß die einzelne Myokardfaser in Ruhe nicht weniger, sondern oft mehr arbeitet als normalerweise. Allerdings wird dadurch die Leistungsgrenze, d. h. der Umschlagspunkt in der STARLINGkurve schon nach geringer zusätzlicher Belastung bzw. Arbeitsleistung erreicht.

Wir sehen also in dem Fehlen von nachweisbaren Stoffwechselveränderungen der BINGschen Untersuchungen bei der menschlichen hämodynamischen Herzinsuffizienz eine wichtige Stütze für die Auffassung, daß bei dieser Herzinsuffizienzform die Myokardfaser nicht primär erkrankt und insuffizient, sondern sekundär überlastet ist. Bei der beginnenden Stauungsinsuffizienz ist zwar das Herz als Ganzes insuffizient, die noch funktionstüchtige Myokardfaser leistet aber in Ruhe mehr als normalerweise. In späteren Stadien, wenn der Umschlagspunkt in der STARLINGkurve, d. h. die physiologische Leistungsbreite, überschritten ist, muß auch die Myokardfaser insuffizient werden. Nach den Gesetzen der Physiologie würde das einen vermehrten O_2-Verbrauch nach sich ziehen. BING fand diesen vermehrten O_2-Verbrauch nicht, dagegen sah GOODALE den O_2-Verbrauch des insuffizienten Herzens, auf die Gewichtseinheit Myokard berechnet, tatsächlich eher gesteigert. Möglicherweise handelt es sich bei beiden Untersuchungen um graduell verschieden ausgeprägte Herzinsuffizienzen. *Das Problem der hämodynamischen Herzinsuffizienz ist daher in erster Linie nicht ein biochemisches bzw. ein Stoffwechselproblem, sondern ein Problem der physiologischen Leistungsbreite und Ermüdung der Myokardfaser.*

Durch welche Mechanismen die physiologische Leistungsfähigkeit begrenzt wird, wissen wir bisher noch ungenügend. Es liegen aber manche Anhaltspunkte vor, daß bei abnormen Belastungen die contractile Substanz, das Myosin, verändert bzw. vermindert wird (BENSON). Man könnte primitiverweise von einem „Auslatschen" der Kontraktionsmaschine sprechen. Die Störung der Energieverwertung ist also ebenfalls nicht primär, sondern als sekundäre Folge der Faserüberlastung, welcher bei dieser Form eine ganz grundsätzliche Bedeutung zukommt, aufzufassen.

III.

Ich glaube, es ist nicht genügend betont worden, daß wir es bei der Insuffizienz des Myokards am isolierten Herzen mit einem grundsätzlich anderen Phänomen zu tun haben als bei der menschlichen hämodynamischen Herzinsuffizienz.

Die Insuffizienz des Herz-Lungen-Präparates ist prinzipiell der primären Myokardfaserschädigung des Herzens am Ganztier gleichzusetzen, weil bei beiden keine Überlastung vorliegt und alle Fasern betroffen sind. Wenn also der Leistungsgrad dieser Herzen sinkt, muß wirklich im Gegensatz zur hämodynamischen Herzinsuffizienz *die einzelne Myokardfaser insuffizient* sein. Die Schädigung ist allgemein, und es kann keine Kompensationsmöglichkeiten geben. Die angelsächsischen *Physiologen* sprechen von *hypodynamer Insuffizienz*. Ich habe den Begriff *energetisch-dynamische Insuffizienz* vorgeschlagen, weil sie wirklich die Folge eines Energieverlustes der einzelnen Myokardfaser ist, was ja bei der hämodynamischen Form für die funktionstüchtige Faser nicht oder erst in späteren Stadien der Fall ist.

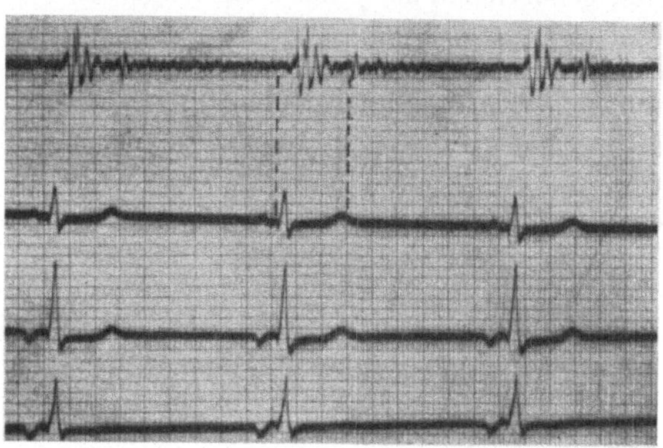

Abb. 3. Verkürzte mechanische Systole bei Hypoxämie

Als Kennzeichen für die hypodyname oder energetisch-dynamische Form ist im gezeigten WIGGERSschen Experiment die verminderte Kontraktion und die verkürzte mechanische Systole typisch. Die Stoffwechseluntersuchungen zeigen Störungen in der Energieproduktion, wenn eine *Hypoxämie* beteiligt ist. Störungen der Energieproduktion sind aber auch bei *toxischer Myokardinsuffizienz* z. B. nach Phenylbutazon (DÖRING), Fluoressigsäure und Chinin (BOGATZKY und STAUB) nachgewiesen. Der charakteristische Befund ist ein hochgradiger Abfall des Kreatinphosphats und geringerer Rückgang der ATP-Bestände, während die Orthophosphatfraktion steil ansteigt.

Klinisch muß es ebenfalls solche hypodynamen Kontraktionen geben. Das pathognomonische Kriterium, die verkürzte mechanische Systolendauer, gemessen am verfrüht einfallenden 2. Herzton, ist leicht nachzuweisen. Die *allgemeine Hypoxämie* spielt als Ursache dieser Insuffizienzform in der Klinik eine ausgesprochen geringe Rolle. Wenn man sie sucht, kann man sie aber bei längerdauernden Erstickungszuständen finden, wie z. B. in diesem Fall eines 32jährigen Mannes, der an einem Erstickungsanfall ad exitum gekommen ist (Abb. 3). Das EKG entstand wenige Minuten vor dem Exitus. Die mechanische Systole ist gegenüber der Norm entsprechend der Frequenz um —0,08 sec verkürzt. Auch das EKG zeigt die typische QT-Verkürzung. Diese klinische Beobachtung entspricht den tierexperimentellen Befunden bei Anoxämie: verkürzte elektrische und verkürzte mechanische Systole.

Häufiger ist aber in der Klinik dieses Symptom bei *nicht hypoxämischen toxischen Zuständen*, welche eingehend beschrieben worden sind. Ich zeige nur 4 Kurven, um Sie an die *klinische Realität* der verkürzten mechanischen Systole zu erinnern. Das erste Diapositiv stammt von einer Patientin mit langdauernden

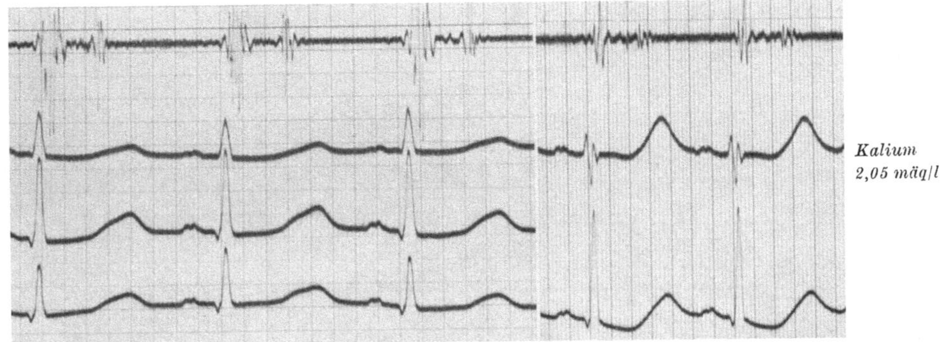

Abb. 4. Verkürzte mechanische Systole (hypodyname oder energetisch-dynamische Herzinsuffizienz) mit QT-Verlängerung bei Hypokaliämie.

Durchfällen (Abb. 4), das zweite von einer Patientin im schweren Coma diabeticum (Abb. 5). In den meisten Fällen liegen Kaliumveränderungen vor. Die Hypokaliämie ist aber nicht die einzige und wahrscheinlich nicht einmal ausschlaggebende Ursache, welche zu dieser Kontraktionsschwäche des Myokards führt. Abb. 6 läßt die Zunahme der hypodynamen Herzinsuffizienz, der Schwere der Krankheit parallelgehend, bei chronischer Glomerulonephritis erkennen.

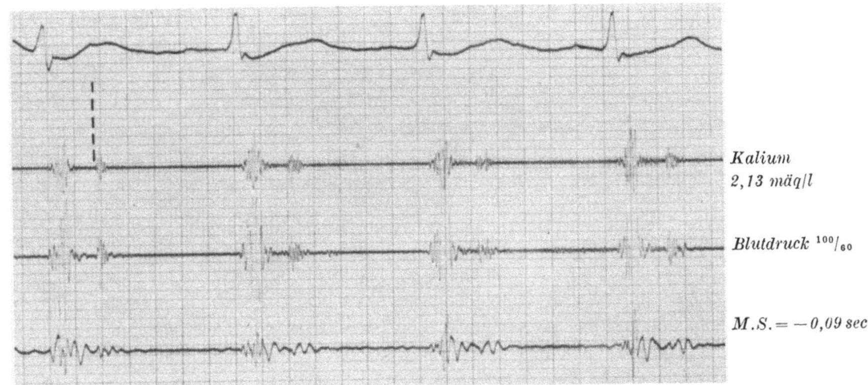

Abb. 5. Verkürzte mechanische Systole (M.S.) im Coma diabeticum

Ein weiteres Diapositiv (Abb. 7) zeigt das Syndrom bei einer *Myokarditis* während des entzündlichen Schubes und die normalisierten Verhältnisse 4 Wochen später.

Obwohl uns die großen Fehlerquellen bewußt sind, haben wir die Herzleistung des linken Ventrikels nach der von WEZLER angegebenen Methode bei der hypodynamen Herzinsuffizienz mit der Leistung beim Normalen, sog. hämodynamisch dekompensierten und kompensierten Hypertoniker verglichen.

Bei der energetisch-dynamischen oder hypodynamen Herzinsuffizienz betrug
von 10 Fällen die durchschnittliche Leistung des linken Ventrikels 0,72 Watt,
vor allem wegen des niedrigen Minutenvolumens; beim Normalen (6 Fälle) war
sie 1,42 Watt, bei Dekompensierten (9 Fälle) etwas (in einzelnen Fällen aller-

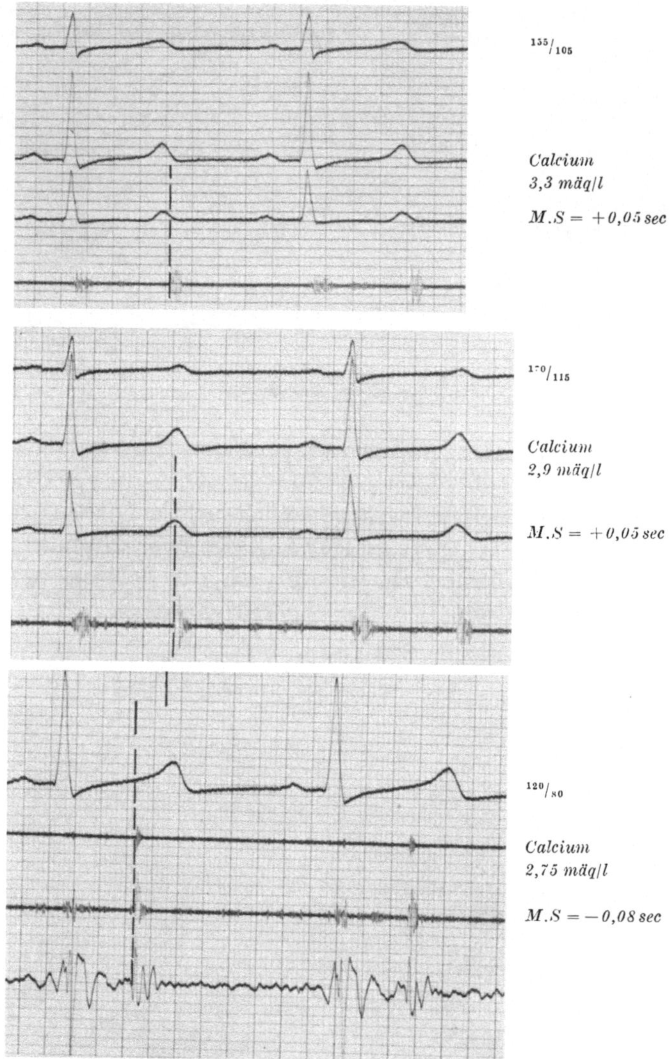

Abb. 6. Zunehmende energetisch-dynamische Herzinsuffizienz bei chron. Glomerulonephritis

dings stärker) vermindert 1,04 Watt, und beim kompensierten Hypertoniker
findet, sich wie zu erwarten, eine gegenüber der Norm erhöhte Ruheleistung.

Leider liegen bei solchen Fällen am Menschen bisher keine Herzkatheterismus-
befunde, weder in bezug auf die Druckmessungen noch Stoffwechseluntersuchungen,
vor, so daß wir nur aus Analogieschlüssen mit tierexperimentellen Befunden bei

der Vergiftungsgruppe eine *Energieproduktions*störung annehmen. Bei den Ionen-
störungen ist aber wahrscheinlicher nicht die Energieproduktion eingeschränkt,
die Contraction dagegen wegen der ungenügenden Ladung der Kaliumbatterie
im Sinne FLECKENSTEINs vermindert.

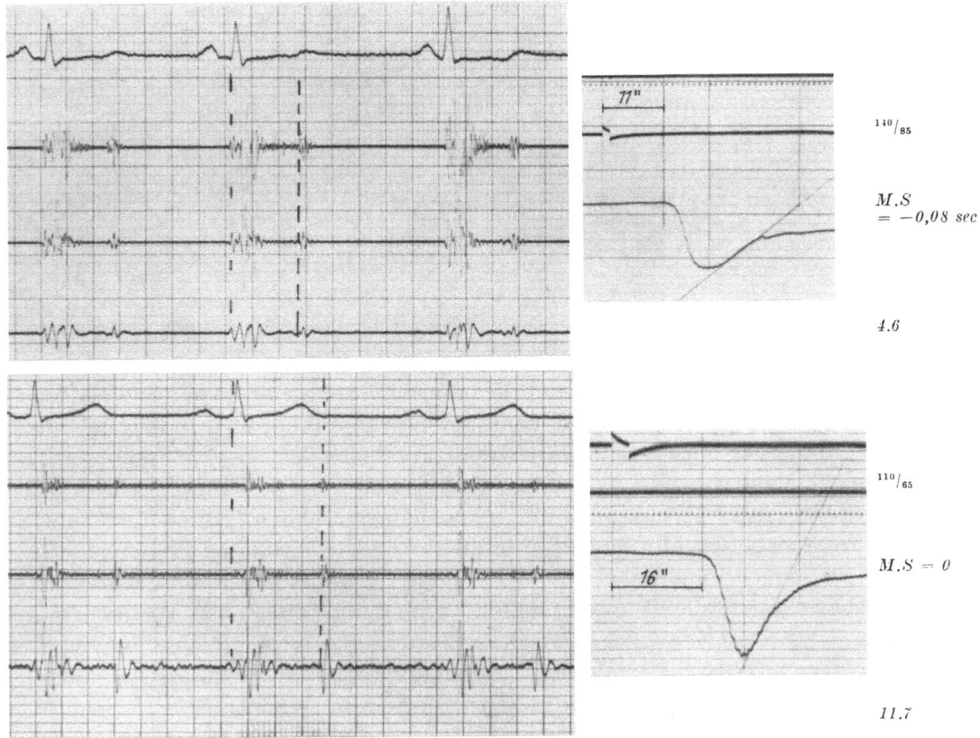

Abb. 7. Hypodyname Herzinsuffizienz bei Myocarditis acuta ohne Elektrolytverschiebungen. Die mechanische
Systole ist im akuten Stadium um 0,08 sec verkürzt. Rechts außen ist die Bestimmung der Arm-Ohrzeit (Farbstoffmethode) wiedergegeben

Man hat gesagt, eine kurze mechanische Systole ist noch kein Beweis für eine
Kontraktionsschwäche des Myokards, da, wie wir gesehen haben, auch Adrenalin
trotz der Steigerung der Kontraktionshöhe die Systole verkürzt. Dazu ist zu be-
merken, daß wir in 10 Fällen mit der Farbstoffmethode Herzminutenvolumen und
aktive Blutmenge bestimmt und ausgesprochen niedrige Herzminutenvolumina
erhalten haben (Tab. 1). Die Werte schwankten zwischen 2,3 und 4,4 l/min.
Errechnet man zudem anhand dieser Werte und des Blutdrucks die Herzarbeit
während des hypodynamen Zustands, so ergibt sich, daß der Herzmuskel eine
deutlich geringere Arbeit leistet — ich würde sagen, weil er nicht mehr Energie
zur Verfügung hat. Dieser Befund einer "low output failure" wäre mit einer
adrenalinähnlichen Wirkung kaum vereinbar.

Man hat auch gesagt, daß diese verkürzte Systole nicht Folge eines Myokard-
versagens, sondern eines Versagens der Peripherie mit Blutdruckabfall und Hypovolämie sein könnte. Der Blutdruck kann zwar niedrig sein, ist aber häufig normal
und bleibt bei Hypertonikern manchmal auch erhöht. Andererseits fanden wir

Tabelle 1. *Hypodyname Herzinsuffizienz*

Name	Alter Jahre	Diagnose	Blutdruck mm Hg	HMV l/min	Leistung li. Ventrikel Watt
M. R.	68	Coma hepaticum	120/55	2,3	0,42
W. E.	48	Cushing	135/80	3,5	0,81
M. H.	22	Coma diabeticum b. Kimmelstiel	150/100	3,7	1,00
Z. I.	40	Hypocalcämie	110/80	3,7	0,77
E. E.	55	Addison	115/80	3,3	0,70
C. A.	23	Colitis ulcerosa	110/80	3,1	0,64
D. A.	35	Hypophysen-Insuffizienz	100/60	3,8	0,65
D. M.	32	Hypokaliämie	95/55	3,4	0,55
S. E.	31	Hypokaliämie	90/55	3,9	0,61
D. R.	57	Hypokaliämie	140/80	4,4	1,04
			Mittelwert	3,5	0,72

bei 3 Fällen mit unmeßbarem arteriellen Druck in der Addison-Krise und im hypophysären Koma die mechanische Systole durchaus normal lang.

Die *aktive Blutmenge* war in allen Fällen vermindert, was neben der fehlenden Venendrucksteigerung diese hypodyname oder primäre Form grundlegend von der sekundären oder Überlastungsinsuffizienz unterscheidet.

Diejenigen, welche das Symptom der verkürzten mechanischen Systole als Ausdruck einer Myokardinsuffizienz ablehnen, haben bisher die naheliegende Frage nach der klinischen Symptomatologie des primären hypodynamen Herzmuskels, wie er experimentell so leicht erzeugt werden kann und schon aus theoretischen Gründen auch in der Klinik vorkommen muß, nicht beantwortet. Höchstens beim *Diphtherieherzen*, wo die klassische Symptomatologie des hypodynamen Herzens ohne die klinischen Zeichen der Stauung vorhanden sein kann, wird stillschweigend und widerwillig anerkannt, daß Herzinsuffizienz nicht in allen Fällen mit Stauung und Herzvergrößerung einhergehen muß.

Mir scheint, vieles von der heutigen Verwirrung ist dadurch zu erklären, daß man die Herzinsuffizienz am Menschen nicht mehr auf Grund der Äußerungen der Herzaktion selbst, sondern zu sehr und zu ausschließlich auf Grund von Auswirkungen, welche beim Menschen die häufigste Insuffizienzform in der Peripherie hervorruft, diagnostiziert hat.

Unsere Aufgabe der nächsten Zeit wird es daher sein, zu erklären, warum diese Auswirkungen in der Peripherie bei den verschiedenen Formen so verschieden sein können. Ich wäre dankbar, von den Physiologen zu hören, ob der Bezold-Jarisch-Reflex dafür eine ausreichende Erklärung geben kann.

Zum Schluß darf ich meine Ausführungen kurz *zusammenfassen*. Wenn wir von der *Energetik* der *einzelnen* Myokardfaser ausgehen, so sind auch beim menschlichen Myokardversagen verschiedene Möglichkeiten anzunehmen, welche die für die Muskelkontraktion verfügbare Energie beeinflussen. Bei der sog. *Stauungsinsuffizienz*, welche im allgemeinen eine *Faserüberlastungsinsuffizienz* ist, liegt nicht ein primär verändertes Stoffwechselgeschehen vor. Die Grenze der Leistungsfähigkeit ist durch die physiologische Leistungsbreite der Myokardfaser bestimmt, die ihrerseits offenbar nicht in einer Störung der Energieproduktion, also auch nicht der Hypoxämie, sondern der contractilen Proteine zu suchen ist. Bei der eigentlichen hypodynamen oder energetisch-dynamischen Herzinsuffizienz ist der Myokardstoffwechsel primär gestört, sei es durch eine Störung der Energieproduktion, wofür experimentelle Befunde vorliegen, oder eine Störung im Kontraktionsmechanismus infolge gestörter Vorgänge des Ionenaustausches, wofür unmittelbare experimentelle Befunde bisher nicht erbracht sind. Die klinischen Befunde bei dieser hypodynamen Insuffizienz entsprechen am Herzen durch den Nachweis der verkürzten mechanischen Systole den experimentellen Ergebnissen, wogegen eine gesicherte Erklärung, warum es bei dieser Form nicht zu Stauung kommt, noch aussteht.

Literatur

BENSON, E. S., E. V. FREIER, B. E. HALLAWAY and M. J. JOHNSON: Amer. J. Physiol. 187, 483 (1957).

BING, RICHARD J.: Disturbances in Myocardial Metabolism. Advanc. Cardiol. 1, 52 (1956).

— The metabolism of the heart. In Harvey Lect., Ser. L., Academic Press New York 1956.

BOGATZY, M., u. H. STAUB: Z. ges. exp. Med. 127, 425 (1956).

FLECKENSTEIN, A.: Der Kalium-Natrium-Austausch im Muskel und Nerv. Berlin-Göttingen-Heidelberg: Springer 1955. Persönliche Mitteilung.

GOODALE, W. T., and D. B. HACKEL: Circulat. Res. 1, 511 (1953).

HEGGLIN, R., u. E. LÜTHY: Der Myokardstoffwechsel. Schweiz. med. Wschr. 1958, 1099.

HOCHREIN, H., u. H. J. DÖRING: Pflügers Arch. ges. Physiol. 267, 313 (1958).

LAMPRECHT, W., u. TH. HOCKERTS: Symposium über Herzinsuffizienzprobleme. Münster 1958.

SARNOFF, J. ST., and CH. SARNOFF: Circulation 6, 51 (1952).

SZENT-GYÖRGYI, A. G.: Fortschr. Kardiol. 1, 6 (1956).

WIGGERS, C. J.: Circulatory dynamics. New York 1952.

WOLLHEIM, E.: World Trends in Cardiology III. New York: Hoeber-Harper Book 1956.

Aus der Medizinischen Universitätsklinik Freiburg/Br.
(Prof. Dr. Dr. h. c. L. HEILMEYER)

Herzgröße bei Herzinsuffizienz*

Von

H. REINDELL, K. MUSSHOFF, K. KÖNIG, D. BURCHARD u. J. KEUL

Mit 6 Abbildungen

Es ist eine bekannte Tatsache, daß die Herzinsuffizienz, hervorgerufen durch eine Kontraktionsschwäche des Herzmuskels, zu einer Herzvergrößerung führt. Mit dem Thema „Herzgröße bei Herzinsuffizienz" stellt sich nun die Frage, ob eine Größenzunahme des Herzens immer Folge einer Herzmuskelschwäche ist und ob somit aus der absoluten Herzgröße allein auf das Vorliegen einer Insuffizienz geschlossen werden kann; mit andern Worten, ob es eine bestimmte Grenzgröße des suffizienten Herzens gibt. Eine solche Größe erscheint möglich, wenn man sich vergegenwärtigt, daß nach den klassischen Herzgesetzen, so wie sie auf das menschliche Herz übertragen wurden — eine Größenzunahme des Herzens Einschränkung der Leistungsbreite bedeutet. Es wurde am isolierten Frosch- und Säugetierherzen nachgewiesen, daß eine vermehrte akute Belastung des Herzens durch eine Volumenzunahme und Steigerung des Füllungsdruckes überwunden wird. Dieser Anpassungsmechanismus vollzieht sich in einem bestimmten Bereich der Herzgröße, wird dieser überschritten, wird das Herz insuffizient. Untersuchungen am isolierten Herzen mit experimentell geschädigtem Myokard haben gezeigt, daß bei verminderter Kontraktionskraft das Herz seine Anfangsfüllung vergrößert, um von einer größeren diastolischen Anfangsspannung aus seine ursprüngliche Leistung wieder herzustellen. Es verfügt nach dieser Vorstellung — sie wurde von DIETLEN auch in dieser Weise formuliert — über das gleiche Mittel der Kompensation wie der Muskel des Herzens mit nichtgeschädigtem Myokard bei Mehrbelastung. Zur Bewältigung der gleichen Arbeit geht es — im Vergleich zum nicht geschädigten Herzen — lediglich von einer größeren Anfangsfüllung aus.

Ich brauche hier nicht besonders zu betonen, daß diese am isolierten Herzen gewonnenen Gesetzmäßigkeiten seit STRAUB und MORITZ mit großer Ausschließlichkeit die klinische Beurteilung des menschlichen Herzens beherrscht haben. So kommt DIETLEN 1927 in einer im deutschen Schrifttum wohl letzten zusammenfassenden Darstellung der physiologischen Ergebnisse und klinischen Befunde über die Ursachen der Größenänderung und der Anpassungsvorgänge des Herzens zu folgender Aussage:

---

* Mit Unterstützung des Kuratoriums für Sportmedizin.

„Das Mittel der Anpassung, das experimentell am sichersten erwiesen ist, ist die vorübergehende Volumenvermehrung, die Verlängerung der Muskelfasern. Dieser Modus ist von verschiedenen Forschern (FRANK, ROHDE, STRAUB, STARLING u. Mitarb., SOCIN) so oftmals und so übereinstimmend erwiesen worden, daß Zweifel an seiner überwiegenden Bedeutung für den Vorgang der Anpassung nicht mehr am Platze sind."

MORITZ folgert daraus, daß ein vergrößertes Herz nur über eine geringe Reservekraft und eine geringe Akkomodationsbreite verfügt. Es geht bereits in Ruhe von einer größeren Füllung und einer erhöhten Anfangsspannung aus, erreicht unter Belastung schon bald die für eine Leistungssteigerung optimale Füllung und damit auch die optimale Anfangsspannung, über die hinaus es zu einer Abnahme des Schlagvolumens und zu einem beginnenden Herzversagen kommt. Einem normal großen Herzen, das unter Ruhebedingungen mit kleiner Restblutmenge arbeitet, sprach er eine große Reservekraft zu.

Bevor ich nun zum eigentlichen Thema der Herzgröße bei Insuffizienz komme, möchte ich ein Wort zur Methodik der Herzgrößenbestimmung sagen. Zur Beurteilung der Herzgröße ist es unbedingt notwendig, diese im räumlichen Maß zu erfassen. Es ist uns bewußt, daß die Methode der röntgenologischen Volumenbestimmung eine gewisse Fehlerbreite hat, sie wird von FRIEDMAN nach Vergleichsuntersuchungen an Leichenherzen im Mittel mit 2,7% angegeben. Im Vergleich zu allen andern ein- oder zweidimensionalen Herzmessungen ist sie aber, da sie auch den Tiefendurchmesser mit seiner großen Schwankungsbreite erfaßt, die weitaus exakteste Methode. Wir selbst benutzen zur Volumenbestimmung des Herzens eine modifizierte Formel nach ROHRER und KAHLSTORF. Die Volumenformel lautet unter Berücksichtigung des Projektionsfehlers bei 2 m-Fernaufnahmen für Erwachsene $V = 0,4 \times l \times b \times t_{max}$ (MUSSHOFF und REINDELL 1956) (Abb. 1).

Zur Ausschaltung der sehr erheblichen orthostatischen Füllungsschwankungen nicht nur des gesunden, sondern auch des kranken Herzens, ist es weiterhin erforderlich, die Bestimmungen im Liegen durchzuführen. Denn gesunde wie auch insuffiziente Herzen erfahren im Stehen durchschnittlich eine Verkleinerung um 130 cm³; die Verkleinerung kann bis 300 cm³ betragen (MUSSHOFF u. Mitarb.).

Bei der Auswertung der Herzgröße bei Herzinsuffizienz haben wir Herzen mit Rechts- und Linksinsuffizienz, in einigen Fällen auch Herzen mit beidseitiger Insuffizienz zugrunde gelegt. Eine Rechtsinsuffizienz wurde angenommen, wenn klinisch Stauungserscheinungen vor dem rechten Herzen nachweisbar waren oder wenn sich bei der Herzsondierung in Ruhe oder während Belastung eine Steigerung des Füllungsdruckes über 4 mm Hg nachweisen ließ (STEIM u. Mitarb.). Eine Linksinsuffizienz, die klinisch im Beginn nicht so leicht zu erfassen ist, wurde dann angenommen, wenn ohne Vorliegen eines Mitralfehlers eine Vergrößerung des linken Vorhofes und Stauungszeichen in der Lunge nachweisbar waren. Durchweg bestand in diesen Fällen auch eine Arbeitsdyspnoe.

Betrachten wir nun die Abb. 2, so ist ersichtlich, und damit kommen wir auf die eingangs gestellte Frage zurück, daß es eine bestimmte Grenzgröße des suffizienten Herzens nicht gibt. Die Abbildung zeigt die normale Variation der Herzvolumina erwachsener Männer unterschiedlicher Leistungsbreite, unterteilt in Normalpersonen im Alter von 18—40 Jahren — obere Kolonne — und Sportler,

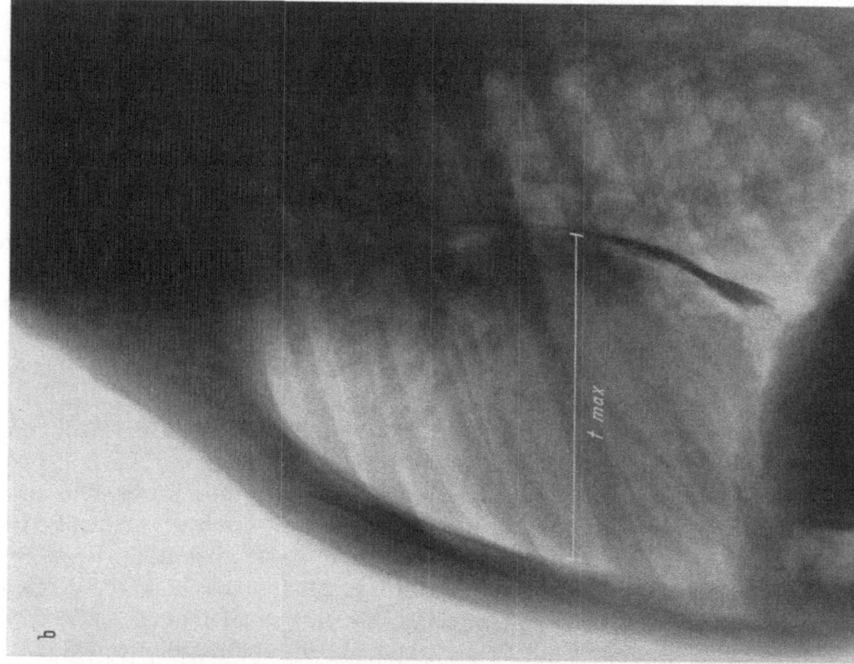
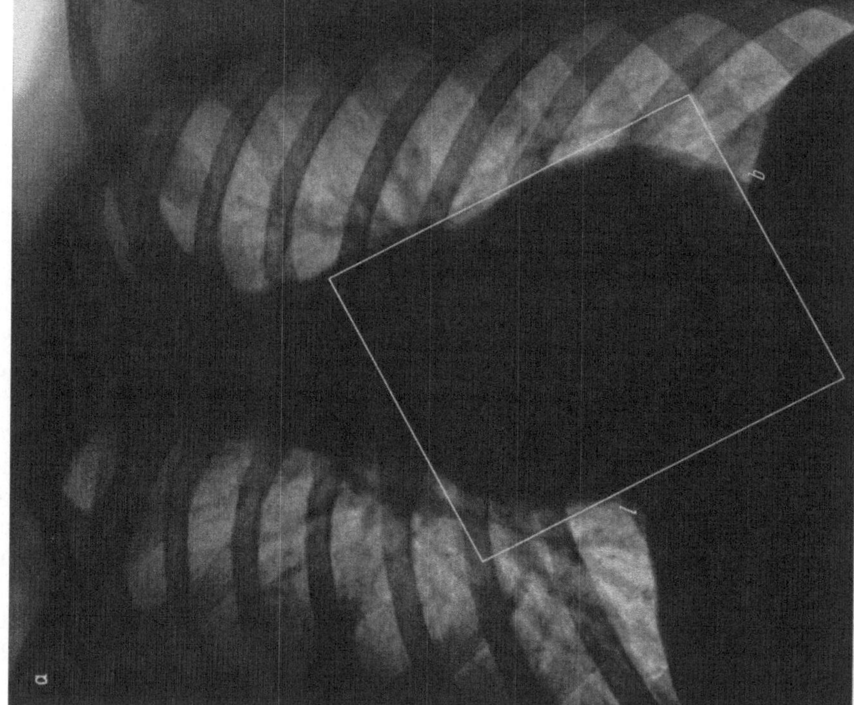

Abb. 1a u. b. a) Längs- (l) und Breitendurchmesser (b) der Herzprojektion im sagittalen Strahlendurchgang. b) Der größte horizontale Tiefendurchmesser (t_{max}) im frontalen Strahlengang. Herzvolumen $= l \times b \times t_{max} \times 0{,}4 = 1030$ ccm

2. Kolonne — im Vergleich zum Volumen insuffizienter Herzen — 3. Kolonne. — Darunter finden sich die gleichen Werte für Frauen.

Aus der Darstellung geht hervor, daß die großen Herzen gesunder Männer und Frauen, insbesondere aber die Herzen gesunder Sportler und Sportlerinnen, weit in den Größenbereich insuffizienter Herzen hineinreichen. Mit andern Worten, ein gesundes Herz kann sehr viel größer als ein insuffizientes sein.

So ist das größte gesunde untrainierte männliche Herz um 330 cm³ oder 46,8% größer als das kleinste insuffiziente Herz einer erwachsenen männlichen Person. Auf das größte Sportherz bezogen betragen diese Werte sogar 710 cm³ oder 92,2%. Das bedeutet also, daß das größte Sportherz fast doppelt so groß wie das kleinste insuffiziente Herz ist.

In Anbetracht der großen Streubreite der absoluten Herzgröße gesunder Personen, die — wie wir gesehen haben — weit in den Bereich der Insuffizienz hinein reicht, stellt sich die Frage, ob es möglich ist, die Normgröße des einzelnen gesunden Herzens weiter einzuengen und damit gegen das insuffiziente Herz abzugrenzen.

Die Möglichkeit ist heute weitgehend durch die Feststellung der rela-

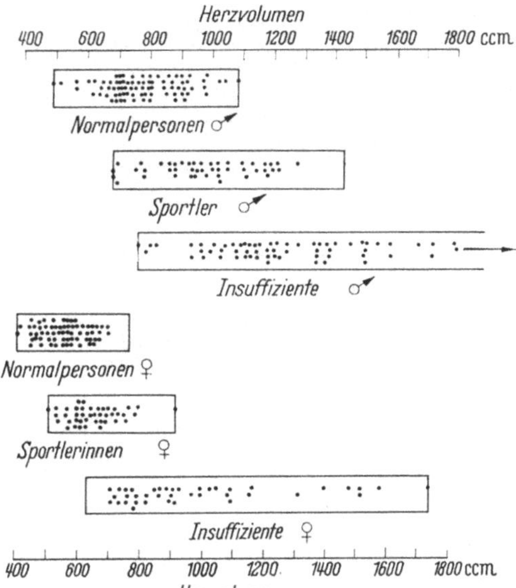

Abb. 2. Einzelwerte und Variation des absoluten Herzvolumens bei Personen unterschiedlicher Leistungsbreite (Normalpersonen, Sportler und herzinsuffiziente Patienten)

tiven Herzgröße gegeben. Wir verstehen darunter die auf anatomische oder funktionelle Maße bezogene Herzgröße. Lange Zeit galt das Körpergewicht, insbesondere die Skeletmuskulatur, als der allein oder weitaus entscheidende Faktor für die Herzgröße. Die Auffassung ging auf die pathologisch-anatomischen Untersuchungsergebnisse von LUDWIG, THOMA und HIRSCH und insbesondere auf die röntgenologischen Volumenbestimmungen von KAHLSTORF zurück. KAHLSTORF stellte an einem Material von 70 herzgesunden Männern und 50 herzgesunden Frauen eine lineare Abhängigkeit des Herzvolumens zum Körpergewicht fest, wenn das Material nach Gewichtsklassen geordnet wird. Nach dieser Darstellung ist eine sehr enge Beziehung zwischen der Herzgröße und dem Körpergewicht anzunehmen.

Eigene Untersuchungen an einem großen Beobachtungsgut von Kindern, Frauen und Männern haben jedoch in Übereinstimmung mit schwedischen Autoren ergeben, daß der Grad der Abhängigkeit des Herzvolumens vom Körpergewicht von den Kindern über die Frauen zu den Männern abnimmt und bei erwachsenen Männern sehr locker ist. Ziehen wir die Sportler in die Betrachtung ein, so ergibt sich bei diesen keine gesicherte Abhängigkeit der beiden Größen Herzvolumen und Körpergewicht voneinander (Tab. 1). Die Beziehungen des Herzvolumens zum Körpergewicht, die als die engste Korrelation der Herzgröße zu einer anatomischen Größe gilt, läßt keine ausreichende Differenzierung zwischen gesunden und insuffizienten Herzen zu, wie aus der Abb. 3 deutlich hervorgeht.

Wird jedoch die Herzgröße in Beziehung zur Leistung gebracht, so ergibt sich ein völlig anderes Verhalten. Wir selbst haben das Leistungsvermögen in der folgenden Weise bestimmt: Mit dem Metabographen von Fleisch wurden spiroergometrische Belastungsprüfungen auf verschiedenen Wattstufen durchgeführt, wobei auf jeder Wattstufe bis zum Erreichen des steady state aller Kreislauf- und Atmungsgrößen belastet wurde. Während Belastung werden eine Reihe von Kreislauf- und Atmungsgrößen gemessen, von denen für unsere jetzige Fragestellung die Sauerstoffaufnahme und die Frequenz Bedeutung haben. Als Maß der Leistung gilt uns die auf der höchsten, im steady state erreichten Belastungsstufe gemessene Sauerstoffaufnahme je

Tabelle 1. *Die Beziehungen zwischen dem röntgenologisch im Liegen bestimmten Herzvolumen und dem Körpergewicht bei gesunden Schülern, Frauen, Männern und gut trainierten Sportlern. (Mittelwert des Quotienten, der Korrelationskoeffizient und die Sicherung der Korrelation.) (Nach* Musshoff u. Mitarb. 1958)

	N	M	r	Sicherung (P)
		$\dfrac{\text{Herzvolumen (cm}^3)}{\text{Körpergewicht (kg)}}$		
Schüler	50	11,7	0,778	P < 0.001
Frauen	46	9,4	0,667	P < 0.001
Männer	57	10,9	0,390	0.01 > P > 0.001
Sportler	74	14,2	0,190	P > 0

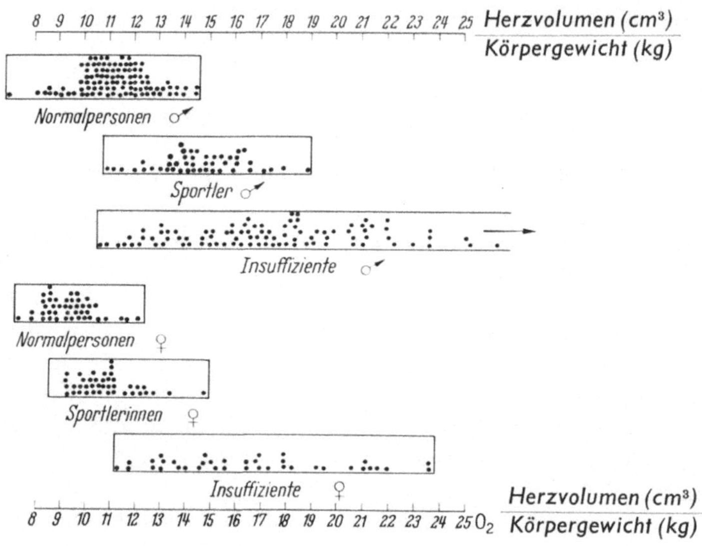

Abb. 3. Der Quotient $\dfrac{\text{Herzvolumen (cm}^3)}{\text{Körpergewicht (kg)}}$ bei gesunden Normalpersonen, guttrainierten Sportlern und herzinsuffizienten Patienten

Herzschlag, der sog. O_2-Puls. Aus der Abb. 4, die die Beziehungen zwischen Herzvolumen und maximalem Sauerstoffpuls bei 150 Jugendlichen, 81 Männern und bei 86 Sportlern, insgesamt 317 gesunde Personen, darstellt, geht hervor, daß das Herzvolumen und der maximale Sauerstoffpuls in etwa gleichem Verhältnis ansteigen. Je größer das Herz von Jugendlichen, Erwachsenen und auch Sportlern ist, um so größer ist der zugehörige Sauerstoffpuls.

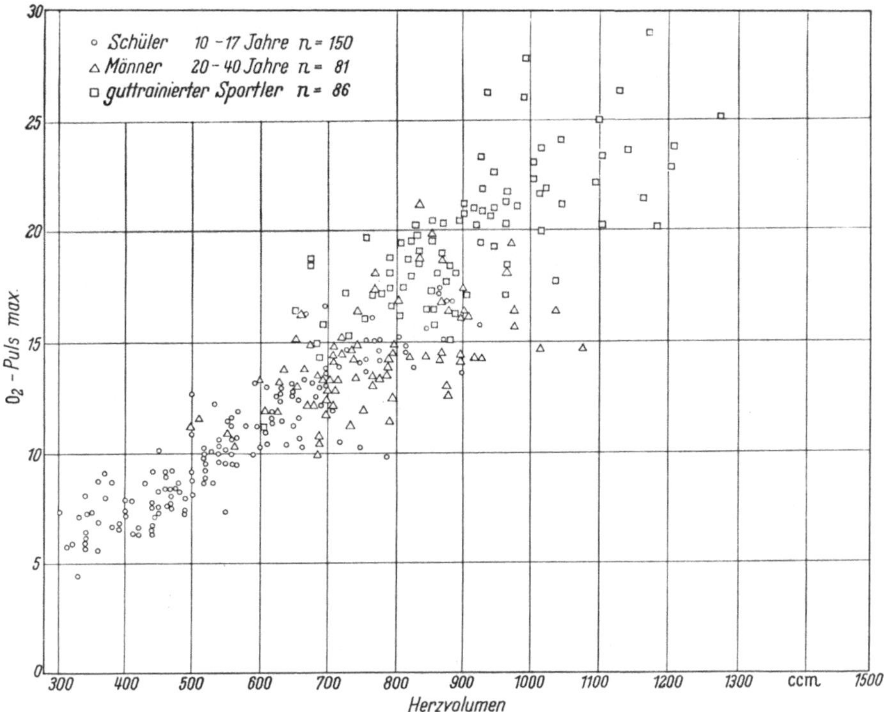

Abb. 4. Die Beziehungen des röntgenologisch im Liegen bestimmten Herzvolumens zur maximalen Sauerstoffaufnahme je Pulsschlag (O_2-Puls $_{max}$) bei gesunden Schülern, Männern und guttrainierten Sportlern

Die statistische Auswertung eines Teiles dieses Untersuchungsgutes — die Auswertung des Gesamtgutes ist noch nicht abgeschlossen — ergibt, wie Tab. 2 zeigt, daß die Beziehungen des Herzvolumens zum max. O_2-Puls in allen Gruppen, den kleinen Herzen der Jugendlichen, den Herzen der erwachsenen Männer und den großen Herzen der Sportler — im Gegensatz zum Verhalten des Herzvolumens zum Körpergewicht — gleich sind. Es ist somit mit der Aufstellung des Quotienten Herzvolumen zum maximalen Sauerstoffpuls möglich, eine Herzvergrößerung differentialdiagnostisch hinsichtlich ihrer Beurteilung zu trennen.

Auf der nächsten Abb. 5 haben wir den maximalen Sauerstoffpuls, den wir bei Patienten mit einer Herzinsuffizienz und bei Infarktpatienten frühestens nach

Tabelle 2. *Die Beziehungen zwischen dem röntenologisch im Liegen bestimmten Herzvolumen und der maximalen Sauerstoffaufnahme pro Pulsschlag (O_2-Puls $_{max}$) bei Schülern, Männern und Sportlern. (Nach Musshoff u. Mitarb. 1958)*

	N	$\dfrac{\text{Herzvolumen (cm}^3)}{O_2\text{-Puls }_{max}}$		Sicherung (P)
		M	r	
Schüler	50	56,9	0,623	P < 0.001
Männer	57	56,1	0,663	P < 0.001
Sportler	74	50,3	0,516	P < 0.001

5*

3 Monaten nach dem Infarktereignis gewonnen haben, den eben gezeigten Werten
der Gesunden gegenübergestellt. Aus der Abbildung geht hervor, daß alle Werte

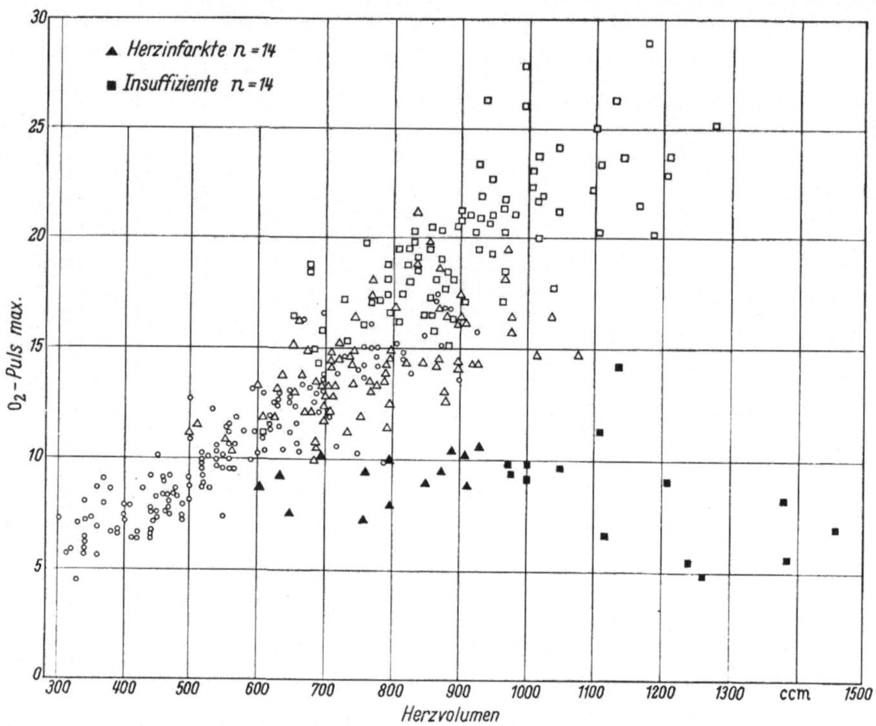

Abb. 5. Die Beziehungen des röntgenologisch im Liegen bestimmten Herzvolumens zur maximalen Sauerstoffaufnahme im steady state je Pulsschlag (O_2-Puls $_{max}$) bei Patienten mit Herzinfarkt (▲) und Herzinsuffizienz (■)
im Vergleich zu den gesunden Personen der Abb. 5

der Patienten mit einem Infarkt und einer Insuffizienz außerhalb desStreubereiches
der Normalen liegen. In Abb. 6 wurden der Mittelwert und die natürliche Varianz

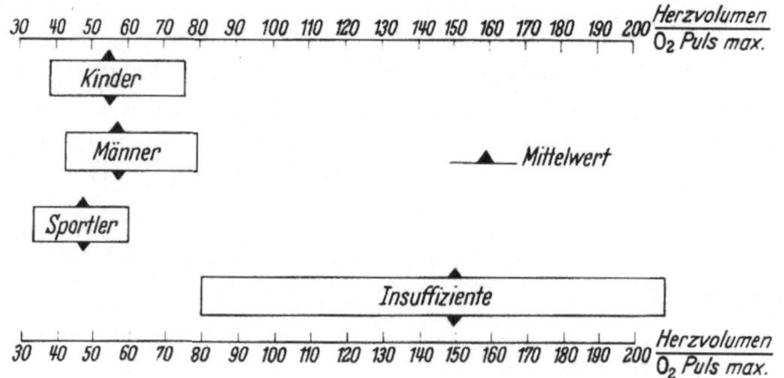

Abb. 6. Variation und Mittelwert des Quotienten. $\dfrac{\text{Herzvolumen (cm}^3)}{O_2\text{-Puls }_{max}}$ bei Kindern, Männern und Patienten
mit Herzinsuffizienz

des Quotienten Herzvolumen durch maximalen Sauerstoffpuls von den soeben
gezeigten insuffizienten Patienten dem Durchschnittswert von Kindern, Männern

Tabelle 3. *Das Verhalten des Herzvolumens, des maximalen O_2-Pulses im steady state und des aus beiden Größen gebildeten Quotienten während Zeiten unterschiedlicher Leistungsfähigkeit* (siehe Text)

Patient	Datum der Untersuchung	Trainingszustand	Herzvolumen cm³	O_2-Puls $_{max}$	$\dfrac{\text{Herzvolumen}}{O_2\text{-Puls}\,_{max}}$
K. Ch.	1. 28. 5. 57	untrainiert	320	5,9	54
	2. 30. 1. 58	nach Bewegungstherapie	400	8,8	48
B. E.	1. 5. 9. 56	Trainingsverlust (Verletzung)	860	17,2	50
	2. 2. 3. 57	Training	1080	20,9	52
	3. 18. 4. 57	Trainingsverlust (Krankheit)	950	19,3	49

und Sportlern gegenübergestellt. Der Mittelwert des Quotienten beträgt bei den Insuffizienten 150, er ist etwa dreimal so groß wie der Mittelwert von Gesunden. Der kleinste Quotient beträgt 80, der größte Quotient von Gesunden liegt bei 70. Mit der Methode der korrelativen Betrachtung von Herzgröße und maximalem Sauerstoffpuls haben wir also eine Möglichkeit, zu entscheiden, ob ein großes, aber durchaus im Streubereich der Norm liegendes Herz groß durch Schädigung oder aber groß als Ausdruck der adäquaten Leistung und damit normal groß ist.

An einzelnen Beispielen soll das Gesagte noch einmal erläutert werden. In Tab. 3 ist das Verhalten der Herzgröße und des O_2-Pulses in Zeiten unterschiedlicher körperlicher Leistungsfähigkeit dargestellt. Bei der Patientin K. Ch. (Alter: 21 Jahre), die mit 320 cm³ ein extrem kleines Herz hatte und bei Belastung einen entsprechenden O_2-Puls von 5,9 im maximalen steady state zeigte, konnte nach einer Bewegungstherapie eine Herzvergrößerung von 80 cm³ und eine Zunahme des O_2-Pulses von 3 erreicht werden. Vor und nach der Behandlung lag der Quotient $\dfrac{\text{Herzvolumen}}{O_2\text{-Puls}\,_{max}}$ im Normbereich.

Bei dem Sportler B. veränderte sich die Herzgröße und der O_2-Puls während Zeiten unterschiedlichen Trainings bei Aufrechterhaltung ihrer Korrelation (ROSKAMM und REINDELL). In Tab. 4 sind Herzvolumen und O_2-Puls bei einem Patienten mit Herzinsuffizienz dargestellt. Die Relation $\dfrac{\text{Herzvolumen}}{O_2\text{-Puls}\,_{max}}$ ist erheblich gestört. Da während Behandlung die Herzgröße abnimmt und der O_2-Puls wächst, verkleinert sich der Quotient, ohne jedoch den Normwert zu erreichen. Ohne Behandlung zeigt der Quotient $\dfrac{\text{Herzvolumen}}{O_2\text{-Puls}\,_{max}}$ wieder einen sehr hohen Wert, der ein objek-

Tabelle 4. *Das Verhalten des Herzvolumens, des max. O_2-Pulses und des aus beiden Größen gebildeten Quotienten bei einem Patienten mit Herzinsuffizienz vor, während und ohne Behandlung* (siehe Text)

Datum der Untersuchung	Grad der Behandlung	Herzvolumen cm³	O_2-Puls $_{max}$	$\dfrac{\text{Herzvolumen}}{O_2\text{-Puls}\,_{max}}$
1. 12. 8. 57	vor Behandlung	1240	5,4	229
2. 10. 9. 57	während Behandlung	1010	8,8	114
3. 4. 10. 57	während Behandlung	970	9,0	107
4. 10. 10. 58	ohne Behandlung	1200	5,0	240

tives Maß für die Einschränkung der Leistungsbreite und die Schädigung am Herz-Kreislauf-System darstellt.

Diskussion

Die Gegenüberstellung der Herzgröße von gesunden Herzen unterschiedlicher Leistungsbreite einschließlich Hochleistungssportler mit den Herzen insuffizienter Patienten zeigt, daß es zwei Formen einer Herzvergrößerung gibt. Die eine geht mit einer Leistungssteigerung und die andere mit einer Leistungsminderung einher.

Der Befund der Herzvergrößerung mit Verminderung der Leistungsbreite steht in Übereinstimmung mit dem eingangs erwähnten Satz von Moritz, daß eine Herzvergrößerung mit einer Minderung der Reservekraft einhergeht und daß das Herz sich mit zunehmender Größe der Insuffizienz nähert. Er steht aber im Gegensatz zur zweiten Form der Herzvergrößerung, die mit einer Steigerung der Leistungsbreite einhergeht. Die letzteForm derHerzvergrößerung durch Training vollzieht sich weitgehend proportional dem Grad der Leistungssteigerung. Das Verhältnis von Herzvolumen und Leistung — und damit auch der aus beiden Größen gebildete Quotient — bleiben relativ konstant.

Bei der Herzinsuffizienz dagegen verhalten sich beide Größen umgekehrt zueinander, das Herzvolumen wird größer und die Leistung kleiner, der Quotient aus beiden Größen — Herzvolumen durch Leistung —wird demnach erheblich verändert, er wird größer.

Mit der vergleichenden Betrachtung von Herzvolumen und körperlicher Leistung sind wir somit in der Lage, nicht nur das insuffiziente Herz von normal großen gesunden Herzen, sondern auch von vergrößerten Herzen des trainierten Menschen mit erhöhter Leistungsbreite zu unterscheiden.

Zum Schluß bedarf es noch einmal einer kurzen Erklärung, welche Gesetzmäßigkeiten der Größenzunahme des gesunden Herzens bei gleichzeitiger Erweiterung seiner Leistungsbreite im Gegensatz zum insuffizienten Herzen zugrunde liegen.Die gegensätzlichen Befunde erklären sich durch die unterschiedliche Bedeutung, die bei gesunden und kranken Herzen der Anfangsfüllung des Herzens für die Herzdynamik zukommt. Nach den klassischen Gesetzen der Herzdynamik, wie sie von Moritz u. a. auf die klinische Herzbeurteilung übertragen wurden, ist die Restblutmenge — wie es Bauereisen formuliert hat — Steuerungsgröße der Kontraktion.

Das bedeutet, daß nach den klassischen Herzgesetzen sowohl zur Leistungssteigerung des gesunden als auch zur Leistungserhaltung des geschädigten Herzens der Füllungsdruck ansteigt und die Restblutmenge größer werden muß. Auf diese Weise erhöht das gesunde Herz seine Leistung, und das kranke Herz gewinnt einen Teil seiner früheren Kraft zurück. Die Leistungsreserve des Herzens wird aber gleichzeitig eingeschränkt. Wir wissen heute, daß diese Form der Kompensation in erster Linie für das insuffiziente Herz gilt.

Es gibt daneben eine Vergrößerung gesunder Herzen mit Restblutvermehrung (Reindell u. Delius), die sich ohne Steigerung des Füllungsdruckes (Reindell, Klepzig u. Musshoff) bei langdauerndem Training entwickelt und welche mit einer Leistungssteigerung einhergeht. Hier ist die Restblutmenge nicht Steuerungsgröße, über die unmittelbar die Herzkontraktion bestimmt wird, sondern, wie es von Bauereisen und Schoedel definiert wurde, Reserve, und zwar Schlag- bzw. Hubraumreserve.

Wir stehen also vor dem Befund, daß eine Herzvergrößerung durch die Zunahme der Restblutmenge einmal Ausdruck der eingeschränkten, zum anderen der erhöhten Leistungsbreite ist. Die Bestimmung der absoluten Herzgröße allein ermöglicht keine Unterscheidung. Sie ist dagegen möglich durch die korrelative Betrachtung der Herzgröße und der Leistung. Das Verhältnis von Herzgröße und Leistung ist beim gesunden Menschen unterschiedlicher Herzgröße und Leistung relativ konstant.

Literatur

Bauereisen,E.: 5. Freiburger Symposion 1957. Berlin, Göttingen, Heidelberg: Springer 1958.
Dietlen, H.: Handbuch der norm. und pathol. Physiologie, Bd VII/I, 306 (1926)
Friedemann, C. E.: Heart volume, myocardial volume and total capacity of the heart caveties in certain chronic. heart diseases.

KAHLSTORF, A.: Fortschr. Röntgenstr. **45**, 123 (1932).

LUDWIG, H.: Fortschr. Röntgenstr. **1939**, 59.

MUSSHOFF, K., u. H. REINDELL: Dtsch. med. Wschr. **81**, 1001 (1956).

— — Dtsch. med. Wschr. **82**, 1075 (1957).

— — H. KLEPZIG, P. FRISCH, J. EMMRICH, K. KÖNIG, H. STEIM, B. BAUMGARTEN u.
F. MOSER: Fortschr. Röntgenstr. **88**, 88 (1958).

REINDELL, H., u. L. DELIUS: Dtsch. Arch. klin. Med. **193**, 639—655 (1948).

— H. KLEPZIG u. K. MUSSHOFF: Verh. dtsch. Ges. inn. Med. **59**, 274 (1953).

ROHRER, F.: Fortschr. Röntgenstr. **24** (1916/17).

ROSKAMM, H., u. H. REINDELL: (noch unveröffentlicht).

SCHOEDEL, W. u. H. KREUZER: Dtsch. med. Wschr. **83**, 604 (1958).

STEIM, H., H. REINDELL, J. EMMRICH: (noch unveröffentlicht).

THOMA, R.: Untersuchungen über die Größe und das Gewicht der anatomischen Bestandteile
des menschlichen Körpers im gesunden und kranken Zustand. Leipzig 1882.

Aus der Medizinischen Klinik der Universität München
(Direktor: Prof. Dr. H. Schwiegk)

Störungen des Elektrolyt- und Wasserhaushaltes bei Herzinsuffizienz

Von

Hanns P. Wolff

Mit 13 Abbildungen

In dem folgenden Bericht soll untersucht werden:

a) welche Veränderungen des Bestandes und der Verteilung von Elektrolyten und Wasser in den Körperräumen bei Herzinsuffizienz auftreten,

b) durch welche Entstehungsmechanismen diese Veränderungen hervorgerufen werden und

c) auf welche Weise Insuffizienz des Herzens zur Aktivierung dieser Mechanismen führt.

Hierbei sollen nur diejenigen Formen der Herzinsuffizienz Berücksichtigung finden, bei denen die renale Ausscheidungsfähigkeit für Salz und Wasser zeitweilig oder ständig herabgesetzt ist, da nur sie mit meßbaren Veränderungen des Elektrolyt- und Wasserhaushaltes einhergehen.

Gegenstand der Betrachtung sind in erster Linie der Stoffwechsel von Natrium, Kalium, Chlorid und Wasser, dessen Änderungen mit der Pathogenese des kardialen Ödems eng verknüpft sind.

1. Änderungen des Volumens, der Verteilung und der Zusammensetzung der Körperflüssigkeit bei Herzinsuffizienz

Bilanz, Menge und Verteilungsräume des Körperwassers, sowie Bestand, Verteilung und Umsatz der Elektrolyte ist durch eine Reihe spezifischer Methoden meßbar, auf die hier nicht näher eingegangen werden kann.

Untersucht man mit diesen Mitteln vergleichend den Elektrolyt- und Wasserhaushalt Gesunder und Herzinsuffizienter, so findet man bei den letzteren typische Abweichungen. Ihr Grad und ihr periodisches Auftreten schwankt mit Art und Schwere der kardiovasculären Funktionsänderungen; bei Kranken mit isolierter oder vorwiegender Linksinsuffizienz sind sie am geringsten, bei Kranken mit Rechtsinsuffizienz oder Links- und Rechtsinsuffizienz und generalisiertem Hydrops sind sie am stärksten ausgebildet. Als derartige Veränderungen lassen sich nachweisen:

a) *Eine positive Bilanz von Na^+, Cl^- und Wasser und eine negative Bilanz von K^+* als Folge glomerulärer und tubulärer Funktionsänderungen der Niere. Die renale Retention von Na^+, Cl^- und Wasser wird am deutlichsten nach Kochsalzbelastungen sichtbar. So scheiden Normale innerhalb 24 Std. etwa 70%, Herzkranke mit Stauungsinsuffizienz nur 10—30% einer i.v. verabreichten Kochsalzmenge von 25 g/30 min aus [FUTCHER und SCHROEDER (1942); FRIEDBERG (1956)]. Hierbei sind die Beziehungen zwischen Nierenfunktion und Insuffizienzgrad des Herzens recht eng, so daß man die Schwere einer Herzinsuffizienz auch durch die Größe der Retentionstendenz klassifizieren kann. So würde die Ausscheidungsfähigkeit von 5—10 g NaCl/die einer leichten Herzinsuffizienz entsprechen, während mittelschwere Insuffizienzen ab 2—3g und schwere schon nach 0,5—1,0 g retinieren.

Die Natriumretention drückt sich ferner in einer Zunahme des austauschbaren Natriums [WARNER, DOBSON, RODGER, JOHNSTON und PACE (1952); AIKAWA und FRITZ (1955)] und einer Abnahme des Na_{24}-Umsatzes [THREEFOOT, GIBBONS und BURCH (1947)] aus, die Wasserretention in einer Zunahme des Körpergewichts und des als Deuterium- oder Antipyrinraumes bestimmten gesamten Körperwassers [HURST (1951)]. Weiterhin zeigen Vergleiche des Na_{24}- und Antipyrinraumes, daß bei Herzinsuffizienz mehr Natrium als Wasser retiniert wird [FARBER und SOBERMAN (1956); TALSO, SPAFFORD, FERENZI und JACKSON (1956)]. Da beträchtliche Anteile des retinierten Natriums in den Intracellulärraum abwandern, bleibt die extracelluläre Tonizität im allgemeinen im Bereiche der Norm (s. auch Kap. 1, c).

Die zeitweiligen Kaliumverluste Herzinsuffizienter werden durch das Auftreten negativer Kaliumbilanzen und Abnahme des austauschbaren Kaliums nachweisbar [BURROWS, ASHLEY und SISSON (1952); AIKAWA und FITZ (1956)]. Klinisch bleiben sie meist latent, wenn nicht zusätzliche Kaliumverluste durch Erbrechen, Durchfälle und forcierte Diuresetherapie eine Hypokaliämie, Muskelschwäche und typische EKG-Veränderungen hervorrufen.

b) *Eine Flüssigkeitsvermehrung in allen Körperräumen.* Da Na^+ und Cl^- das osmotisch aktive Material und Wasser das Lösungsmittel der Extracellulärflüssigkeit darstellen, führt ihre Retention zur Vergrößerung des interstitiellen und des intravasculären Flüssigkeitsvolumens. Parallel zur Erhöhung des Plasmavolumens erfolgt eine Vermehrung der Erythrocyten, die in einer Zunahme der gesamten Blutmenge resultiert [WOLLHEIM (1928)]. Übersteigt die Flüssigkeitsretention etwa 5 l, so wird Ödembildung ihr klinischer Ausdruck.

Da, wie später gezeigt wird, Na^+ und Wasser auch in den intracellulären Raum Stauungsinsuffizienter einwandert, nimmt deren Flüssigkeitsvolumen ebenfalls zu.

Die Verteilung der retinierten Flüssigkeit erfolgt nicht gleichmäßig (s. Abb. 1). Während bei schwerem kardialen Hydrops die Zunahme des Plasmavolumens 1—1,5 l kaum überschreitet, erreicht die der Interstitialflüssigkeit oft 10—15 l und mehr. Über die Größe der intracellularen Volumenzunahme herrschte eine jahrelange Kontroverse [SQUIRES, CROSLEY und ELKINTON (1951); LUSK und PALMER (1953); AIKAWA und FITZ (1955); FARBER und SOBERMAN (1956)], die nicht zuletzt methodische Gründe hatte. Neuere Untersuchungen am Zellmodell des Erythrocyten [RIECKER und VON BUBNOFF (1958)] machen bei Herzkranken eine Volumenzunahme der Intracellularflüssigkeit um 1,5—2% wahrscheinlich.

c) *Eine veränderte Verteilung von Kationen und Anionen in den Körperräumen.* Die Kationenverteilung und das Säure-Basen-Gleichgewicht in den Körperräumen Herzinsuffizienter wird durch respiratorische, metabolische und endokrine Einflüsse bestimmt, die zum Teil spontan, zum Teil auch iatrogen entstehen. Hierbei finden sich im Extracellularraum und im Intracellularraum verschiedenartige, zum Teil gegensinnige Veränderungen. So zeigt die *Extracellularflüssigkeit* unbehandelter Herzinsuffizienter nur geringe Abweichungen von der normalen Kationen- und Anionenkonstellation (s. Abb. 2). Das Serumnatrium liegt häufig

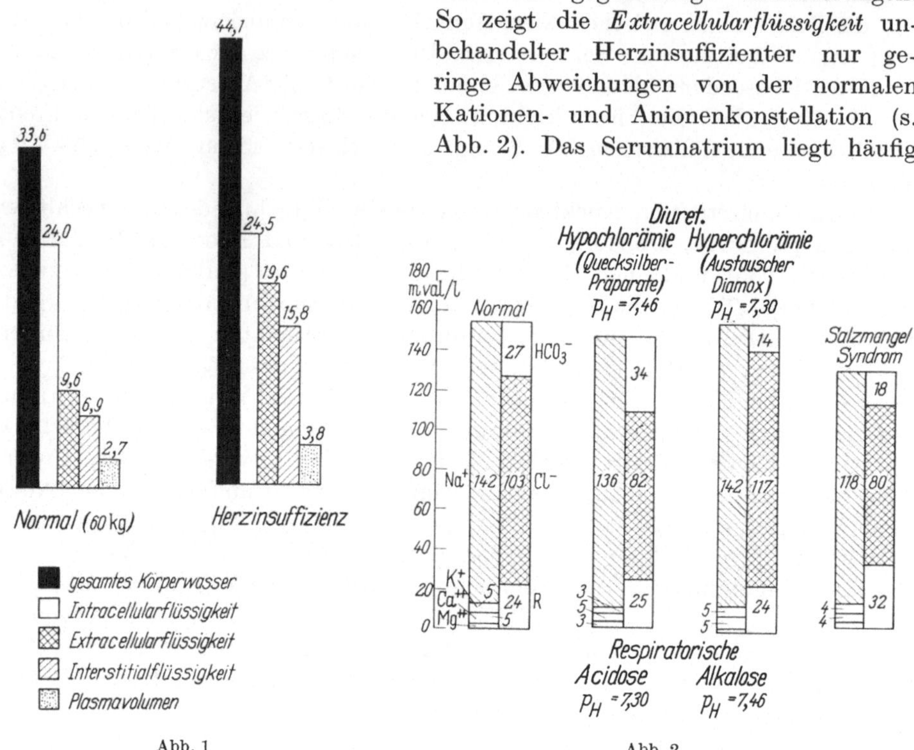

Abb. 1Abb. 2

Abb. 1. Gesamtmenge und Verteilung des Körperwassers auf die Flüssigkeitsräume Gesunder und hydropischer Herzkranker bei einem Grundgewicht von 60 kg. Nach Daten von FRIEDBERG (1956) und RIECKER u. V. BUBNOFF (1958)

Abb. 2. Anionen-Kationen-Verteilung bei Gesunden und Kranken mit Stauungsinsuffizienz. Nach Daten von ELKINTON und DANOWSKI (1955) und BLAND (1956)

im oberen, das Serumkalium im unteren Bereich der Norm, die Chloridkonzentration folgt im wesentlichen der des Natriums. Treten Kochsalzentzug und/oder Diuresetherapie, Erbrechen, Anorexie, renale oder pulmonale Funktionsstörungen hinzu, so entstehen typische, oft komplizierte Störungsbilder (s. Abb. 2). Die diuretische, häufig *hypokaliämische Alkalose* nach wiederholten Gaben von Quecksilberpräparaten und die *respiratorische Acidose* Herzkranker mit obstruierendem Emphysem oder Lungenödem haben ein niedriges Serumchlorid und ein hohes Serumbicarbonat gemeinsam. Sie lassen sich nur durch das Serum-pH unterscheiden, das durch das Verhältnis gebundener zu freier Kohlensäure bestimmt wird. Die *diuretische Acidose* nach Gaben von Ammoniumchlorid, Carboanhydrasehemmern oder Kationenaustauschern zeigt ebenso wie die *respiratorische Alkalose* hyperventilierender Herzkranker mit Linksinsuffizienz eine Zunahme des Serumchlorids und eine Abnahme des Serumbicarbonats bei annähernd normaler Kationenzusammensetzung. Auch diese beiden Zustände unterscheiden sich nur durch das Serum-p$_H$. In seltenen Fällen schwerster Herzinsuffizienz kommt es zu einem *Salzmangel- oder Salzverdünnungssyndrom* mit erniedrigtem Serumnatrium und Serumchlorid. Die Entstehungsweise des Syndroms ist noch unklar. Sie setzt ein Mißverhältnis zwischen renaler Natrium- und Wasserretention mit Überwiegen der letzteren voraus, dessen mutmaßliche Ursachen an späterer Stelle besprochen werden sollen [FRIEDBERG, TAYMOR und POLLACK (1957); WOLFF (1958)]. Durch

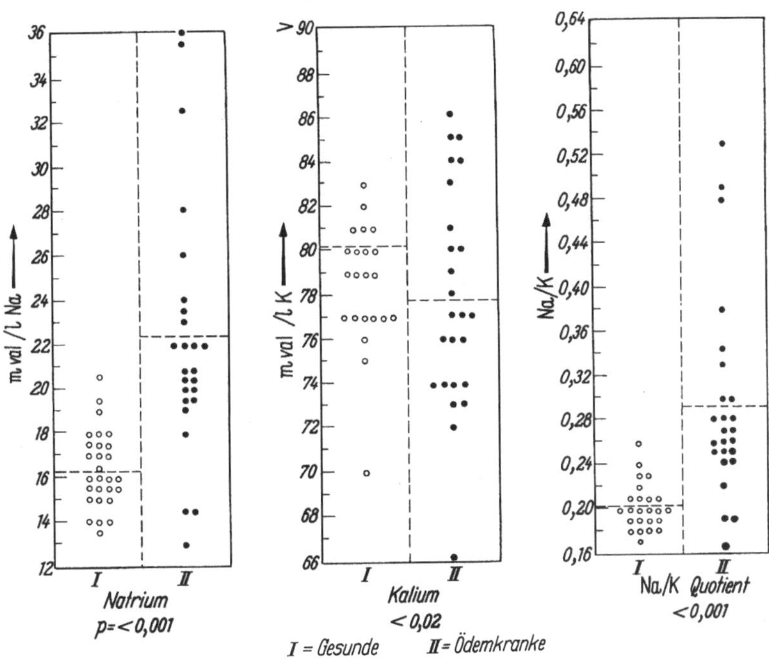

Abb. 3. Elektrolytgehalt in den Erythrocyten Gesunder und Ödemkranker. Nach RIECKER und v. BUBNOFF (1958)

gleichzeitige diätetische Kochsalzrestriktion und medikamentös erzwungene Natriuresen oder durch das Bestehen einer Niereninsuffizienz kann die Ausbildung eines derartigen Salzmangelsyndroms gefördert werden. Voll ausgebildet stellt es eine schwere Komplikation der Herzinsuffizienz dar, die meist unter Nausea, zirkulatorischem Kollaps, Krämpfen und Nierenversagen zum Tode führt.

Die Elektrolytzusammensetzung der *Intracellularflüssigkeit* Herzkranker zeigt besondere Auffälligkeiten. Im Muskelgewebe [MOKOTOFF, ROSS und LEITER (1952); CLARK und MOSHER (1952); TALSO, SPAFFORD und BLAW (1953); ISERY, BOYLE, CHANDLER und MYERS (1955)] und in den Erythrocyten [RIECKER und v. BUBNOFF (1958)] findet sich im Retentionsstadium der unbehandelten Herzinsuffizienz — wie bei anderen hydropischen Erkrankungen — fast stets ein erhöhter Natrium- und ein verringerter Kaliumgehalt (s. Abb. 3). Diese Veränderungen werden — wie Herr WILLBRAND zeigen wird — durch Glykosidwirkung verstärkt.

2. Extrarenale und renale Entstehungsmechanismen der Elektrolyt- und Wasserhaushaltsstörungen Herzinsuffizienter

Das augenfälligste Zeichen der Wasser- und Elektrolytstoffwechselveränderungen Herzinsuffizienter ist die *Ödembildung.* Sie setzt das Zusammenwirken verschiedener örtlicher und renaler Faktoren voraus, die zur Retention von Flüssigkeit und deren Sequestrierung im Interstitialraum führen. Wesentlichste *örtliche Entstehungsursache* des Ödems ist die Erhöhung des venösen Capillardruckes; bei gleichzeitigem Bestehen einer Hypoproteinämie wird die resultierende Senkung des kolloidosmotischen Plasmadruckes in derselben Richtung wirksam. Durch

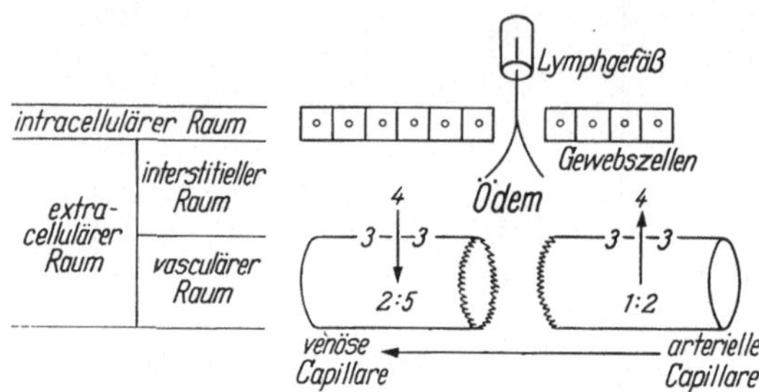

Abb. 4. Örtliche Faktoren der Ödemgenese. Der Austritt von Wasser und Elektrolyten aus den arteriellen Capillaren wird durch das Verhältnis von 1 : 2 bestimmt, dessen Auswirkung durch 3 und 4 modifiziert werden kann. Der Rückstrom von Wasser und Elektrolyten in die venösen Capillaren hängt im wesentlichen von dem Verhältnis 2 : 5 ab

beide Veränderungen wird die Abscheidung von Plasmawasser und -elektrolyten in den Interstitialraum begünstigt und ihre Rückkehr aus diesem behindert (s. Abb. 4). Die Bedeutung einer erhöhten Capillardurchlässigkeit infolge Hypoxie und eines verringerten Gewebsinnendrucks bei Kachexie für die Ödembildung Herzkranker ist umstritten.

Die Erhöhung des venösen Capillardruckes ist im wesentlichen Ausdruck der venösen Hypervolämie, die sich als Folge der vermehrten Erythrocyten- und Plasmaeiweißbildung und der renalen Flüssigkeitsretention Herzinsuffizienter entwickelt. Sie stellt einen extrakardialen Anpassungsvorgang an die Herzinsuffizienz dar, dessen Stimuli an späterer Stelle diskutiert werden.

Die *renalen Funktionsänderungen* Herzinsuffizienter und ihre Bedeutung für die Entstehung des kardialen Ödems sind in den bekannten Untersuchungen des vergangenen Jahrzehnts eingehend studiert worden. Hierbei fand sich meist eine *Abnahme der renalen Plasmadurchströmung* [SEYMOUR, PRITCHARD, LONGLEY und HAYMAN (1942); MERRILL (1946); BRADLEY und BRADLEY (1947)], die oft, nicht immer, von einer *Senkung des Glomerulusfiltrats* bei kompensatorischer Erhöhung der Filtrationsfraktion begleitet war [MERRILL (1946); MOKOTOFF, ROSS und LEITER (1948); FISHMAN, MAXWELL, CROWDER und MORALES (1951)]. Die Abnahme des Glomerulusfiltrats vermindert zwangsläufig die den Tubuli zur Rückresorption angebotenen Mengen an Wasser, Natrium und Chlorid. Man sah daher anfänglich in der Abnahme der glomerulären Filtration die Hauptursache der renalen Flüssigkeitsretention. Diese Vorstellung wurde durch die Beobachtung korrigiert, daß sich Glomerulusfiltrat und Flüssigkeitsausscheidung unabhängig voneinander ändern können und daß bei Herzkranken eine starke *tubuläre Retention* von Natrium, Chlorid und Wasser stattfindet [BRIGGS, POWELL, HAMILTON, REMINGTON, WHEELER und WINSLOW (1948); KATTUS, SINCLAIR-SMITH, GENEST und NEWMAN (1949); DAVIS und STORK (1949); NEWMAN (1949)]. Nach dem heutigen Erfahrungsstand stellt die Natriumretention bei der gewöhnlichen Form der Herzinsuffizienz, dem low output failure, einen Additionseffekt dar, der zum größeren Anteil auf tubulären und zu einem geringeren Anteil auf glomerulären Funktionsänderungen beruht. Bei Herzinsuffizienz mit normalem Glomerulusfiltrat, z. B. high output failure infolge Cor pulmonale, Hyperthyreose, Beri-Beri, arterio-Venöser Fistel usw., muß eine auftretende Natriumretention ausschließlich auf tubuläre Funktionsänderungen zurückgeführt werden.

Die experimentelle Analyse der Tubulusfunktionen hat gezeigt, daß unter den meist herrschenden Bedingungen bei der Flüssigkeitsretention drei eng koordinierte Teilvorgänge unterschieden werden können, nämlich: eine *primäre Natriumretention*, eine *sekundäre Chloridretention* und eine *tertiäre Wasserretention*.

Hierbei darf als gesichert gelten, daß die Feinregulierung der Natriumausscheidung im distalen Tubulus unter Einfluß der *Nebennierenrinde* erfolgt. Unter den bekannten mineralstoffwechselwirksamen Steroiden der NNR ist Aldosteron das wirkungsstärkste [DESAULLES, TRIPOD und SCHULER (1953); SPEIERS, SIMPSON und TAIT (1954)] und zugleich das einzige, das unter verschiedenen physiologischen und pathologischen Bedingungen in negativer Proportion zu Natrium ausgeschieden wird. Aldosteron wird daher als der physiologische adrenocorticale Aktivator der tubulären Antinatriurese angesehen. Der quantitative Wirkungsunterschied gleichgroßer Dosen von D, L-Aldosteron am Tubulus Addison-Kranker (starke Natriumretention) und -Gesunder im Elektrolytgleichgewicht (schwache Natriumretention) spricht jedoch dafür, daß die Aldosteronwirkung am Tubulus unter normalen Bedingungen an die Gegenwart von konditionierenden und/oder die Abwesenheit von antagonistischen Faktoren gebunden ist. Antagonistische, d. h. natriuretische Wirkungen scheinen unter bestimmten Bedingungen durch Progesteron [LANDAU und LUGIBIHL (1958)] und 17-Hydroxysteroide ausgeübt werden.

Da bereits ältere Untersuchungen [DEMING und LUETSCHER (1950); SINGER und WENER (1953); LUETSCHER und JOHNSON (1954); AXELRAD, CATES, JOHNSON und LUETSCHER (1955)] eine natriumretinierende, später mit Aldosteron identifizierte Substanz im Urin hydropischer Herzkranker gefunden hatten, lag es nahe, vergleichende Untersuchungen über die *Natrium-* und *Aldosteronausscheidung Herzinsuffizienter* mit dem Ziel durchzuführen, die Rolle des Aldosterons bei der Entstehung der Natriumretention Herzinsuffizienter abzuklären [WOLFF, KOCZOREK, BUCHBORN, KÖHLER (1956); MULLER, RIONDEL, MANNING und MACH (1956); DUNCAN, LIDDLE und BARTTER (1956); WOLFF, KOCZOREK und BUCHBORN (1958)]. Hierbei zeigen unbehandelte Herzkranke mit kombinierter Links-Rechts-Insuffizienz und Ödem- und Ascitesbildung in etwa 80% der Fälle eine signifikante Erhöhung der Aldosteronausscheidung. Die Kranken mit normaler Aldosteronausscheidung befanden sich zum Teil in einem steady state ohne aktive Natriumretention, zum Teil retinierten sie wechselnde Mengen des täglichen Natriumangebotes. Mit Rekompensation des Kreislaufes kehrten die erhöhten Aldosteronausscheidungen im Anfang unter individuellen Schwankungen zum Normbereich

zurück (s. Abb. 5 u. 6). Wurde strenge Kochsalzrestriktion auch nach Ödem-
ausschwemmung fortgesetzt, so blieben die Aldosteronausscheidungen leicht erhöht. Zusammenfassend kann gesagt werden, daß die Aldosteronausscheidungen
der Mehrzahl hydropischer Herzkranker in engerer oder lockerer Parallele zur
Verschlechterung oder Besserung der Herzleistung schwankten (s. Abb. 6).

Isolierte Linksinsuffizienzen wiesen meist normale oder nur wenig erhöhte
Aldosteronausscheidungen auf, ein Befund, der mit der geringen renalen Retention

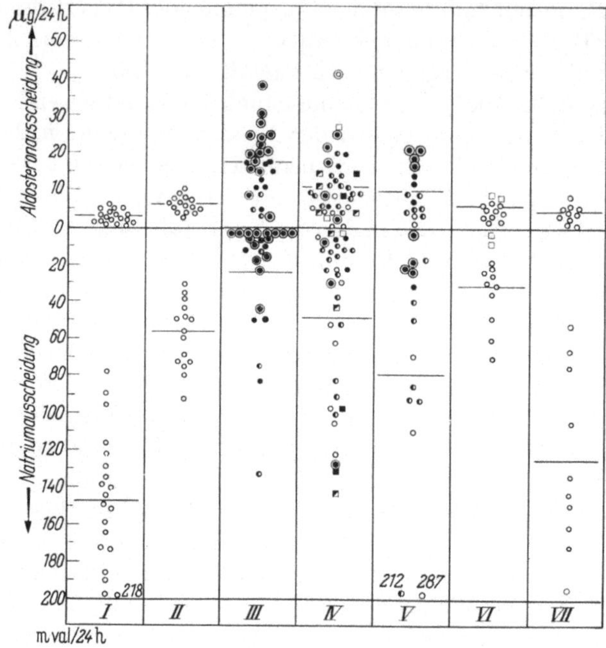

Abb. 5. Ausscheidung von Aldosteron und Natrium bei Gesunden und bei hydropischen Herzkranken (Links-
und Rechtsinsuffizienz) vor, während und nach der Glykosidbehandlung mit und ohne Salzentzug. ○ ödemfrei,
◑ leichte, mäßige Ödeme, ● schwere Ödeme, ⊙ Ödeme und Ascites, ◎ nach Ascitespunktion, □ ◩ ■ unter
Einfluß von Diureticis. I. Gesunde bei freier Nahrungswahl (100—200 mval Na/die). II. Gesunde bei mäßiger
Na-Restriktion (50—70 mval Na/die). III. Unbehandelte hydropische Herzinsuffizienz (100—200 mval Na/die).
IV. Hydropische Herzinsuffizienz während der Behandlung (Glykoside, Bettruhe, evtl. Diuretica, mäßige Na-
Restriktion (50—70 mval Na/die). V. Hydropische Herzinsuffizienz während der Behandlung [(Glykoside, Bettruhe,
evtl. Diuretica, keine Na-Restriktion (100—200 mval Na/die)]. VI. Rekompensierte Herzinsuffizienz, mäßige Na-
Restriktion (50—70 mval Na/die). VII. Rekompensierte Herzinsuffizienz, keine Na-Restriktion (100—200 mval
Na/die). Nach Wolff, Koczorek, Buchborn und Köhler (1956)

dieses Insuffizienztypes gut übereinstimmt. *Isolierte Rechtsinsuffizienzen* zeigten
meist deutlich bis stark erhöhte Aldosteronwerte, wobei die Höhe der Aldosteronaktivität und die Größe der Retentions- und Transsudationsvorgänge in lockerer
Parallele verliefen (s. Abb. 7). Nach Ascitespunktion kardialer Cirrhosen war die
verstärkt einsetzende Natriumretention von exzessiven Anstiegen der Aldosteronausscheidung begleitet [Wolff, Koczorek, Jesch und Buchborn (1956); Wolff,
Koczorek und Buchborn (1958)]. Wurden die Aldosteron- und Natriumausschei-
dungen Herzinsuffizienter in Beziehung zueinander gesetzt (s. Abb. 8), so ergab
sich eine enge negative Korrelation [Buchborn, Koczorek und Wolff (1957)].
Wurden schließlich die Natrium- und Aldosteronausscheidungen sowie die Fil-
trationsraten der unbehandelten Patienten einer Wahrscheinlichkeitsanalyse

unterworfen, so ließ sich maximal 15% der Natriumretention zur Senkung des Glomerulusfiltrats und etwa 60% zur Vermehrung der Aldosteronausscheidung in Beziehung setzen. Durch eine solche statistische Behandlung werden allerdings nur mathematische Relationen aufgedeckt, aus denen nur insoweit kausale Schlüsse gezogen werden konnten, als sie eine wesentliche Rolle glomerulärer Funktionsänderungen bei der Entstehung

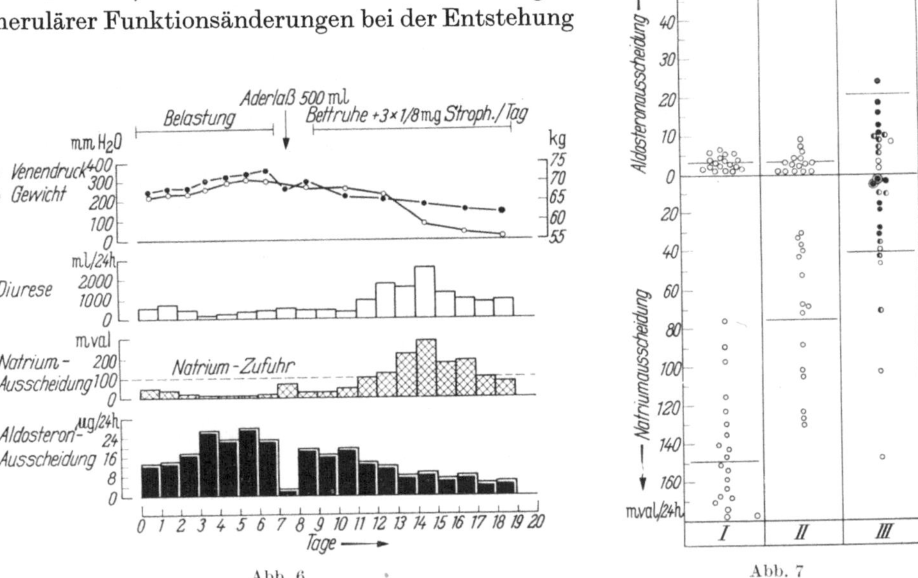

Abb. 6.

Abb. 7.

Abb. 6. Aldosteronausscheidung, Natriumausscheidung, Diurese und Venendruck während De- und Rekompensation bei konstanter Natriumzufuhr (Nach WOLFF, KOCZOREK u. BUCHBORN 1958a)

Abb. 7. Ausscheidung von Aldosteron und Natrium bei Gesunden und bei Herzkranken mit Links- oder Rechtsinsuffizienz. ○ ödemfrei, ◑ leichte, mäßige Ödeme, ● schwere Ödeme, ⊙ Ödeme und Ascites. I. Gesunde (100—200 mval Na/die). II. Kranke mit isolierter Linksinsuffizienz (100—200 mval Na/die). III. Kranke mit isolierter Rechtsinsuffizienz (100—200 mval Na/die). Nach WOLFF, KOCZOREK, BUCHBORN und KÖHLER (1956)

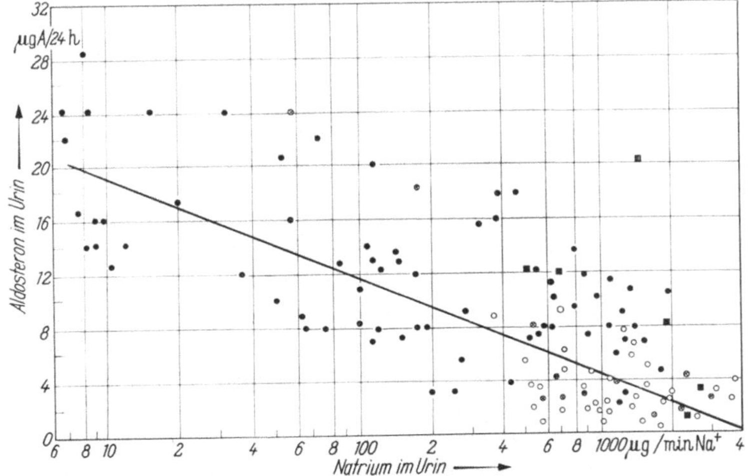

Abb. 8. Verhältnis der Ausscheidungen von Aldosteron und Natrium im Urin Herzkranker. ● hydropische Herzinsuffizienz, ○ trockene Herzinsuffizienz, □ ■ Herzkranke unter Einfluß von Diureticis, ⊗ Herzinfarkt. Nach BUCHBORN, KOCZOREK und WOLFF (1957)

der Natriumretention Stauungsinsuffizienter ausschließen. Die Ergebnisse lassen noch keine Rückschlüsse darauf zu, ob die enge Korrelation zwischen der erhöhten Aldosteronausscheidung und der verringerte Natriumausscheidung einen Aldosteroneffekt widerspiegelt, oder ob sich hinter ihr noch andere, nichtendokrine Einflüsse auf die natriumbewahrenden Funktionen des distalen Nephrons verbergen, die auf Grund der Varianzanalyse für die restlichen 25% der Natriumretention anzunehmen wären.

Offen bleibt ferner, ob Aldosteron bei der tubulären Natriumretention Stauungsinsuffizienter eine direkte oder nur eine „permissive" [INGLE (1951)] Wirkung entfaltet und ferner, ob diese an eine Abwesenheit natriuretischer Faktoren gebunden ist. Natriuretische Effekte genuiner (Cortisol, Cortison) und synthetischer (z. B. Prednison, Prednisolon, Triamcinolon) 17-Hydroxysteroide bei manchen hydropischen Herzkranken sind bekannt. In diesem Zusammenhang verdient die erniedrigte Ausscheidung von 17-Hydroxysteroiden [KARL und WOLFF (1959)] bei natriumretinierenden Herzkranken mit hoher Aldosteronausscheidung Aufmerksamkeit.

So sehr vieles dafür zu sprechen scheint, daß Aldosteron ursächlich an der tubulären Natriumretention Stauungsinsuffizienter beteiligt ist, so wenig ist über Natur und Wirkungsweise extra-adrenocorticaler Faktoren bekannt, denen auf Grund experimenteller Untersuchungen und der vorangegangenen Betrachtungen zur Varianzanalyse natriumretinierender Faktoren ebenfalls fördernde Einflüsse auf die tubuläre Natriumrückresorption zugeschrieben werden müssen. Für ihre Existenz lassen sich die Auslösbarkeit einer orthostatischen Antinatriurese (ROSENBAUM, PAPPER und ASHLEY (1955)] sowie das gelegentliche Auftreten einer ödematösen Herzinsuffizienz bei Addison-Kranken anführen [BLAKETT (1955)], zwei Situationen, in denen die Größe der auftretenden Natriumretention rechnerisch nicht allein durch die gleichzeitige Senkung des Glomerulusfiltrats erklärbar ist. Die Ursache derartiger von der Nebennierenrinde unabhängiger tubulärer Retentionsvorgänge ist in renalen Zirkulations- und Stoffwechseländerungen gesucht worden, die in einem anderen Zusammenhang diskutiert werden sollen.

Sieht man im Aldosteronismus Stauungsinsuffizienter eine Teilursache ihrer Natriumretention, so ergibt sich aus der Wirkungsweise des Hormons eine zwanglose Erklärung für die begleitenden Kaliumverluste. Durch Aldosteron wird im distalen Tubulus der Austausch von rückresorbierten Natrium- gegen sezernierte Kalium- und vielleicht auch Wasserstoff-Ionen [BARTTER (1956); WOLFF, RIECKER und KOCZOREK (1958)] aktiviert (s. Abb. 9). Eine starke Natriumretention infolge hoher Aldosteronaktivität muß daher theoretisch mit einer hohen Kaliumausscheidung einhergehen. Eine mathematische Beziehung zwischen Natriumretention und Kaliumverlusten Herzkranker besteht jedoch nicht, da anscheinend wechselnde Anteile der rückresorbierten Natriumionen gegen Kalium- oder Wasserstoffionen ausgetauscht werden. Unklar bleibt, warum bei vergleichbaren Aldosteronaktivitäten die Kaliumverluste Herzkranker mit sekundärem Aldosteronismus wesentlich geringer sind als die von Kranken mit primärem Aldosteronismus infolge eines Nebennierenrindenadenoms. Da mit dem Abfall des Glomerulusfiltrats auch das tubuläre Natriumangebot verringert ist, wird möglicherweise [BARTTER (1956)] die Hauptmenge verfügbarer Natriumionen bereits in den oberen Abschnitten des distalen Tubulus zusammen mit Cl^- rückresorbiert, während nur kleine

Natriummengen den weiter distal gelegenen Ort des Na^+reK^+-Abtausches [MORELL (1958)] erreichen (s. Abb. 9).

Wähᵣend die Rückresorption von Natrium also ein aktiver Vorgang ist, erfolgt die von Chlorid augenscheinlich passiv und in enger Abhängigkeit von der Menge rückresorbierten Natriums. Nach dem heutigen Wissensstand folgt hierbei das negativ geladene Chlorid-Ion dem durch Transport positiv geladenen Natrium-Ionen durch die Tubulusmembran entstandenen elektrischen Potentialgradienten. Hieraus werden die engen, quantitativen Beziehungen der beiden Ionen in der Körperflüssigkeit — so auch im Ödemwasser — verständlich.

Die *fakultative Wasserbewahrung* erfolgt im wesentlichen in den distalen Tubulusabschnitten (II. Phase der Wasserrückresorption) sowie in tiefer gelegenen Bereichen des Nephrons, vermutlich in den Sammelröhren (III. Phase der Wasserrückresorption). Die Kontrolle der II. Phase wird dem antidiuretischen Hormon der Neurohypophyse zugeschrieben. Die Rolle des *Adiuretins* bei der Entstehung des kardialen Ödems ist lange Zeit durch widersprechende Berichte über erhöhte, erniedrigte oder normale Vorkommen des Hormons im Blut und Urin Herzkranker verdunkelt worden. Die Ursache hierfür ist in der Empfindlichkeit der als Testobjekte verwendeten Warmblüter gegenüber verschiedenen antidiuretischen Substanzen (Ferritin, Serotonin, Oxytonin) und ihrer von Umwelt

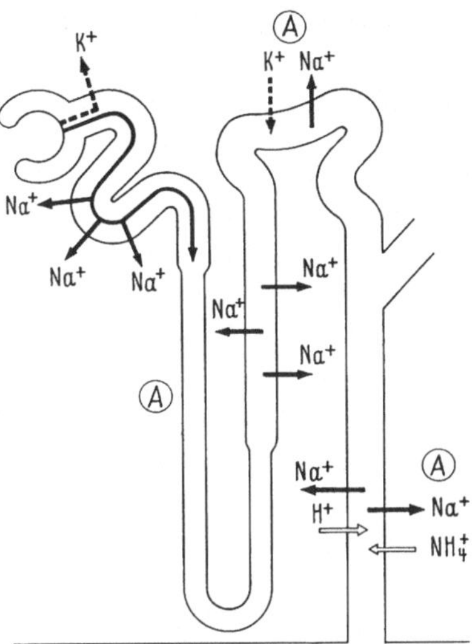

Abb. 9. Schema der vermutlichen Aldosteronwirkung (A) am distalen Tubulus

einflüssen abhängigen Eigenproduktion an Adiuretin zu suchen. Wurden jedoch diese Fehlerquellen durch Verwendung von Kröten als Testobjekte [BUCHBORN (1956), (1957)] ausgeschlossen, so zeigten die im Plasma Herzkranker gefundenen Adiuretinaktivitäten immer noch erhebliche Schwankungen und keine Parallele zu dem Ausmaß der vorhandenen Ödeme oder Leberstauung. Es wird später gezeigt werden, daß diese Schwankungen im wesentlichen die individuelle Anpassung des wasserbewahrenden Adiuretinmechanismus an die jeweils vorhandene Natriumretention widerspiegeln.

Die Ursachen der abnormen Elektrolytzusammensetzung im Intracellularraum Herzkranker zu analysieren, ist schwierig, da sich beim Ionentransfer durch die Zellmembran physiko-chemische Konzentrationsgleichgewichte mit aktiven, energieverbrauchenden Transportmechanismen überlagern. Normalerweise ist die intracelluläre K^+-Konzentration etwa 20 mal größer als die extracelluläre, während die intracelluläre Na^+-Konzentration etwa ein Zehntel der extracellulären beträgt. Die Aufrechterhaltung der steilen Konzentrationsgradienten erfordert eine beträchtliche osmotische Arbeit. Sie wird nach den Vorstellungen von USSING (1949) und CONWAY (1951) durch einen Redox-Mechanismus geliefert, der mit Hilfe eines Carriersystems die in die Zelle diffundierten Natriumionen gegen das Konzentrationsgefälle nach außen pumpt. Durch die Mineralcorticoide wird die

Durchlässigkeit der Zellmembran für Kationen oder die Arbeitsweise ihrer Transportsysteme anscheinend verändert [CONWAY (1954)], da endogene Erhöhung der Aldosteronaktivität im Organismus mit einer Zunahme des Natrium- und Abnahme des Kaliumgehaltes im Intracellulärraum einhergeht. Derartige Veränderungen finden sich sowohl bei primärem Aldosteronismus [CONN und LOUIS (1956); VAN BUCHEM, DOORENBOS und ELINGS (1956)], bei sekundärem Aldosteronismus kardialer, hepatischer oder renaler Genese [RIECKER (1958)], bei transitorischem Aldosteronismus nach Blutverlusten, Natriumentzug oder Durst [SCHWIEGK, RIECKER, WOLFF und KOCZOREK (1958)], als auch bei Addison-Kranken unter Aldosterontherapie [KOCZOREK, KARL, RIECKER und WOLFF (1959)]. Bei den untersuchten Herzkranken zeigten der intracelluläre Na : K-Quotient und die Aldosteronausscheidung parallele Schwankungen. Durch die Annahme eines modifizierenden Einflusses von Aldosteron auf den Kationentransfer durch die Zellmembran würde der erhöhte Natrium- und erniedrigte Kaliumgehalt im Intracellulärraum unbehandelter Herzinsuffizienter mit Aldosteronismus eine Erklärung finden. Diese Überlegungen schließen nicht aus, daß bei Gesunden und Herzkranken zahlreiche weitere Faktoren, z. B. Änderungen des energetischen Zellstoffwechsels [Lit. s. FLECKENSTEIN (1955)] bzw. bei behandelten Herzinsuffizienzen Glykosideffekte [Lit. s. FLECKENSTEIN (1955)] den Kationenaustausch durch die Zellmembranen beeinflussen.

Die Aldosteronwirkung an den Zellmembranen scheint jedoch die Gegenwart unbekannter konditionierender oder eine Abwesenheit antagonistisch wirkender Faktoren vorauszusetzen; denn ebenso wie am Tubulus (s. S. 5) sind auch an den Erythrocyten Gesunder nach Injektion physiologischer Dosen von synthetischem (D, L)-Aldosteron die beschriebenen Elektrolytveränderungen schwach oder abwesend. Bei primärem Aldosteronismus werden sie durch Gaben von 17-Hydroxycorticoiden reversibel [CONN und LOUIS (1956)], ebenso wie die tubuläre Na^+-Retention bei manchen Patienten mit sekundärem Aldosteronismus. Diese Beobachtungen deuten erneut eine potentielle aldosteron-antagonistische Wirkung dieser Steroidgruppe an der Zellmembran an, deren Voraussetzungen noch nicht abgeklärt sind.

3. Die Rolle des insuffizienten Herzens bei der Entstehung der Wasser- und Elektrolytstoffwechselstörungen

Die bisherigen Erklärungsversuche der zeitlichen und kausalen Zusammenhänge zwischen Herzleistungsminderung, renaler Flüssigkeitsretention und lokaler Ödembildung führten zur Formulierung der umstrittenen Theorien vom Rückwärtsversagen (backward failure) bzw. Vorwärtsversagen (forward failure) des Herzens. Die Entstehungsweise des kardialen Hydrops wird jedoch durch keine dieser beiden mechanistischen Vorstellungen widerspruchslos erklärt. Aussichtsreicher erscheint es, die Zusammenhänge zwischen Herz-, Kreislauf- und Nierenfunktion Herzinsuffizienter als das neue Gleichgewicht eines sehr komplexen Reglersystems zu beschreiben, in dem die Änderung einer Größe — z. B. der Herzdynamik — automatisch die Neueinstellung zahlreicher anderer Größen — z. B. des Venen- und Arteriolentonus, der Atmung, des Aldosteronmechanismus, des Adiuretinmechanismus usw. — zur Folge hat [SCHWIEGK (1956)]. Die Rolle des insuffizienten Herzens bei der Entstehung der vorher beschriebenen Elektrolyt- und Wasserhaushaltsstörungen läßt sich dann über die Neueinstellung verschiedener Regelkreise begreifen. So ist die örtliche Ödemtranssudation im wesentlichen ein Nebenprodukt des venösen Hypertonus und der venösen Hypervolämie, von Regelvorgängen also, die einer Verbesserung der ungenügenden Auswurfleistung dienen. Die glomeruläre Flüssigkeitsretention muß als Ausdruck eines Regelvorgangs angesehen werden, der über den Ablauf: unzureichende Auswurfleistung → periphere Vasoconstriction → Abfall der renalen Plasmadurchströmung und des Glomerulusfiltrats zu einer Erhöhung der zirkulierenden Blutmenge führt. Ob auch bei der tubulären Flüssigkeitsretention Herzkranker örtliche zirkulatorische und metabolische Anpassungsvorgänge wirksam sind, ist experimentell nicht völlig abgeklärt, wiewohl anzunehmen. Als derartige Stimuli tubulärer Funktionsänderungen sind Senkungen des renalen Durchblutungsdruckes [Selkurt (1951), (1955)], Veränderungen der renalen Blutverteilung [Pappenheimer und Kinter (1956)] oder Abflußstauung der Sammelröhren infolge venöser Kompression [Winton (1937)] angesehen worden. An einen Einfluß metabolischer Faktoren auf die tubuläre Empfindlichkeit gegenüber Steroiden oder auf die Aktivität an Resorptionsvorgängen beteiligter Enzyme oder Transportsysteme muß ebenfalls gedacht werden.

Die *Aktivierungsweise der endokrinen Retentionsmechanismen* und hier besonders des Aldosteronismus Stauungsinsuffizienter ist noch nicht abgeklärt. Aus methodischen Gründen wurde bisher nur die Aldosteron*ausscheidung* Herzkranker studiert. Theoretisch können erhöhte Aldosteronvorkommen im Urin sowohl durch verringerten hepatischen Abbau oder veränderte renale Ausscheidung als auch durch vermehrte Sekretion des Hormons hervorgerufen werden. Unter normalen Bedingungen wird Aldosteron in der Leber durch Bildung von Δ_4-3-Keton-Conjugaten [Ayres, Barlow, Garrod, Kellie, Tait, Tait und Walker (1958)] und anderen Metaboliten (z. B. 11-Dihydroaldosteron, Tetrahydroaldosteron) inaktiviert. Es blieb zu klären, ob die herabgesetzte Durchblutung und fibrotische Umwandlung der Stauungsleber Änderungen des Aldosteronabbaus und der Ausscheidungsmuster freier und konjugierter Aldosteronfraktionen hervorrufen kann, die eine vermehrte Sekretion des Hormons vortäuschen. Neuere Untersuchungen [Koczorek, Wolff und Karl (1959)] haben jedoch ergeben, daß das Ausscheidungsmuster der Aldosteronfraktionen Stauungsinsuffizienter mehr dem Gesunder als dem Leberkranker entspricht (s. Abb. 10) und daß Abbaustörungen des Steroids nur von sekundärer Bedeutung für die Entstehung der Aldosteronurie Herzinsuffizienter sind. Physiologische Überlegungen und experimentelle Daten lehren, daß Änderungen des Glomerulusfiltrates parallele und Änderungen der tubulären Rückresorption entgegengesetzte Schwankungen der Exkretionsrate von Aldosteron [Koczorek, Wolff und Karl (1959)] hervorrufen, wie sie für andere Steroide [Samuels, Eik-Nes, Tyler und Dominguez (1957)] bereits bekannt sind. Die Erhöhung der Aldosteronausscheidung Herzinsuffizienter in Gegenwart erniedrigter, glomerulärer Filtration scheidet — eine unverminderte Rückresorption von Sterioden vorausgesetzt — renale Funktionsänderungen als Ursachen der Aldosteronurie praktisch aus. Diese Beobachtungen lassen daher die Annahme zu, daß die Aldosteronurie Stauungsinsuffizienter in erster Linie auf eine vermehrte Sekretion des Hormons zurückzuführen ist.

6*

Die Frage nach der *Natur der Stimuli, die den Aldosteronismus Stauungsinsuffizienter auslösen*, ruft die noch ungeklärte Frage nach der physiologischen
Regulation der Aldosteronsekretion wach, auf die hier nicht näher eingegangen
werden kann. Da Aldosteron normalerweise den Natrium- und Kaliumgehalt und
über diesen auch das Flüssigkeitsvolumen der Körperräume beeinflußt, hat man
als Stimuli der Aldosteronsekretion einerseits Änderungen des Na : K-Quotienten
im Körper [LUETSCHER und LIEBERMAN (1958); FARELL (1958)], andererseits
Änderungen eines „effektiven intravasculären Volumens" [BARTTER, BIGLIERI,

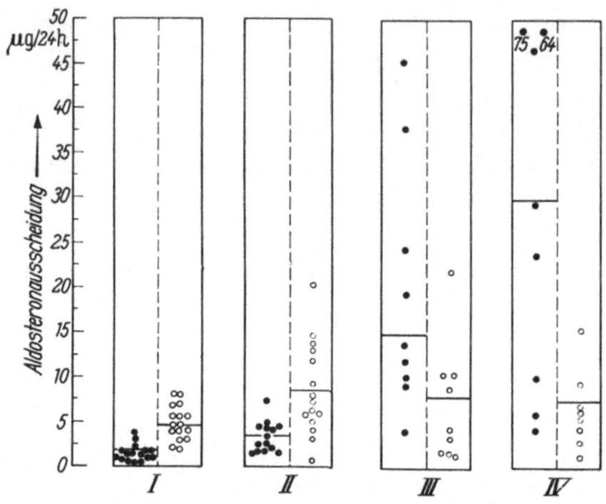

Abb. 10. Ausscheidung freien und konjugierten (durch saure
Hydrolyse erfaßbaren) Aldosterons bei Gesunden, Herz- und
Leberkranken. I. Gesunde; II. Stauungsinsuffizienz; III. Leber-
cirrhose; IV. Akute Hepatitis. (Nach KOCZOREK u. WOLFF 1959)

PRONOVE und DELEA (1958)]
angenommen, die durch un-
bekannte Receptoren und Ver-
mittlersysteme über ein dien-
cephales Zentrum [RAUSCH-
KOLB und FARELL (1956);
FARELL (1958)] die Neben-
nierenrinde aktivieren.

Direkte Beziehungen zwi-
schen Änderungen der vascu-
lären Druck-Volumenrelati-
onen und Änderungen der
Aldosteronaktivität ließen sich
bei Herzinsuffizienz bisher
nicht nachweisen. Wenn auch
bei hydropischen Herzkranken
eine gewisse Parallelität zwischen der Höhe des Venen-
drucks und der Größe der Aldo-
steronausscheidung besteht, so finden sich andererseits Störungen der Kreislauf-
funktion (z. B. Kollaps, hypovolämischer Schock nach Herzinfarkt, arteriovenöse Fistel), wo hohe Aldosteronausscheidungen von normalen Venendrucken
begleitet sind [WOLFF, GÖLDEL, KOCZOREK (1959)]. Eine engere, negative Korrelation sahen die gleichen Autoren zwischen Auswurfleistung und Aldosteronausscheidung. Jedoch gilt diese Beziehung vermutlich nur für Herzkranke mit
low output failure. Würden Gesunde unter schwerer Muskelarbeit, Kranke mit
arteriovenöser Fistel oder high output failure verschiedener Ursache in diese
Untersuchungen einbezogen, so ließen sich hohe Aldosteronausscheidungen vermutlich auch bei hohen Auswurfleistungen registrieren. Diese Beobachtungen
und Überlegungen sprechen also weniger dafür, daß Änderungen der Druck-
Volumenrelationen in herznahen Segmenten der großen Venen- bzw. Arterien-
stämme mit Erregung der hier verschiedentlich angenommenen Volumenreceptoren [Lit. s. SMITH (1957); EPSTIEN (1957); FARELL (1958)] die gesuchten Stimuli für die Auslösung des Aldosteronismus Herzkranker liefern.

Möglicherweise muß man die Ursachen des Aldosteronismus in den Auswirkungen der Herzinsuffizienz auf die Peripherie suchen. Inadäquate Auswurfleistung
mit oder ohne kompensatorische periphere Vasoconstriction führen zu einem Mißverhältnis zwischen den Stoffwechselbedürfnissen der Gewebe und ihrer zirku-
latorischen Befriedigung, wie es sich beispielsweise in dem herabgesetzten O_2-

Gehalt des venösen Mischblutes Herzinsuffizienter ausdrückt. Hier bliebe zu untersuchen, ob die Aktivierung der Aldosteronsekretion auf Änderungen des Säure-Basen-Gleichgewichtes der O_2-Konzentration oder der Elektrolytzusammensetzung im Bereich der Receptororgane und diese wiederum auf eine ungenügende Blutversorgung zurückzuführen sind. Für das Bestehen derartiger Zusammenhänge ließe sich anführen, daß

1. hohe Aldosteronausscheidungen regelmäßig in Situationen [Lit. s. FARELL (1958); WOLFF (1959)] gefunden wurden, in denen Hypovolämie (Schock, Kollaps,

Blutverlust, Orthostase, Dehydration, Hypoproteinämie) oder Blutverschiebung von der arteriellen zur venösen Seite (Herzinsuffizienz, portale Hypertonie mit Ascitesbildung, arteriovenöse Fistel) für das Vorliegen einer inadäquaten Gewebsdurchblutung sprechen, und daß

2. experimentelle, akute Hypovolämie (Blutverlust, Orthostase) zu reproduzierbaren Veränderungen im intracellulären Raum führt, die sich in Auswanderung von Na^+ und Wasser *aus* den und Senkung des Na : K- Quotienten und p_H *in* den Erythrocyten der Versuchspersonen äußert [SCHWIEGK, RIECKER, WOLFF, KOCZOREK (1958)] (s. Abb. 11). Unter der anschließenden Erhöhung der Aldosteronaktivität bilden sich die intracellulären Elektrolytveränderungen zur Norm zurück, worauf sich die Aldosteronausscheidung wieder normalisiert.

Diese Beobachtungen könnten die tentative Annahme stützen, daß Aldosteronsekretion und ein intracelluläres Elektrolytäquilibrium (Na^+ : K^+?, Säure-Basen-

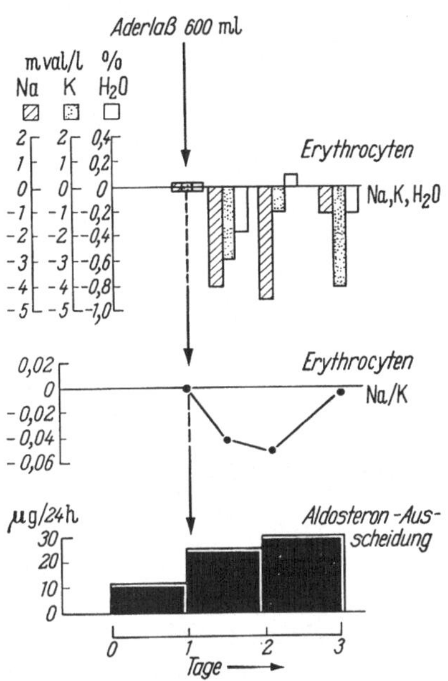

Abb. 11. Beziehungen zwischen Änderungen des intravasculären Volumens, der intracellulären Elektrolytzusammensetzung und der Aldosteronausscheidung (Nach SCHWIEGK, RIEKER, WOLFF u. KOCZOREK 1958)

Gleichgewicht?) im Sinne eines Rückkoppelungsmechanismus korreliert sind. Diese Arbeitshypothese schließt eine zusätzliche Aktivierbarkeit der aldosteronproduzierenden Zona glomerulosa der NNR durch andere Afferenzen nicht aus. Volumensempfindliche Dehnungsreceptoren mit neuralen Verbindungen zu einem übergeordneten Zentrum der Aldosteronregulation sind im rechten Vorhof [FARELL (1958) bzw. im Carotissinusgebiet [BARTTER (1958)] vermutet worden. Physiologische Überlegungen machen es wahrscheinlich, daß ein verschiedene Regelgrößen (Na : K-Relation, extra- und intracelluläres Flüssigkeitsvolumen) beeinflussender Effektor — wie hier Aldosteron — von Stimuli und Receptoren verschiedener Natur und Empfindlichkeit gesteuert wird.

Zwischen der *Aktivitätslage des Adiuretinmechanismus* und den *kardiovasculären Funktionsänderungen* der Herzinsuffizienz ließen sich im Anfang *keine direkten Beziehungen* feststellen. Experimentelle Befunde zeigen, daß Änderungen des hepatischen Adiuretinabbaus bzw. der Nierenfunktion bei der Herzinsuffizienz keinen entscheidenden Einfluß auf die Höhe der Adiuretinaktivität im Plasma besitzen. Nimmt man an, daß osmotische Stimuliden physiologischen Reiz für die Adiuretinsekretion darstellen, so sind hohe Adiuretinaktivitäten bei Herzkranken mit starker Natriumretention und niedrigen Adiuretinaktivitäten bei Herzkranken mit schwacher Natriumretention zu erwarten. Dieser Erwartung entspricht die Feststellung einer engen positiven Korrelation zwischen der Adiuretinaktivität des Plasmas und der „effektiven" Osmolarität des Serums [BUCHBORN (1956) (1957)], die sich bei den meisten Herzinsuffizienten ebenso wie bei hydrierten und nicht hydrierten Gesunden und bei Kranken mit renalem oder hepatogenem Hydrops gültig erwies (s. Abb. 12). Sie spricht dafür, daß die Schwankungen der Adiuretinaktivität Herzinsuffizienter im Anfang die individuelle Anpassung des Adiuretinmechanismus an die jeweilige Natriumretention widerspiegeln.

Allerdings deutet die seltene Hyponaträmie (sodium dilution syndrom) bei fortgeschrittener Stauungsinsuffizienz an, daß unter ungeklärten Bedingungen eine über die osmotischen Bedürfnisse hinausgehende Wasserretention auftreten kann.

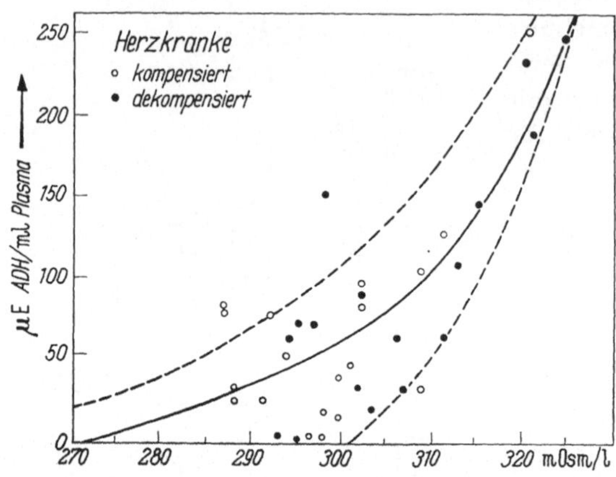

Abb. 12. Plasma-ADH (Adiuretin) und effektive Serumosmolarität bei Herzkranken. .... Variationsbreite Gesunder, ------ Mittelwert Herzkranker. Nach BUCHBORN (1957)

Als Ursachen sind Na$^+$-Abwanderung in den intracellulären Raum und vermehrte Adiuretinsekretion infolge Empfindlichkeitsänderung der Osmoreceptoren oder Wirksamwerden andersartiger Stimuli an der Neurohypophyse diskutiert worden. Verschiedene Beobachtungen [WELT und ORLOFF (1951); LEAF und MAMBY (1952); HENRY und GAUER (1956) und BUCHBORN (1956)] haben es wahrscheinlich gemacht, daß bei akuten und/oder hochgradigen Änderungen des intravasculären Volumens die Adiuretinsekretion unabhängig von der jeweiligen extracellulären Osmolarität verändert werden kann. Es ist daher diskutiert worden [WELT (1958)], ob bei fortgeschrittenen Herzinsuffizienzen mit weitgehender Verschiebung des Blutes von der arteriellen zur venösen Seite die Osmoregulation der Adiuretinsekretion durch Impulse intramuraler Dehnungsreceptoren in unbekannten Gefäßabschnitten ersetzt werden und auf diese Weise eine überschießende Wasserretention erzeugt werden kann. Derartige Volumenreceptoren sind in dem linken Vorhof bzw. verschiedenen arteriellen Gefäßabschnitten angenommen worden [Lit. s. SMITH (1957); WELT (1957)]; ihre Struktur und pathophysiologische Rolle ist jedoch noch nicht abgeklärt. Es ist ferner gezeigt worden, daß bei Herzkranken eine Adiuretinausschüttung auch durch zahlreiche andersartige Stimuli — z. B. Änderungen des arteriellen O_2-Gehaltes, Freisetzung von Vasodepressormaterial (VDM) aus der Stauungsleber, Vermehrung kreisender cholinergischer Substanzen, Vagusreizung, emotionellen Stress usw. [Lit. s. SMITH (1957); BUCHBORN (1958)] — hervorgerufen werden kann. Die enge Parallelität zwischen Serumosmolarität und Plasmaadiuretin bei den meisten Herzkranken spricht jedoch dafür, daß die meisten derartigen Stimuli selten, oder schwach, oder von kurzer Dauer sind bzw. durch zentrale Summation neutralisiert werden, und daß die Adiuretinsekretion der meisten Herzkranken mit Stauungsinsuffizienz osmotischen Stimuli gehorcht, d. h. der jeweiligen Aktivität der natriumretinierenden Mechanismen angepaßt ist.

Faßt man die aufgeführten Einzelbeobachtungen zusammen, so läßt sich folgern, daß bei ungenügender Auswurfleistung des Herzens eng koordinierte Anpassungsreaktionen des Kreislaufs, der Nieren- und Leberfunktion, des Knochenmarks, der Nebennierenrinde und der Neurohypophyse einsetzen mit dem Ziel, durch Vermehrung der Blutmenge den venösen Rückfluß zum Herzen zu erhöhen und hierdurch die Auswurfleistung zu verbessern (STARLING). Aldosteron und Adiuretin stellen hierbei nur die endokrinen Aktivatoren der sehr komplexen Antinatriurese- und Antidiuresemechanismen des Organismus dar, die im Rahmen der Volumen- und Osmoregulation wirksam sind. Ihr Zusammenwirken scheint nach dem heutigen Wissensstand durch den folgenden Ablauf charakterisierbar (s. Abb. 13): Ungenügende Auswurfleistung → Aktivierung der Aldosteronsekretion → tubuläre Retention von Natrium → sekundäre Retention von Cl → Anstieg der extracellulären Osmolarität → Aktivierung der Adiuretinsekretion → tubuläre Retention von Wasser → Vergrößerung des intravasculären Volumens.

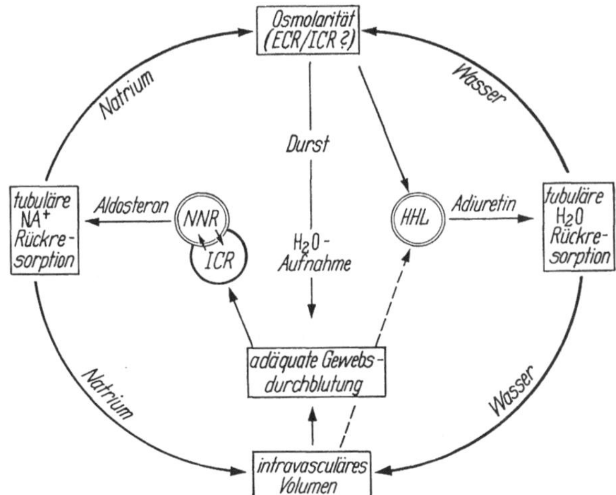

Abb. 13. Mögliches Zusammenwirken von Aldosteron und Adiuretin als endokrinen Effektoren der Volumenregulation. Die Aktivierung der Aldosteronsekretion erfolgt durch intracelluläre (Na⁺ : K⁺ Quotient? Säure-Basen-Gleichgewicht?) Stoffwechseländerungen und/oder Erregungen vasculärer Spannungsreceptoren, die im Gefolge von Hypovolämie bzw. inadäquater Gewebsdurchblutung auftreten
ICR = intracellulärer Receptor

Die Arbeitsweise des Systems kann vermutlich auf verschiedenen Ebenen modifiziert werden. So am afferenten Bereich durch Wirksamwerden andersartiger Stimuli und Receptoren — z. B. durch Dehnungsreceptoren registrierte intravasculäre Volumensänderungen — oder im efferenten Bereich durch Summation mit anderen Einflüssen — z. B. tubulären Effekten anderer elektrolytwirksamer Steroide oder metabolischen Faktoren, die die Arbeitsweise der Tubuluszellen verändern.

Ist das insuffiziente Herz nicht in der Lage, das durch Flüssigkeitsretention und andere Faktoren kompensatorisch erhöhte venöse Angebot in eine ausreichende Auswurfleistung zu übersetzen, so kommt es

a) zu einem Fortbestehen der die renale Flüssigkeitsretention verursachenden Stimuli und damit

b) durch ständige Zunahme der venösen Hypervolämie und des venösen Capillardruckes zur Sequestrierung von Salz und Wasser im Interstitialraum.

Bei einer derartigen Betrachtungsweise wären die Elektrolyt- und Wasserstoffwechselstörungen ödematöser Herzkranker im wesentlichen als Folgen zirkulatorisch renaler und endokriner Anpassungsreaktionen an die Herzinsuffizienz aufzufassen, die — bei Weiterbestehen einer unzureichenden Auswurfleistung — durch fortschreitende Hydropsbildung schließlich zum selbständigen Krankheitsfaktor werden.

Literatur

AIKAWA, I. K., and R.H. FITZ: Alterations in exchangeable sodium content, "Sodium^{24} space" and body weight during the treatment of congestive heart failure. Circulation 12, 897 (1955).

AXELRAD, B. I., I. R. CATES, B. B. JOHNSON and J. A. LUETSCHER: Aldosterone in urine of normal man and of patients with edema. Brit. med. J. 1955 I, 196.

AYRES, P. J., J. BARLOW, O. GARROD, A. E. KELLIE, S. A. S. TAIT, J. F. TAIT and G. WALKER: The metabolism of (16-^{3} H) Aldosterone in man. Int. Sympos. on Aldosterone, Genf 1957. London: Churchill 1958.

BARGER, C.: The Pathogenesis of sodium retention in congestive heart failure. Metabolism 5, 480 (1956).

BARTTER, F. C.: The role of aldosterone in normal homeostasis and in certain disease states. Metabolism 5, 369 (1956).

— Persönl. Mitteilung.

— E. G. BIGLIERI, P. PRONOVE and C. S. DELEA: Effect of changes in intravascular volume on aldosterone secretion in man. Int. Sympos. on Aldosterone, Genf 1957. London: Churchill 1958.

BLAKETT, R. B.: Edema in heart failure: Lessons from the Beri-Beri heart. Aust. Ann. Med. 4, 261 (1955).

BLAND, J. H.: Disturbances of body fluids. Philadelphia, London: W. B. Saunders Comp. 1956.

BRADLEY, S. E. A., and G. P. BRADLEY: Renal function during chronic anemia in man. Blood 2, 192 (1947).

BRIGGS, A. P., D. M. POWELL, W. F. HAMILTON, J. W. REMINGTON, N. C. WHEELER and J. A. WINSLOW: Renal and circulatory factors in edema formation of congestive heart failure. J. clin. Invest. 27, 810 (1948).

BUCHBORN, E.: Adiuretin und Serumosmolarität. Klin. Wschr. 34, 953 (1956).

— Das antidiuretische Hormon in der endokrinen Regulation des Wasserhaushaltes. Habilitationsschrift, München 1958.

— KH. R. KOCZOREK u. H. P. WOLFF: Aldosteronausscheidung und tubuläre Nierenfunktion. Klin. Wschr. 35, 452 (1957).

— — — Aldosteron, Glomerulusfiltrat und Natriumretention. Klin. Wschr. 37, 71 (1959).

BUCHEM, F. S. P. v., H. DOORENBOS and H. S. ELINGS: Primary aldosternism due to adrenocortical hyperplasie. Lancet 2, 335 (1956).

BURROWS, B. A., M. M. ASHLEY and J. H. SISSON: Radioactive potassium distribution in metabolic disorders. J. clin. Invest. 31, 620 (1952).

CLARKE, N. J., and R. E. MOSHER: The water and electrolyte content of the human heart in congestive heart failure with and without digitalization. Circulation 5, 907 (1952).

CONN, J. W., and L. H. LOUIS: Primary aldosteronism a new clinical entity. Ann. intern. Med. 44, 1 (1956).

CONWAY, E. J.: Biological performance of osmotic work. A redox pump. Science **113**, 270 (1951).
— Some aspects of ion transports through membranes. Sympsoium on active transport and secretion, S. 297. Cambridge University Press 1955.
CRABBE, J., E. I. ROSS and G. W. THORN: Significance of excretion of aldosterone during sodium deprivation in normal subjects. J. clin. Endocr. **18**, 1159 (1958).
DAVIS, J. O., and N. W. SHOUK: Effect of theophylline ethylene diamine of renal function in control subjects and in patients with congestive heart failure. J. clin. Invest. **28**, 1459 (1949).
DEMING, A. B., and J. A. LUETSCHER: Bioassay of desoxycorticosterone-like anaterial in urine. Proc. Soc. exp. Biol. (N. Y.) **73**, 171 (1950).
DESAULLES, P., J. TRIPOD and W. SCHULER: Wirkung von Elektrokortin auf die Elektrolyt- und Wasserausscheidung im Vergleich zu Desoxycorticosteron. Schweiz. med. Wschr. **83**, 1088 (1953).
DUNCAN, L. E., G. W. LIDDLE and F. C. BARTTER: The effect of changes in body sodium on extracellular fluid volume and aldosterone and sodium excretion by normal and edematous men. J. clin. Invest. **35**, 1299 (1956). DYKE, D. C. VAN: The regulation of water excretion by the neurohypophysis. Bull. Acad. Med. N. Y. **29**, 24 (1953).
ELKINTON, J. R., and T. S. DANOWSKI: The body fluids Baltimore: Williams & Wilkins Comp. 1955.
EPSTEIN, F. H.: Renal excretion of sodium and the concept of a volume receptor. Essays in Metabolism, S. 229, Boston, Toronto: Little, Brown & Comp. 1957.
FARBER, S. J., and R. J. SOBERMAN: Total body water and total exchangeable sodium in edematous state due to cardiac, renal or hepatic disease. J. clin. Invest. **35**, 779 (1956).
FARELL, G.: Regulation of aldosteron secretion. Physiol. Rev. **38**, 709 (1958).
FISHMAN, A. P., M. H. MAXWELL, C. H. CROWDER and P. MORALES: Kidney function in cor pulmonale; particular consideration of changes in renal hemodynamic and sodium excretion during variation in level of oxygenation. Circulation **3**, 703 (1951).
FRIEDBERG, CH. K.: Diseases of the Heart. Philadelphia: W. B. Saunders: 1956.
— R. TAYMOR and P. POLLAK: Unveröffentlichte Befunde; zit. nach FRIEDBERG.
FUTCHER, P., and H. SCHROEDER: Studies on congestive heart failure. II. Imapived renal excretion of sodium chloride. Amer. J. med. Sci. **204**, 52 (1942).
HENRY, J. P., O. H. GAUER and J. L. REEVES: Evidence of the atrial location of receptors influencing urine flow. Circulation **4**, 85 (1956).
HURST, W.W.: Simultaneous determination of body water by deuterium and antipyrine in patients with edema. Amer. J. Med. **10**, 516 (1951).
ISERI, I. T., A. J. BOYLE, D. E. CHANDLER and G. B. MYERS: Electrolyte studies in heart failure: I. Cellular features in the pathogenesis of the edema of congestive heart failure. Circulation **11**, 615 (1955).
KATTUS, A. A., B. SINCLAIR-SMITH, J. GENEST and E. K. NEWMAN: Effect of exercise on renal mechanism of electrolyte excretion in normal subjects. Bull. Johns Hopk. Hosp. **84**, 344 (1949).
KARL, J., u. H. P. WOLFF: Über die Ausscheidung von 17-Hydroxysteroiden bei hydropischen Herzkranken. In Vorbereitung.
KOCZOREK, KH. R., G. RIECKER, J. KARL u. H. P. WOLFF: Zur Behandlung des Morbus Addison mit synthetischem Aldosteron. Dtsch. med. Wschr. (im Druck).
— — u. H. P. WOLFF: Über die Wirkung physiologischer Dosen synthetischen D, L-Aldosterons bei normalen Versuchspersonen. In Vorbereitung.
— H. P. WOLFF u. M. L. BEER: Über die Aldosteronausscheidung bei Schwangerschaften und Schwangerschaftstoxikosen. Klin. Wschr. **35**, 497 (1957).
— — u. H.P. WOLFF: Über die Ausscheidung von endogenem und exogenem Aldosteron bei Gesunden und Kranken in Abhängigkeit von Leber- und Nierenfunktion. Verhandl. 65. Kongr. Dtsch. Ges. Inn. Med., i. Druck.
LANDAU, R. L., and N. LUGIBIHL: Inhibition of the sodium-retaining influence of aldosterone by progesterone. J. Lab. clin. Med. **50**, 613 (1957).
LEAF, A., and A. R. MAMBY: Antidiuretic mechanism not regulated by extracellular fluid tonicity.

Luetscher, J. A., Q. B. Deming and B. B. Johnson: The sodium retaining activity of the corticoid fraction of urine of edematous patients. CIBA Foundat. Coll. on Endocrinology, Vol. IV. London: Churchill 1951.
— and B. B. Johnson: Observations of the sodium retaining corticoid in the urine of children and adults in relation to sodium balance and edema. J. clin. Invest. **33**, 1441 (1954).
— and H. Lieberman: Aldosterone. A. M. A. Arch. intern. Med. **102**, 314 (1958).
Lusk, J. A., and S. D. Palmer: Sodium exchange in congestive heart failure. Circulation 8, 282 (1953).
Merrill, A. J.: Edema and decreased renal blood flow in patients with chronic congestive heart failure: evidence of "forward failure" as primary cause of edema. J. clin. Invest. **25**, 389 (1946).
Mokotoff, R., G. Ross and L. Leiter: The electrolyte of skeletal muscle in congestive heart failure: a comparison of results with inulin and chloride as reference standards for extracellular water. J. clin. Invest. **31**, 291 (1952).
Morel, F.: Diskussionsbemerkung S. 180: Int. Symposion on Aldosterone, Geneva 1957. London: Churchill 1958.
Muller, A. F., A. M. Riondel, E. L. Manning et A. R. S. Mach: Etudes de l'aldosteronurie les sujets normals et chez les cardiaques oedemateux. Schweiz. med. Wschr. **86**, 1335 (1956).
Newman, E. V.: Function of kidney and metabolic changes in cardiac failure. Amer. J. Med. **6**, 357 (1949).
Pappenheimer, J. R., and W. B. Kinter: Role of the red blood corpuscels in the regulation of renal blood flow and glomerular filtration rate; zit. nach Barger.
Riecker, G., u. M. v. Bubnoff: Über die intrazellulären Wasser- und Elektrolytstoffwechsel-Untersuchungen an Erythrocyten. II. Mitteilung: Ödemkrankheiten. Klin. Wschr. **36**, 557 (1958).
Riecker, G.: Unveröffentlichte Ergebnisse 1958.
Rosenbaum, J. D., S. Papper and M. M. Ashley: Variations in renal tubular reabsorption of sodium independant of change in adrenocortical hormone. J. clin. Invest. **31**, 657 (1952).
Samuels, L. T., H. Brown, N. Eik-Ness, F. H. Tylor and O. V. Dominguez: Extra-adrenal factors affecting the levels of 17-hydroxy-corticosteroids in plasma. CIBA Coll. Endocrinology 11, 208, London: J. A. Churchill 1957.
Selkurt, E. E.: Physical factors in relation to electrolyte and water excretion renal function. p. 103. New York: Josiah Macy Foundation 1952.
— Nierenfunktion bei veränderten Kreislaufverhältnissen. III. Freiburger Symposion. Pathologische Physiologie und Klinik der Nierensekretion 1954. Heidelberg: Springer 1955.
Seymour, W. D., W. H. Pritchard, L. P. Longley and J. M. Hayman: Cardiac output, blood and interstitial fluid volumes, total circulation serum protein and kidney function during cardiac failure and after improvement. J. clin. Invest. **21**, 299 (1942).
Singer, B., and J. Wener: Excretion of sodium retaining substances in patients with congesitve heart failure. Lancet **263**, 226 (1952).
Speir, R. S., S. A. Simpson and J. F. Tait: Certain biological activities of crystalline electro-cortine. Endocrinology **53**, 233 (1954).
Squires, R. D., A. P. Crossley and J. R. Elkinton: The distribution of body fluids on congestive heart failure. III. Exchange in patients during diuresis. Circulation 4, 868 (1951).
Schwiegk, H.: Die Auswirkungen von Funktionsstörungen des Herzens auf die Peripherie. Verh. dtsch. Ges. Kreisl.-Forschg. **22**, 180 (1956).
— G. Riecker, H. P. Wolff u. Kh. R. Koczorek: Intrazelluläre Wasser- und Elektrolytveränderungen und Aldosteronproduktion. Sect. 9—97. IV. Internat. Kongr. f. Biochemie. Wien 1958.
Smith, H. W.: Salt and water volume receptors. Amer. J. Med. **23**, 623 (1957).
Talso, P. J., H. Spafford and M. Blaw: The metabolism of water and electrolytes in congestive heart failure. II. The distribution of water and electrolytes in skeletal muscle in edematous patients with congestive heart failure before and after treatment. J. Lab. clin. Med. 41, 405 (1953).
Talso, P. J., H. Spafford and G. Ferenzi and H. O. Jackson: Paradoxial hyponatremia associates with congestive heart failure and with cirrhosis of the liver. Metabolism **5**, 58 (1956).

THREEFOOT, S., G. BURCH and P. REASER: The biological decay periods of sodium in normal man, in patients with congestive heart failure and in patients with the nephrotic syndrome, as determined by Na^{22} as the fraser. J. Lab. clin. Med. **34**, 1 (1949).

USSING, H. H.: Transport of ions across cellular membranes. Physiol. Rev. **29**, 127 (1949).

VERNEY, E. B.: The antidiuretic hormone and the factors which determine its release. Proc. roy. Soc. B. **135** (878), 25 (1947).

WARNER, G. F., E. I. DOBSON, C. E. RODGER, M. E. JOHNSTON and N. PACE: The measurement of total "sodium space" and total body sodium in normal individuals and in patients with cardiac edema. Circulation **5**, 915 (1952).

WELT, L. G.: The influence of disease on the renal excretion of water. Essays in Metabolism. Boston, Toronto: Little, Brown & Co. 1957.

WINTON, F. R.: Zit. nach SELKURT 1955.

WOLFF, H. P.: Endocrine factors in congestive heart failure. Symposium on congestive heart failure, J. chron. Dis. (im Druck).

— KH. R. KOCZOREK u. E. BUCHBORN: Aldosteronuria in edema. Int. Symposium on Aldosterone, Geneva 1957. London: Churchill 1958 (a).

— — — and M. KÖHLER: Über die Aldosteronaktivität und Natriumretention bei Herzkranken und ihre pathophysiologische Bedeutung. Klin. Wschr. **34**, 1105 (1956).

— — W. JESCH u. E. BUCHBORN: Untersuchung über die Aldosteronausscheidung bei Leberkranken. Klin. Wschr. **34**, 366 (1956).

— G. RIECKER, KH. R. KOCZOREK u. L. GÖLDEL: Unveröffentl. Beobachtungen 1958.

Einführung

Von

L. Lendle

In diesem Kreis pathophysiologisch interessierter Kollegen, in dem gestern die Frage der Herzinsuffizienz erneut durchgesprochen wurde, soll heute auch das alte Problem der Digitaliswirkungen behandelt werden, weniger die praktischen Fragen der Glykosidtherapie als die Wirkungsweise der Digitalis. Daher stehen auch Probleme der „allgemeinen" Pharmakologie (Resorption, Verteilung, Elimination und Kumulation), welche für die spezielle Wahl eines Glykosidpräparates die Anzeige begründen können, im Hintergrund. Wir wollen mehr die Frage nach den sog. „Elementarwirkungen" der Digitalis, also auch weniger die sog. extrakardialen Wirkungen erörtern.

Der Arzt sieht im Verlauf einer Digitalisbehandlung eindrucksvoll neben der Leistungsverbesserung der Kreislaufverhältnisse das Absinken des Venendrucks, die Erniedrigung der Herzfrequenz, die Verkleinerung des Herzens, den Gewichtsverlust durch Ausschwemmung von Ödemen und neigt oft dazu, diese Symptome der Beseitigung einer Insuffizienz auch als direkte Digitaliswirkungen zu betrachten, so spricht man z. B. von der tonisierenden Wirkung auf das Herz, von der bradykarden Vaguswirkung, von der venomotorischen, der renalen Wirksamkeit usw.

Es ist aber eine Erfahrung nicht nur des Tierexperimentes, sondern auch der Beobachtung am gesunden Menschen, daß man selbst mit hohen Digitalisdosen weder die eine noch die andere obengenannte Veränderung am suffizienten Herzen erzielt. Es gibt am gesunden Organismus bei therapeutischer Dosierung keine Bradykardie, keine Herzgrößenveränderung oder wesentliche Gefäßwirkungen. So muß man fragen, ob dies wirklich Elementarwirkungen der Digitalis sind, die auch eine direkte kausale Bedeutung für die Verbesserung des Kreislaufs besitzen. Man wird freilich nicht verkennen dürfen, daß die Bradykardie, die Herzverkleinerung, die Venendrucksenkung für die Ökonomie der Herzleistung eine hohe Bedeutung haben, also zumindest im Sinne einer Aufhebung eines Circulus vitiosus bei der Herzinsuffizienz wichtig sind.

Elementarwirkungen von Digitalisglykosiden sollte man auch am gesunden isolierten Organ beobachten können, zumindest wenn dieses extremen Belastungen ausgesetzt wird, für welche die physiologische Anpassungsmöglichkeit gerade eben noch ausreichen mag. Am gesunden Menschen im Normalzustand aber könnten solche Elementarwirkungen vielleicht erfolglos bleiben, weil seine physiologische Anpassungsreserve die Digitalishilfe noch gar nicht benötigt. Sollte diese Auffassung richtig sein, dann könnte man hier aber auch eine praktisch nicht unwichtige Frage anschließen: Gibt es eine sinnvolle Möglichkeit der Digitalisprophylaxe am Gesunden gegen mögliche Schädigungsbelastungen?

Man kann aber auch die Frage erheben, ob die Tatsache, daß Digitaliswirkungen nur am insuffizienten Herzen erkennbar werden, vielleicht darauf zurückzuführen ist, daß die Insuffizienz auf bestimmten Stoffwechselstörungen des Herzens beruht, die durch Digitalis primär beseitigt werden, daß also — wie es GREMELS früher meinte — eine „Stoffwechselinsuffizienz" der dynamischen Insuffizienz vorausgeht? Diese Frage wird uns sicher besonders beschäftigen, und es wird zu bedenken sein, daß Digitalis — wie andere Pharmaka — eine *biochemische Grundlage seiner Wirkung* haben mag, die vielleicht spezifisch in die Muskelleistungen eingreift. Auch hier freilich wird man nicht einfach, wie es früher oft üblich war, aus dem erhöhten Nutzeffekt der Leistung unter Digitalis ableiten, daß Digitalis den Oxydations- oder den anaeroben Stoffwechsel direkt beeinflusse. Viele Veränderungen, die man unter Digitalisbehandlung des insuffizienten Herzens beobachtete, wie die verbesserte Zucker- und Milchsäureausnutzung, die Erhöhung der Glykogenreserve u. a., können wohl auch als Folge der Beseitigung von Stoffwechselstörungen durch längere Hypoxämie, also als eine indirekte Wirkung gedeutet werden.

Wir werden in den folgenden Referaten gerade zur Frage der Wirkung der Digitalisglykoside auf den Energiestoffwechsel, auf den spezifischen Contractionsstoffwechsel des Muskeleiweißes und auf die Transformationsvorgänge zwischen Energiebereitung und Verwertung neue Gesichtspunkte vertreten hören. Vor allem wird wohl in dem Bericht von Herrn WILBRANDT über die Einwirkung der Digitalisstoffe auf den Ionenaustausch durch Membranen sich eine neue Theorie der Digitaliswirkungen über die Erregungsvorgänge von der Membran aus ankündigen. Es wird sich dabei vielleicht eine biochemische Deutungsmöglichkeit ergeben.

Neben diesen Betrachtungen von Reaktionen im Stoffwechsel auf Digitalisglykoside müssen aber wohl auch die zu beobachtenden Veränderungen der Contraction der Herzmuskulatur und etwaige Wirkungen auf die vagale Innervation des Herzens erneut besprochen werden.

Diese kurze Einführung soll nicht den Referaten vorgreifen.

Aus dem Pharmakologischen Institut der Universität Bern
(Direktor: Prof. Dr. W. WILBRANDT)

Digitalis und Ionentransporte

Von

W. WILBRANDT

Mit 8 Abbildungen

Wirkungen von Herzglykosiden auf Ionenverschiebungen am Herzmuskel und an anderen Zellarten haben in den letzten Jahren vermehrte experimentelle Bearbeitung gefunden. Dieses erneute Interesse hat neben rein methodologischen Gründen (vor allem der Einführung der Flammenphotometrie) seine Ursache darin, daß Fragen der Zellpermeabilität und der Stofftransporte durch biologische Membranen, früher ein Nebengebiet einiger weniger zellphysiologisch interessierter Spezialisten, in letzter Zeit stark in den Vordergrund des biologischen und biochemischen Interesses gerückt sind. Maßgebend dafür war vor allem die Erkenntnis, daß biologische Stoffverschiebungen in ganz anderem Ausmaß als man das früher vermutet hatte, nicht nur Diffusionsausgleiche, sondern das Produkt aktiver Zelltätigkeiten sind. Was sich verändert hat, ist daher nicht nur das Ausmaß der experimentellen Untersuchungen, sondern vor allem auch die Deutung, die den Resultaten solcher Untersuchungen gegeben wird. An die Stelle der recht unbestimmten Größe, die man kurzweg als „die Permeabilität" bezeichnete, ist heute ein komplexes System von teils passiven, teils aktiven Stoffverschiebungen getreten, bei denen die Notwendigkeit (und zum Teil auch die Möglichkeit) besteht, zwischen verschiedenen Elementen zu differenzieren.

Die Befunde als solche sind keineswegs neu. Im Jahre 1937 beobachtete CATTELL Digitaliseffekte am quergestreiften Muskel, die sich nur reproduzieren ließen, wenn der Muskel in Luft arbeitete, dagegen verschwanden, wenn er in Ringerlösung eingetaucht wurde (6). CATTELL schloß scharfsinnig auf die ursächliche Bedeutung einer zwischen den Fasern sich anhäufenden Substanz, vermutete, daß es sich um Kalium handeln könnte und bestätigte diese Annahme durch Kaliumanalysen (7). Der Muskel verliert also unter Digitaliseinfluß Kalium. Ähnliche Resultate wurden von einer Reihe anderer Autoren sowohl am quergestreiften als am Herzmuskel erhalten (5, 42, 49, 59). Von neueren Untersuchungen, die ähnliches zeigen, seien speziell erwähnt die Untersuchungen von GREEFF (15, 16), nach denen Herzglykosid am Ganztier zu einer massiven Ausschüttung von Kalium im Harn führt, die auf Kaliumaustritt aus Organen, vor allem aus Muskeln zurückgeführt werden kann, ferner die Studie von VICK und KAHN (48) am perfundierten Herzen nach LANGENDORFF, bei der in jeder Perfusionsphase mit Herzglykosiden ein rasch einsetzender und nach Absetzen des Glykosids wieder rasch verschwindender Kaliumaustritt in die Perfusionsflüssigkeit nachgewiesen werden konnte.

Die Tendenz der ersten Untersucher, die solche Beobachtungen mitteilten, ging dahin, den Herzglykosiden eine erhöhende Wirkung auf die Kaliumpermeabilität zuzuschreiben, die mit der therapeutischen Wirkung der Glykoside in einem nicht näher diskutierten Zusammenhang stehen sollte.

Die Fragen, die wir heute angesichts solcher Beobachtungen stellen müssen, sind im wesentlichen zwei. Die erste lautet: Auf welches Element im Gesamtkomplex der passiven und aktiven Stoffverschiebungen ist die Wirkung zu beziehen? Die zweite Frage betrifft die Beziehung zwischen den beobachteten Ionenverschiebungen und den bekannten therapeutischen und toxischen Wirkungen der Herzglykoside am Herzen und am Gesamttier.

Es scheint zweckmäßig, der Erörterung der ersten Frage eine kurze Skizzierung der Entwicklung vorauszuschicken, die sich in der Permeabilitätsphysiologie in den letzten Jahrzehnten abgespielt hat.

Die Frage nach der Art der Durchlässigkeit von Zellmembranen für anorganische Ionen stellt sich schon im Hinblick auf die Ionenverteilung im Organismus. Die Betrachtung sei zunächst einfachheitshalber auf Kalium, Natrium und Chlorid beschränkt. Es ist seit langem bekannt, daß in den Organen der Chloridgehalt sehr viel niedriger ist als im Blutplasma und den Zwischenzellflüssigkeiten und daß im Gegensatz zu den letzteren das Kalium bei weitem über das Natrium überwiegt. Es stellt sich daher die Frage: Warum gleichen sich die Konzentrationen von Kalium, Natrium und Chlorid zwischen den Medien im Inneren der Zellen und in ihrer Umgebung nicht aus?

Die erste mögliche Antwort, die etwa den Anschauungen zu Beginn unseres Jahrhunderts entspricht und die man in Darstellungen aus der damaligen Zeit finden kann (21), geht dahin, daß die Zellmembranen für die drei Ionen (und für anorganische Ionen im allgemeinen) undurchlässig sind.

Die bekannte Erregungstheorie von BERNSTEIN setzte an die Stelle einer allgemeinen Ionenundurchlässigkeit eine spezifische Durchlässigkeit für die Kaliumionen, eine Annahme, die Richtung und Größe des Membranpotentials sowohl als seine Abhängigkeit von der äußeren Kaliumkonzentration zu interpretieren gestattete.

Etwa 4 Jahrzehnte später zeigten BOYLE und CONWAY (1), daß das osmotische Verhalten des Muskels nicht mit der Annahme einer ausschließlichen Durchlässigkeit für Kalium in Übereinstimmung zu bringen ist, wohl dagegen mit einer Durchlässigkeit für Kalium sowohl als für Chlorid bei Undurchlässigkeit für Natrium. Es konnte nämlich gezeigt werden, daß das im Gleichgewicht sich einstellende Muskelvolumen eine lineare Funktion der reziproken Natriumkonzentration ist, dagegen nicht von der Kalium- und der Chloridkonzentration abhängt. CONWAY nahm an, daß diese Permeabilitätsverteilung das normale Verhalten lebender Zellen darstellt, und bezeichnete sie als „Standardpermeabilität".

Ein neues Element wurde in den Fragenkomplex vor allem hereingebracht durch die Einführung der Isotopenmethodik. Es zeigte sich, daß eine Reihe von Zellen keineswegs für Natrium undurchlässig sein können, da Bewegungen von

Radio-Natrium sowohl in die Zellen hinein als aus ihnen heraus leicht nachgewiesen werden konnten, für Erythrocyten z. B. schon 1939 von Cohn und Cohn (9). Zunächst entschloß man sich leichten Herzens, die Zellmembran nun eben auch als durchlässig für Natrium zu betrachten. Daß damit jedoch neue Probleme aufgeworfen werden, geht aus einem Hinweis hervor, der vor allem von Jacobs in sehr klarer Weise gemacht worden ist. Wenn nämlich Zellen, wie das normalerweise der Fall ist, im Inneren eine hohe Konzentration an Eiweiß und anderen nicht-penetrationsfähigen Molekülen enthalten und sich in einem Medium befinden, für dessen Komponenten ihre Membranen durchlässig sind, so ist die Einstellung eines Gleichgewichts nicht möglich. Die Zellen müssen fortlaufend gelöste Substanzen sowohl als Wasser aufnehmen und schwellen. Bei Erythrocyten läßt sich diese Konsequenz besonders augenfällig in Form der kolloidosmotischen Hämolyse (51) demonstrieren. Werden diese Zellen durchlässig für Natrium und Kalium, so schwellen sie unaufhaltsam und hämolysieren bei Erreichen des kritischen Hämolysevolumens. Eine Anzahl von lytischen Agentien wirkt auf Grund dieses Hämolysemechanismus.

Die Diskrepanz zwischen dieser Überlegung und der experimentell gezeigten Natriumpermeabilität der Zellmembranen fand ihre Erklärung in der Existenz aktiver Transporte des Natriums aus der Zelle heraus, im allgemeinen gekoppelt mit einem gleichzeitigen Einwärtstransport des Kaliums, beides entgegen dem Gefälle der Konzentration bzw. des elektrochemischen Potentials, also sozusagen „bergauf". Die Situation in den Zellen mit Natriumpermeabilität gleicht also derjenigen eines lecken Bootes, in das fortlaufend Wasser einströmt und das nur über Wasser gehalten werden kann durch ununterbrochene Tätigkeit einer Pumpe. In Anlehnung an dieses Bild hat man die aktiven Transportsysteme für Kalium und Natrium, deren Mechanismus nicht bekannt ist, als „Pumpen" bezeichnet.

Es bestehen demnach für Kalium und für Natrium (für Calcium ist am Nerven neuerdings das gleiche gezeigt worden) nebeneinander passive Verschiebungen entlang dem Konzentrationsgefälle und andere, die „bergauf" erfolgen und die man als aktiv bezeichnet hat. Für die räumliche und zeitliche Beziehung zwischen diesen Komponenten der Gesamtverschiebungen gibt es verschiedene Möglichkeiten, von denen drei interessante Kombinationen erwähnt seien, denen besonderes physiologisches Interesse zukommt.

Bei den erregbaren Zellen (Nerv, Muskel, Herzmuskel usw.) spielt sich die passive Verschiebung ganz überwiegend in der Erregungsphase ab, im allgemeinen unter Erhöhung der passiven Durchlässigkeiten, während die aktiven Verschiebungen sich auf die Erholungsphase konzentrieren (22). Beim Erythrocyten laufen beide offenbar gleichzeitig nebeneinander ab (13). Bei den Epithelzellen der Froschhaut scheint die passive Verschiebung sich an der äußeren Membran für Natrium, an der inneren für Kalium abzuspielen, während der aktive Transport von Kalium und Natrium sich auf die innere Seite beschränkt (26). Mit der Möglichkeit, daß andere transportierende Zellen wie die Nierentubuluszellen ähnlich gebaut sind, ist vielleicht zu rechnen. Das eigenartige System verschiedenartiger gleichzeitig ablaufender Austauschvorgänge durch die Zellmembranen hindurch wird auf diese Weise physiologisch für ganz verschiedene Zwecke benützt: bei den erregbaren Zellen für die Erregungsleitung, bei Epithel und Drüsenzellen für Transportleitungen.

Zur Auflösung der Gesamtverschiebungen („Nettoverschiebungen") in ihre Bestandteile stehen verschiedene Möglichkeiten zur Verfügung. Die „Bergauf"-Transporte benötigen Energie und sind daher an energieliefernden Stoffwechsel geknüpft. Das bedingt, daß sie durch Enzyminhibitoren, die in diesen Stoffwechsel eingreifen, blockiert werden können. Beispiele dafür sind heute sehr zahlreich, etwa die blockierende Wirkung von Cyanid, Azid, Monoiodessigsäure und vor allem Dinitrophenol an den verschiedenartigsten Zellen, wie Erythrocyten, Nervenzellen, Nierenzellen, Froschhautzellen usw.

Eine zweite Möglichkeit bietet die Isotopenmethodik. Durch Applikation markierter Ionen auf nur einer Seite des Transportsystems lassen sich die beiden Fluxe (d. h. die zwei Komponenten der Nettoverschiebung, die sich in entgegengesetzten Richtungen bewegen) bestimmen. Obwohl im Prinzip auch die Fluxe im allgemeinen sowohl passive als aktive Komponenten enthalten, überwiegt doch vielfach eine Komponente so stark, daß die Fluxbestimmungen ebenfalls als Hinweis auf die Größe der beiden Komponenten benützt werden.

Eine dritte Möglichkeit zur Analyse benützt die Tatsache, daß in vielen Fällen der Temperaturkoeffizient der aktiven Verschiebungskomponenten größer ist als derjenige der passiven.

Eine eingehende und sorgfältige Analyse der Verhältnisse am Erythrocyten durch GLYNN (12) hat gezeigt, daß alle diese Möglichkeiten begrenzt sind und daß schon an diesem einfachen und übersichtlichen Objekt die Analyse beträchtliche Schwierigkeiten bereitet, daß z. B. am Kalium-Einwärtsflux und am Natrium-Auswärtsflux neben aktiven auch passive Komponenten beteiligt sind und daß der Temperaturkoeffizient auch für die passiven Fluxe in diesem Falle hoch ist. (Es ist allerdings möglich, daß an dieser Zelle dem Vorteil der übersichtlichen experimentellen Bedingungen ein Nachteil in der relativ geringen Intensität der aktiven Prozesse gegenübersteht, der die Verhältnisse nicht vereinfacht, sondern eher kompliziert.)

Im Falle der Digitaliswirkung auf Natrium- und Kaliumverschiebungen sind mehrere Kriterien benützt worden. Eine Analyse der erwähnten Beobachtungen von CATTELL und GOODELL am ruhenden quergestreiften Muskel durch SCHATZMANN und WITT (40) hat z. B. folgendes ergeben. Digitalis führt zu einem Nettoverlust an Kalium, Dinitrophenol hat die gleiche Wirkung in noch stärkerem Ausmaß. Beim mit Dinitrophenol vergifteten Muskel wirkt jedoch Digitalis nicht noch zusätzlich steigernd auf den Kaliumverlust, d. h. Digitalis und Dinitrophenol scheinen an der gleichen Komponente anzugreifen. Da Dinitrophenol die aktiven Komponenten durch Blockierung der Bildung energiereichen Phosphates inhibiert, wurden die Resultate dahingehend gedeutet, daß der Angriffspunkt der Herzglykoside, mindestens in erster Linie, in der aktiven Komponente der Kaliumverschiebung zu suchen ist und daß es sich für diese Komponente nicht um eine Erhöhung, sondern um eine Herabsetzung der Verschiebungsintensität handelt.

SCHATZMANN (37) hat gezeigt, daß eine entsprechende Wirkung auch am Erythrocyten nachweisbar ist, eine Beobachtung, die zum Ausgangspunkt einer Reihe von Untersuchungen geworden ist (14, 24, 25). Auch hier läßt sich wie in Muskelzellen bei Untersuchung der Nettoverschiebungen ein Kaliumverlust unter Glykosideinfluß nachweisen (Abb. 1). Die Analyse mit Hilfe der Temperaturvariation zeigte, daß der passive Natriumeintritt und Kaliumverlust bei Kaltlagerung durch Glykosid nicht beeinflußt, der Bergauftransport der beiden Ionen in der Wärme bei Anwesenheit von Glucose dagegen gehemmt wird. In Übereinstimmung mit der Analyse am quergestreiften Muskel ist danach die Glykosidwirkung auch hier auf die aktive Komponente zu beziehen.

Eine sorgfältige Analyse der Fluxe und ihres Ansprechens auf Herzglykosid durch Glynn (14) ergab eine beträchtlich stärkere Hemmung des Kalium-

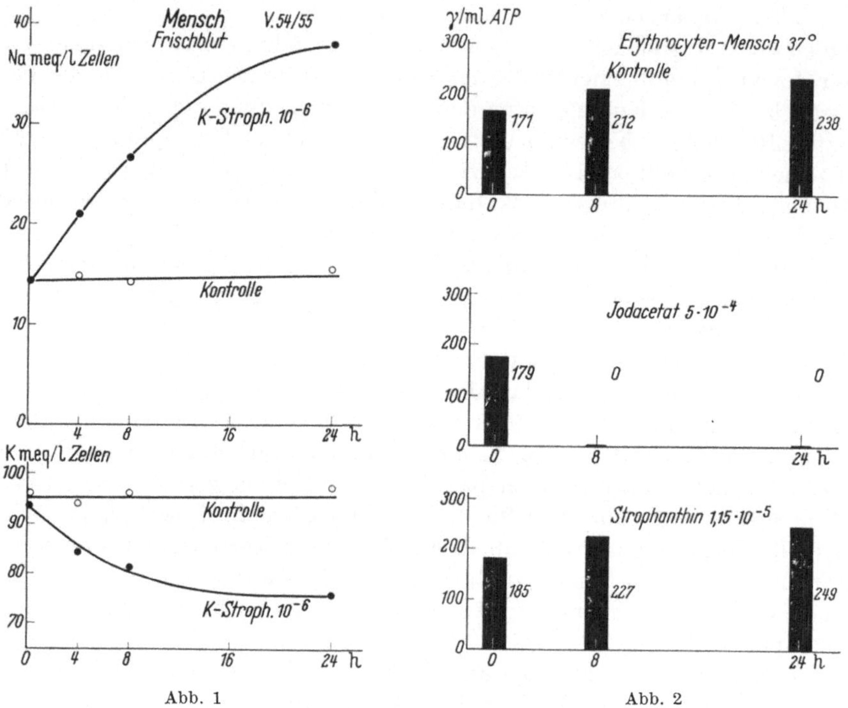

Abb. 1   Abb. 2

Abb. 1. Netto-Verlust von Kalium und Aufnahme von Natrium in Menschenerythrocyten bei Anwesenheit von Herzglykosid (k-Strophanthosid 10^{-6} g/ml)

Abb. 2. Wirkung von k-Strophanthosid $1,15 \cdot 10^{-5}$ g/ml und von Monoiodacetat $5 \cdot 10^{-4}$ g/ml auf den ATP-Gehalt von Menschen-Erythrocyten. Abszisse: Zeit. Ordinate: ATP-Gehalt

Einwärtsfluxes als des Auswärtsfluxes und eine stärkere Hemmung des Natrium-Auswärtsfluxes im Vergleich zum Einwärtsflux. Die Analyse führte jedoch zu dem Resultat, daß auch Fluxkomponenten, die nach anderen Kriterien als passiv zu bezeichnen wären, Angriffspunkt der Herzglykosidwirkung sein können. Auch die Versuche von Schatzmann und Witt am Muskel führten (bei Berücksichtigung der Resultate am arbeitenden Muskel) zu diesem Schluß. Daraus wäre zu schließen, daß, obwohl der Schwerpunkt der Glykosidwirkung bei den aktiven Komponenten liegt, die Beziehung nicht als exklusiv bezeichnet werden kann.

Fluxanalysen sind in den letzten Jahren auch an Skelet- und Herzmuskulatur durchgeführt worden. Rayner und Weatherall (33) fanden am Vorhof eine Hemmwirkung von Herzglykosid nur auf den Kalium-Einwärtsflux, nicht auf den Auswärtsflux. Gleiche Resultate erhielt Schreiber (41) am Froschventrikel und Harris (20) am Skeletmuskel des Frosches.

Diese Resultate deuten darauf hin, daß auch am Muskel und am Herzmuskel der Angriffspunkt der Glykosidwirkung vorwiegend die aktive Komponente der Ionenverschiebungen ist. Zu ähnlichen Resultaten kamen HAJDU und SZENT-GYÖRGYI auf anderem Wege (18, 19, 46). Sie untersuchten das Bowditchsche Treppenphänomen (Herabsetzung der Kontraktionsamplitude nach Reizpausen) und fanden, daß es sowohl durch Kaliummangel als auch durch Herzglykosid unterdrückt wird. Die verminderte Kontraktionsamplitude nach Reizunterbrechung deuteten sie durch Kalium-Akkumulation in der Zelle während der Reizpause, wodurch das Actomyosin unter ungünstige Bedingungen in bezug auf die Kontraktilität gesetzt werde. Als Stütze für diese Deutung diente die Unterdrückung der Treppe in kaliumarmen Lösungen. Der gleichgerichtete Effekt von Digitalis wurde als Folge einer Hemmwirkung des Glykosids auf den Kaliumtransport betrachtet.

Der Befund, daß mindestens der Schwerpunkt der Glykosidwirkung auf der Seite der aktiven Transporte liegt, bestimmt die Richtung der weiteren Analyse. Bergauftransporte sind einmal dadurch gekennzeichnet, daß sie Energieaufwand erfordern und daher an die Intaktheit eines energieliefernden Stoffwechsels gebunden sind. Es erhebt sich daher die Frage, ob Herzglykosid an der Energielieferung angreift oder am Transportmechanismus selbst. SCHATZMANN hat bereits die Wirkung von Herzglykosid auf den energieliefernden glykolytischen Stoffwechsel der Erythrocyten untersucht und keinerlei Hemmwirkung festgestellt. Seine Schlußfolgerung, daß der Angriffspunkt am Transportmechanismus selber liegen muß, hat dann weitere Stützen erfahren im Nachweis, daß die Bildung energiereichen Phosphats, das nach den schönen Untersuchungen von FLECKENSTEIN und GERLACH (11) als die unmittelbare Energiequelle für den aktiven Ionentransport zu betrachten ist, durch Glykosid nicht beeinträchtigt wird (27, 50). Abb. 2 zeigt die Versuche von KUNZ und SULSER.

Engt sich damit der Kreis der Betrachtungen auf den Transportmechanismus ein, so gewinnt die Frage entscheidende Bedeutung, was über diesen Mechanismus bekannt ist. In welcher Form passieren die Ionen die Zellmembran?

Eine Reihe von Hinweisen besteht heute für die Annahme, daß es sich um einen Trägermechanismus handelt, d. h. daß die Ionen sich mit einem Membranbestandteil verbinden und in Form des entstehenden Komplexes auf die andere Membranseite gelangen, sei es durch Diffusion, sei es durch rotatorische oder andersartige thermische Bewegungen großer Moleküle (14, 22).

Von den Stützen, die bei den Ionentransporten für eine solche Vorstellung angeführt werden können, seien zwei erwähnt. Einmal die Abhängigkeit der Transportgeschwindigkeit von der Ionenkonzentration. In ähnlicher Weise wie bei Transporten organischer Moleküle (36, 52) besteht nach GLYNN (12) für diese Abhängigkeit auch beim Kaliumtransport am Erythrocyten eine Konzentrationscharakteristik, die in guter Übereinstimmung mit der Michaelis-Mentenschen Gleichung steht und auf Bindung des Kaliums an Membranbestandteile hinweist. Außerdem hat SOLOMON (43) gezeigt, daß für den Kaliumtransport ein kompetitiver Antagonismus mit Rubidium, für den Natriumtransport mit Lithium besteht. Am Transportmechanismus sind danach offenbar Bindungen mit beschränkter Spezifität beteiligt.

Die Frage nach der Natur der supponierten Trägermoleküle ist bisher unbeantwortet. Während für mehrwertige Kationen und insbesondere für Schwermetallionen eine nicht unbeträchtliche Zahl von Komplexbildnern bekannt ist, ist die Zahl der bekannten Natrium- und Kaliumkomplexe viel kleiner.

Die bekannte große Bedeutung der Corticosteroide für Kalium- und Natriumtransporte an anderen Organen, insbesondere der Niere, ließ es möglich erscheinen, an Nebennierensteroide zu denken (45). Die für Corticosteroide charakteristische molekulare Struktur enthält am Kohlenstoff 17 eine Konfiguration, die sich für die Bindung von Kationen in Form eines Chelatringes prinzipiell eignet. Komplexe mit Strukturen, die der Seitenkette der Corticosteroide ähneln, sind für Schwermetalle bekannt.

Für die Möglichkeit, daß Corticosteroide nicht nur an dem Ionentransport durch die Nierentubuluszellen, sondern auch an den aktiven Transporten beteiligt sind, die an verschiedenen Zellen die Kalium-Natrium-Verteilung stabilisieren, bestehen experimentelle Hinweise. Bei adrenalektomierten Ratten ist die Transportgeschwindigkeit durch die Erythrocytenmembran für das Natrium herabgesetzt (28), und der Grad der Beeinträchtigung steigt mit zunehmendem Insuffizienzgrad (gemessen am Hämatokritwert des Blutes). Grollmann (17) hat gezeigt, daß bei adrenalektomierten Tieren, wenn sie ohne Hormonzufuhr durch Peritonealwaschungen mit Tyrodelösung über Wochen am Leben erhalten werden, die Kalium- und Natriumgradienten an allen untersuchten Organen sich abflachen. Umgekehrt zeigten Woodbury und Koch (60), daß bei der Maus Aldosteron-Injektion zu einer Zunahme der Steilheit der Gradienten führt.

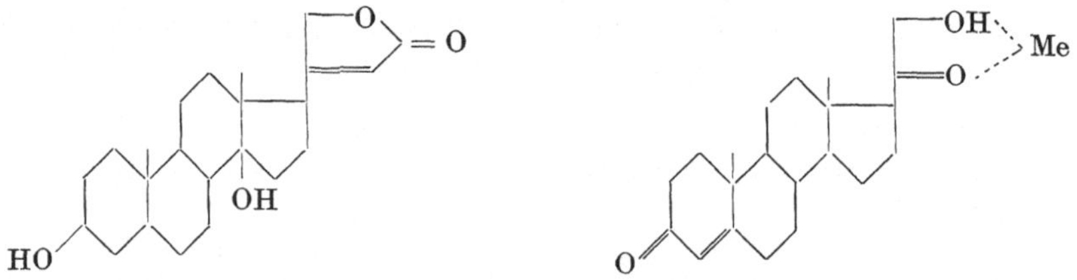

Digitoxigenin   Suppon. Cortexonchelat

Chemische Struktur des Digitoxigenins und des angenommenen Chelats von Cortexon

Vergleicht man die Struktur der Aglucone von Herzglykosiden mit derjenigen eines Corticosteroids, das in der supponierten Weise ein Kation in einem Chelatring aufgenommen hat (s. Strukturbilder), so erweisen sich die Strukturen als überraschend ähnlich (54), so daß an einen kompetitiven Verdrängungsantagonismus gedacht werden könnte. Diese Vorstellung war die Veranlassung für die Untersuchungen von Schatzmann an Erythrocyten (1954). Von den zu erwartenden Konsequenzen eines solchen Verdrängungsantagonismus fand er damals die Hemmwirkung des Herzglykosids, nicht dagegen (38) eine fördernde Wirkung von Corticosteroiden (bei hohen Konzentrationen im Gegenteil eine Hemmung).

Die Versuche sind inzwischen wieder aufgenommen worden, ausgehend von der Überlegung, daß möglicherweise die Voraussetzung für eine fördernde Wirkung der Corticosteroide eine bereits bestehende Hemmung durch Glykosid sein könnte (sofern nämlich die anzunehmenden Haftstellen normalerweise mit Steroid weitgehend gesättigt sind). Tatsächlich hat sich unter diesen Bedingungen ein Antagonismus zwischen Corticosteroiden und Herzglykosid nachweisen lassen (*45*).

Die Hemmwirkung des Glykosids auf den Natriumtransport wird unter geeigneten Umständen antagonisiert durch Aldosteron, Cortexon, Cortisol und andere Steroide. Abb. 3 zeigt Versuche mit 9α-fluoro-hydrocortison[1].

Auch am Herzen hat sich ein ähnlicher Antagonismus in bezug auf den Kaliumverlust unter der Wirkung von Herzglykosid zeigen lassen (Abb. 4): Aldosteron und andere Corticosteroide antagonisieren auch diese Wirkung von Herzglykosid (*29*). Schließlich hat SCHATZMANN (*39*) auch an der dem Herzmuskel entwicklungsgeschichtlich nahestehenden glatten Muskulatur der Aorta einen ähnlichen Antagonismus gefunden, der sich auf langsame Tonusänderungen bezieht: Glykosid führt zu einer Tonussteigerung, die durch Corticosteroid antagonisiert wird.

Die angenommene kompetitive Beziehung zwischen Glykosid und dem angenommenen Corticoidchelat hat kinetische Konsequenzen. Die Durchrechnung der Verdrängungskinetik (*54*) führt zu dem Resultat, daß der Antagonismus nicht nur bestimmt ist durch die Konzentrationen von Steroid und Glykosid,

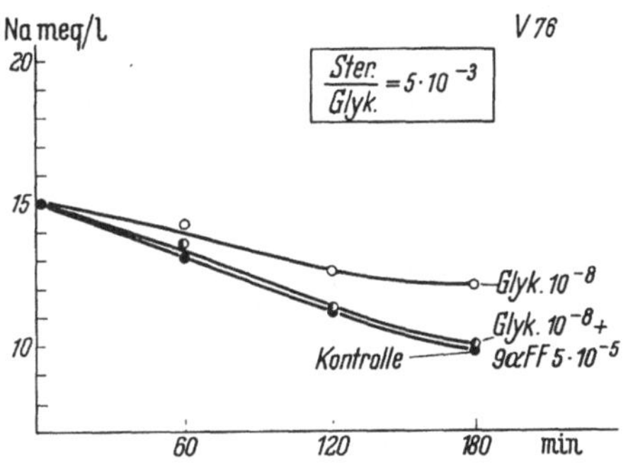

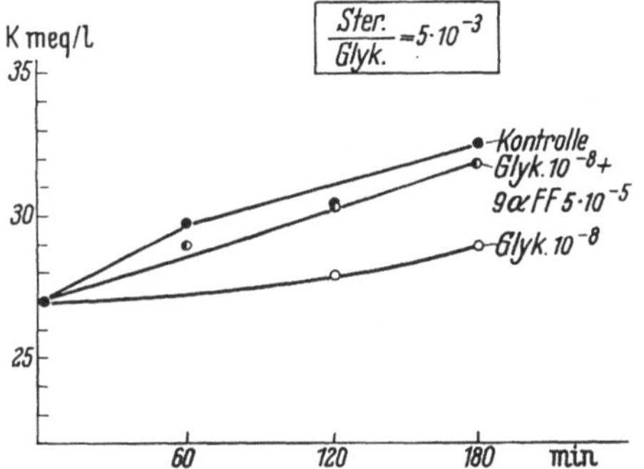

Abb. 3. Wirkung von Herzglykosid (k-Strophanthosid 10-8 g/ml) und von 9-α-Fluoro-hydrocortison (5 · 10⁻⁵ g/ml) auf die aktiven Verschiebungen von Kalium und Natrium an menschlichen Erythrocyten, 6 Tage in der Kälte gelagerte Erythrocyten, auf 37° C erwärmt, unter Glucosezusatz. Abszisse: Zeit. Ordinate: Kaliumbzw. Natriumgehalt der Zellen

sondern, sofern Kalium das gebundene Kation darstellt, auch von der Kaliumkonzentration. Die abgeleiteten Beziehungen können in der folgenden Weise

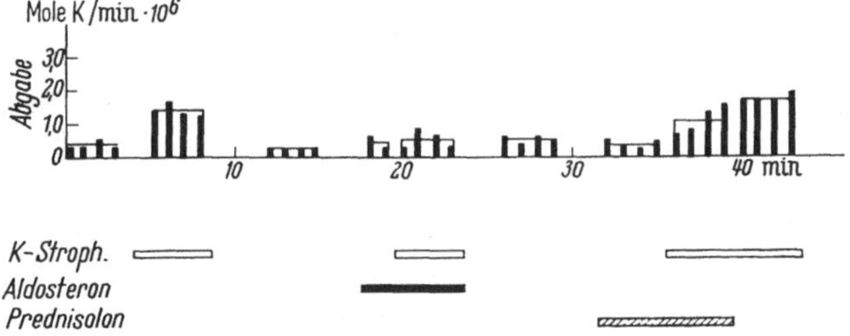

Abb. 4. Antagonismus zwischen Herzglykosid (k-Strophanthosid 1,4 · 10⁻⁶ g/ml) und Nebennierensteroiden (Aldosteron 10⁻⁵ g/ml und Prednisolon 9 · 10⁻⁵ g/ml) in bezug auf die Kaliumabgabe aus dem nach LANGENDORFF perfundierten Meerschweinchenherzen in die Perfusionslösung. Die Säulen geben die Kaliumabgabe je Infusionsperiode von einer Minute, die Striche die Mittelwerte je einer Infusionsphase

---

[1] *Anmerkung bei der Korrektur:* Diese Versuche haben sich aus bisher ungeklärten Gründen als nicht regelmäßig reproduzierbar erwiesen.

102 W. Wilbrandt:

charakterisiert werden: Bei gleicher Kationenkonzentration sollte unter bestimmten Voraussetzungen die Konzentrationswirkungskurve von Glykosid in Anwesenheit von Steroid parallel verschoben werden, wenn für die Konzentration ein logarithmischer Maßstab benützt wird. Bei der gleichen Darstellung sollte die Konzentrationswirkungskurve des Kaliums bei konstanter Steroidkonzentration durch die Anwesenheit von Glykosid parallel verschoben werden. Beide Konsequenzen konnten wie Abb. 5 zeigt, experimentell bestätigt werden, die erstere durch eine kineti-

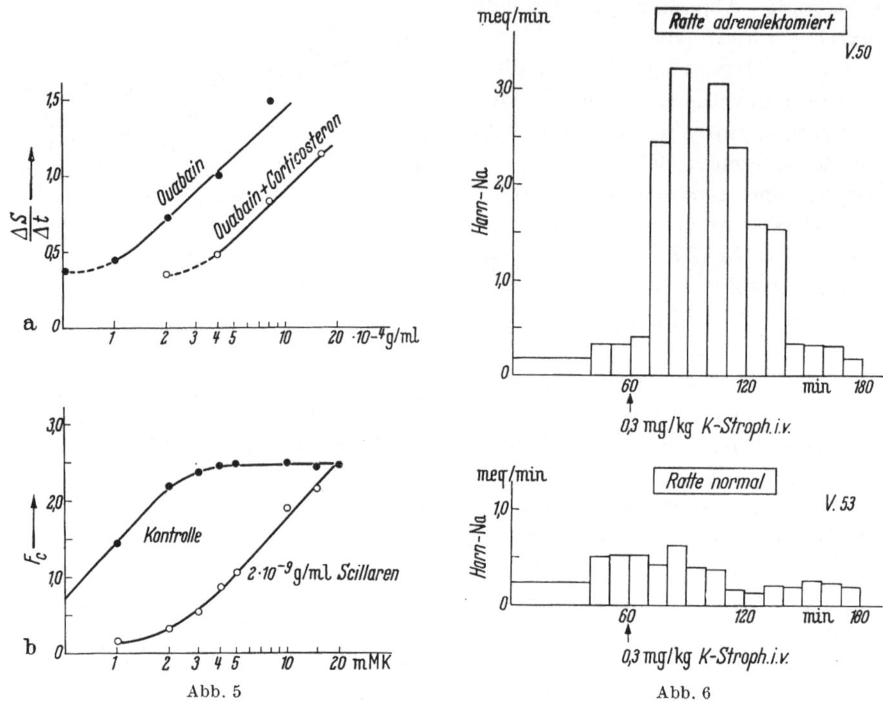

Abb. 5   Abb. 6

Abb. 5a u. b. Quantitative Analyse der Herzglykosidwirkung auf den Tonus der Aortenmuskulatur (obere Abb.) und auf den Kaliumflux am Menschen-Erythrocyten (untere Abb.) nach den Voraussagen der kinetischen Berechnung. a) Ordinate = Spannungszunahme. Abszisse = Konzentration des Herzglykosids (Ouabain). Die Konzentrationswirkungskurve des Ouabains wird bei Anwesenheit von Corticosteron (5 · 10⁻⁶ g/ml) parallel verschoben. b) Korrigierter Kalium-Einwärtsflux an Menschen-Erythrocyten (durch Glykosid nicht hemmbare Fraktion des Fluxes in Abzug gebracht, nach GLYNN) als Ordinate aufgetragen gegen die Kaliumkonzentration des Mediums, mit und ohne Anwesenheit von 2 · 10⁻⁹ g/ml Scillaren. Die Konzentrationswirkungskurve des Kaliums wird bei Gegenwart von Scillaren parallel verschoben. Näheres s. Text

Abb. 6. Natriumausscheidung im Harn nebennierenloser und normaler Ratten nach intravenöser Injektion von k-Strophanthosid in relativ niedriger Dosis (0,3 mg/kg)

sche Analyse des erwähnten Antagonismus an der glatten Muskulatur der Aorta (*39*), die letztere (*45, 54*) durch eine Analyse der Abhängigkeit der Glykosidwirkung am Erythrocyten von der Kaliumkonzentration, wie sie von GLYNN beobachtet worden war (*14*). Daß auch am Herzmuskel die Kaliumkonzentration einen qualitativ ähnlichen Einfluß auf die Digitaliswirkung hat wie am Erythrocyten, hat CAVIEZEL (*8*) gezeigt. Für eine quantitative Analyse der Beziehungen reichen die Caviezelschen Daten nicht aus.

Antagonismen zwischen Corticosteroiden und Herzglykosiden sind auch anderweitig bekannt geworden. So haben PÖLDRE und TAESCHLER (*32*) sowie GREEFF (*16*) gezeigt, daß die Toxicität von Herzglygosiden am nebennierenlosen Tier wesentlich gesteigert ist und durch Verabreichung von Corticosteroiden wieder gesenkt werden kann. GARDNER u. Mitarb. (*10*) beschrieben einen Antagonismus zwischen Steroiden und Herzglykosiden in bezug auf die Lipoidkonzentration in der Zona glomerulosa der Nebennierenrinde. Schließlich sei noch der bemerkenswerte Befund von REPKE (*35*) erwähnt, der fand, daß Digitoxin in keinem Organ in annähernd gleicher Konzentration aufgenommen wird wie in der Nebenniere.

Allerdings fehlen auch Beobachtungen nicht, aus denen umgekehrt ein Synergismus zwischen den beiden Stoffgruppen geschlossen worden ist. So fanden HAJDU und SZENT-GYÖRGYI (*18*) einen digitalisähnlichen Effekt von Cortexon am Froschherzen, und ZWEMER und LOEWENSTEIN (*61*) beobachteten eine Schutzwirkung von Herzglykosid gegenüber Kaliumvergiftung sowie weitere Anzeichen einer steroidähnlichen Digitaliswirkung, die sie zu der Annahme veranlaßten, die Wirkstoffe der Nebennierenrinde seien möglicherweise Glykoside.

Hinweise für die Interpretation solcher scheinbar kontradiktorischer Befunde ergeben sich möglicherweise aus Untersuchungen, die neuerdings über die Wirkung von Herzglykosiden an einer der Hauptwirkstätten der Steroide, nämlich der Niere, durchgeführt worden sind (*29*).

Untersucht man die Natrium- und Kaliumausscheidung am nebennierenlosen Tier nach der Methode von KAGAWA unter der Wirkung von Cortexon und von Strophanthosid sowie einer Kombination beider Wirkstoffe, so ergibt sich neben der bekannten natriumretinierenden Wirkung des Cortexons eine sehr ausgesprochene natriumausschwemmende Wirkung des Strophanthosids, die durch gleichzeitige Verabreichung von Cortexon fast vollständig unterbunden wird (*44a*). Ähnlich wie am Herzen und am Erythrocyten besteht also auch hier ein Antagonismus zwischen Corticosteroid und Herzglykosid. Es scheint nicht unwahrscheinlich, daß in ihm die Grundlage der renalen Digitaliswirkung zu erblicken ist.

Man kann die natriumausschwemmende Wirkung des Herzglykosids am nebennierenlosen Tier auch mit anderer Methodik nachweisen, indem man in Narkose den Harn mittels Blasenkanüle fraktioniert sammelt und auf Natrium analysiert. Es ergibt sich dann eine steile Zunahme der Natriumausscheidung nach Strophanthosid, die ungefähr über 1—1$\frac{1}{2}$ Std. anhält (Abb. 6, V. 50).

Überraschenderweise fehlt nun dieser Effekt, wenn bei gleicher Versuchsanordnung mit niedrigen Glykosiddosen statt an nebennierenlosen Tieren an normalen Tieren gearbeitet wird (Abb. 6, V.53). Es kommt unter diesen Umständen im Gegenteil zu einer langsam einsetzenden und mit steigender Glykosiddosis zunehmende Grade erreichenden Natriumretention, d. h. zu einer steroidartigen Wirkung. Da dieser Retentionseffekt beim nebennierenlosen Tier fehlt, scheint er auf einer Wirkung zu beruhen, die das Herzglykosid auf die Nebenniere ausübt, sei es direkt, sei es indirekt. Es könnte sich um eine Stimulation der Aldosteron-Produktion handeln, vielleicht aber auch um eine Ausschwemmung von Steroid aus der Nebennierenrinde durch Verdrängung, eine Möglichkeit, an die die erwähnten Repkeschen Befunde über präferentielle Glykosidaufnahme in der Nebenniere denken lassen.

Bei höheren Glykosiddosen lassen sich am normalen (nicht adrenalektomierten) Tier beide Effekte, der natriumausschwemmende und der natriumretinierende, nachweisen, aber mit verschiedener Zeitcharakteristik (Abb. 7). Die erste Wirkung besteht in einem steilen Anstieg der Natriumausscheidung, an den sich sekundär eine Natriumretention anschließt. Das Ausmaß der initialen

Natriumausschwemmung steigt mit der Glykosiddosis und wird durch Verabreichung von ACTH vermindert (*29*), ein weiterer Effekt, der einen Antagonismus
zwischen Glykosid und Steroid demonstriert (Abb. 8).

Es ist denkbar, daß in den Zwemerschen Versuchen komplizierende Faktoren
ähnlicher Art mitgespielt haben. Eine Ausschwemmung von Steroid durch das
Glykosid würde unschwer die beobachtete Schutzwirkung gegen Kaliumvergiftung
erklären. Sie könnte jedoch möglicherweise auch mit der hier diskutierten Glykosidwirkung in Zusammenhang gebracht werden, dann nämlich, wenn man den
Schwerpunkt der Glykosidwirkung nicht in die Niere, sondern in die Organe ver-
legt, was mit den Greeffschen Befunden in Einklang stehen würde, und die Schutzwirkung des Glykosids darin erblickt, daß trotz erhöhter Kalium-Serum-Konzentra-
tion ein massiver Einstrom von Kalium in die Organe verhindert wird.

Auch andere Faktoren können eine Rolle spielen. Cortexon ist kein körper-
eigenes Steroid. An der Rattenniere bewirkt es Natriumretention nur am nebennierenlosen Tier. Beim normalen Tier kehrt sich auch für Cortexon die Wirkung
um (*4*), es resultiert eine vermehrte Natriumausscheidung. Es ist denkbar, daß
nichtkörpereigene Steroide zwar genügend Strukturähnlichkeit mit natürlichen
Steroiden haben, um am nebennieren-
losen Tier einen Steroideffekt auszulösen,

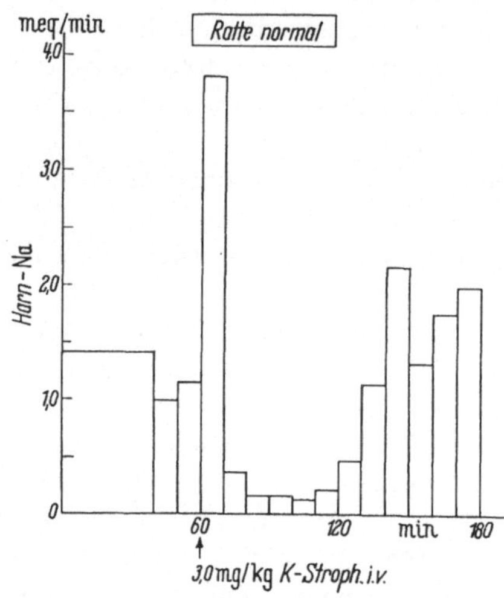

Abb. 7. Natriumausscheidung im Harn normaler
(nicht nebennierenloser) Ratten nach intravenöser
Injektion einer relativ hohen Dosis (3,0 mg/kg)
k-Strophanthosid

daß sie bei Anwesenheit funktionell überlegener physiologischer Steroide dagegen
durch deren Verdrängung einen Hemmeffekt in ähnlicher Weise auslösen wie
Herzglykoside. Solche Zusammenhänge könnten der digitalisähnlichen Wirkung
des Cortexons am Froschherzen zugrunde liegen.

Die zweite eingangs gestellte Frage nach etwaigen Zusammenhängen zwischen
den Herzglykosidwirkungen auf Ionentransporte und den bekannten pharmakologischen Digitaliswirkungen, insbesondere der inotropen Wirkungen auf den
Herzmuskel, sei am Schluß nur kurz gestreift. Sie ist vor kurzem an anderer
Stelle (*55*) ausführlicher diskutiert worden.

Daß ein Zusammenhang überhaupt besteht, wird nicht nur wahrscheinlich
aus der hohen Wirksamkeit der Herzglykoside in bezug auf die Transporthemmung
(die Schwellenkonzentration war in den Sulserschen Untersuchungen an kalt-
gelagerten Erythrocyten 10^{-10} g/ml am Erythrocyten), sondern vor allem aus
der Übereinstimmung der Strukturspezifität. Glynn (*14*) hat gezeigt, daß beim
Scillaren die Hydrierung des Lactonrings die Wirksamkeit in bezug auf die
Transporthemmung fast vollständig zum Verschwinden bringt und daß Allo-
emizymarin beträchtlich weniger wirksam ist als Emizymarin. Diese Wirksam-
keitsunterschiede stimmen recht genau mit denjenigen bei der inotropen Herzwirkung überein (*58*). Weitere Hinweise s. bei Wilbrandt (*55a*),

Drei funktionelle Hauptelemente sind an der Tätigkeit des Herzens beteiligt: das übergeordnete, auslösende und regulierende Erregungssystem, das mechanische System des contractilen Apparats im Actomyosin und schließlich der energieliefernde Stoffwechsel. A priori könnte jedes dieser Elemente durch Ionenverschiebungen beeinflußt werden. Eine Stoffwechselwirkung als Grundlage der inotropen Wirkung ist allerdings durch zahlreiche Untersuchungen nicht wahrscheinlich geworden (*57*). Neben der Möglichkeit einer Beeinflussung des Erregungscyclus ist jedoch auch daran zu denken, daß intracelluläre Ionenkonzentrationen moderierend auf die Kontraktilität des Actomyosins einwirken könnten. Die Vorstellung

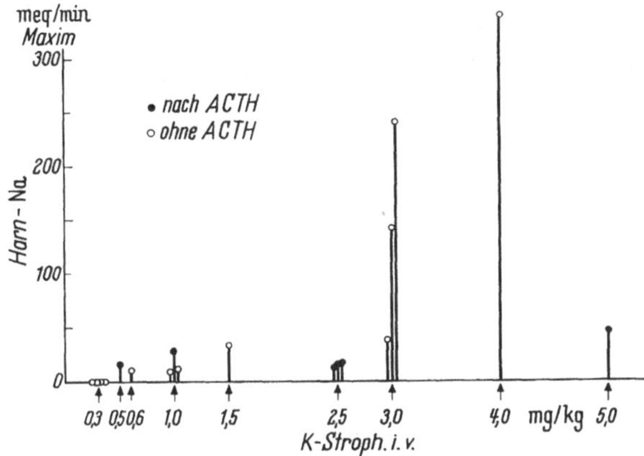

Abb. 8. Maximale initiale Ausscheidungsgeschwindigkeit des Natriums im Harn nach intravenöser Strophanthininjektion, in Abhängigkeit von der Strophanthosiddosis, mit und ohne intravenöse ACTH-Vorbehandlung (0,25 E bei der Strophanthosiddosis 25 mg/kg, 0,5 E bei der Strophanthosiddosis 0,5 und 1,0 mg/kg, 1,0 E bei der Strophanthosiddosis 5 mg/kg)

von HAJDU und SZENT-GYÖRGYI, daß die Kaliumkonzentration eine solche Funktion ausüben könnte, wurde schon erwähnt. Die sehr ausgesprochene Wirkung des Calciums am Actomyosin (*2, 3*), ferner die bekannten Parallelen zwischen Digitalis und Calciumwirkungen (*30, 55*) zusammen mit dem an der Nervenfaser neuerdings erwiesenen Calciumaustausch bei Erregung und Erholung (*23*) verleihen der an anderer Stelle (*53, 55*) näher ausgeführten Annahme, der Moderator könne das intracelluläre Calcium sein, ein gewisses Interesse. Die von SZENT-GYÖRGYI vorgeschlagene Deutung der Parallelen zwischen Digitaliswirkungen und Calciumwirkungen in dem Sinne, daß Calcium eine digitalisähnliche Wirkung auf den Kaliumtransport ausübe, hat sich an verschiedenen Objekten nicht bestätigen lassen (*31, 34, 56*). Insbesondere fehlt am Herzen die für Digitalis charakteristische Wirkung auf die Netto-Kaliumabgabe bei hohen Calciumkonzentrationen völlig. Die alternative Deutung, daß Digitalis die intracelluläre Calciumkonzentration verändert, gewinnt dadurch an Wahrscheinlichkeit.

Ein solcher Einfluß könnte die Folge einer direkten Beeinflussung der Calciumverschiebungen sein, oder aber eine Folge der Hemmwirkung auf Kalium- und Natriumtransporte und dadurch bedingter Konzentrationsänderungen dieser Ionen. Die experimentelle Bearbeitung dieses Fragenkomplexes hat erst begonnen. In bezug auf die Hinweise, die sich aus den bisherigen Resultaten für die Annahme einer regulierenden Funktion der Calcium-Innenkonzentration ergeben haben, sei auf die genannte Darstellung (*55*) verwiesen.

Literatur

1. Boyle, P. J., and E. J. Conway: J. Physiol. **100**, 1—63 (1941).
2. Bozler, E.: Amer. J. Physiol. **167**, 276—283 (1951).
3. — Amer. J. Physiol. **168**, 760 (1952).
4. Bronstein, J., F. Sulser u. H. A. Kunz: Helv. physiol. Acta **16**, 7 (1958).
5. Calhoun, J. A., and T. R. Harrison: J. clin. Invest. **10**, 139 (1931).
6. Cattell, Mc K.: J. Pharmacol. **60**, 101 (1937).
7. — and H. Goodell: Science **86**, 106 (1937).
8. Caviezel, R., und W. Wilbrandt: Helv. physiol. Acta **16**, 12—21 (1958).
9. Cohn, W. E., and E. T. Cohn: Proc. Soc. exp. Biol. (N. Y.) **41**, 445 (1939).
10. Gardner, L. J., H. Berman and H. W. Deane: Endocrinology **55**, 417—425 (1954).
11. Gerlach, E.: XXe Congrés int. de Physiologie, Bruxelles 1956. pp. 337—338 (Résumés de Communications).
12. Glynn, I. M.: J. Physiol. **134**, 278 (1956).
13. — Progress in Biophysics 8, 241—307 (1957).
14. — J. Physiol. **136**, 148—173 (1957).
15. Greeff, K.: Dtsch. med. Wschr. 81, 666—668 (1956).
16. — Naunyn-Schmiedebergs Arch. exp. Path. Pharmak. **231**, 391—400 (1957).
17. Grollman, A.: Amer. J. Physiol. **179**, 36—38 (1954).
18. Hajdu, S., and A. Szent-Györgyi: Amer. J. Physiol. **168**, 159—170 (1952).
19. — — Amer. J. Physiol. **168**, 171—175 (1952).
20. Harris, E. J.: J. gen. Physiol. **41**, 169—195 (1957).
21. Höber, R.: Physikalische Chemie der Zellen und der Gewebe. 2. Aufl. Leipzig 1906.
22. Hodgkin, A. L.: Biol. Rev. **26**, 339—409 (1951).
23. — and R .D. Keynes: J. Physiol. **138**, 253—281 (1957).
24. Joyce, C. R. B., and M. Weatherall: J. Physiol. **127**, 33 P (1955).
25. Kahn, J. B., and G. H. Acheson: J. Pharmacol. exp. Ther. **115**, 305—318 (1955).
26. Koefoed-Johnsen, V., and H. H. Ussing: XXth Internat. Physiol. Congress, Abstr. of Commnucations, pp. 511—512.
27. Kunz H. A., u. F. Sulser: Experientia (Basel) **13**, 365—367 (1957).
28. — — Experientia (Basel) **14**, 278—279 (1958).
29. — — Unveröffentlichte Arbeit.
30. Löwi O.: Naunyn-Schmiedebergs Arch. exp. Path. Pharmak. 892, 131 (1918).
31. Lundsgaard-Hansen, P.: Naunyn-Schmiedebergs Arch. exp. Path. Pharmak. **231**, 577—585 (1957).
32. Pöldre, A., u. M. Täschler: Helv. physiol. Acta **14**, C 37 (1956).
33. Rayner, B., and M. Weatherall: Brit. J. Pharmacol. **12**, 371—381 (1957).
34. Reiter, M.: XXe Congrés int. de Physiologie, Bruxelles 1956, pp. 760—761. (Résumés des Communications).
35. Repke, K.: Naunyn-Schmiedebergs Arch. exp. Path. Pharmak. **233**, 271 (1958).
36. Rosenberg, Th., and W. Wilbrandt: Int. Rev. Cytol. **1**, 65—92 (1952).
37. Schatzmann, H.-J.: Helv. physiol. Acta **11**, 346—354 (1953).
38. — Experientia (Basel) **10**, 189 (1954).
39. — Experientia (Basel) **15**, 73—74 (1959).
40. — and P. N. Witt: J. Pharmacol. exp. Ther. **112**, 501—508 (1954).
41. Schreiber, S. S.: Amer. J. Physiol. **185**, 337 (1956).
42. Sherrod, T. R.: Proc. Soc. exp. Biol. (N. Y.) **65**, 89 (1947).
43. Solomon, A. K.: J. gen. Physiol. **36**, 57 (1952).
44. Sulser, F.: Unveröffentlichte Arbeiten.
44a. Sulser, F., H. A. Kunz, R. Gantenbein u. W. Wilbrandt, Naunyn-Schmiedebergs Arch. exp. Path. Pharmak. **235**, 400—411 (1959).

45. Sulser, F., u. W. Wilbrandt: Helv. physiol. Acta **15**, C 37—C 39 (1957).
46. Szent-Györgyi, A.: Chemical Physiology of Contraction in Body and Heart Muscle. New York 1953.
47. — Advanc. Cardiol. **1**, 6—51 (1956).
48. Vick, R. L., and J. B. Kahn: J. Pharmacol. exp. Ther. **121**, 389—401 (1957).
49. Wedd, A. M.: J. Pharmacol. exp. Ther. **65**, 268—274 (1939).
50. Whittam, R.: J. Physiol. **137**, 13 P (1957).
51. Wilbrandt, W.: Pflügers Arch. ges. Physiol. **245**, 22—52 (1941).
52. — Symp. Soc. exp. Biol. 8, 136—162 (1954).
53. — Schweiz. med. Wschr. **85**, 315—320 (1955).
54. — Helv. physiol. Acta **16**, 31—43 (1958).
55. — Wien. med. Wschr. **108**, 809—814 (1958).
55a Wilbrandt, W.: Schweiz. med. Wschr. **89**, 363 (1959).
56. Witt, P. N.: J. Pharmacol. exp. Ther. **119**, 195 (1957).
57. Wollenberger, A.: Pharmacol. Rev. **1**, 311 (1949).
58. — Experientia (Basel) **10**, 311 (1954).
59. Wood, E. H., and G. K. Moe: Amer. J. Physiol. **123**, 219—220 (1938).
60. Woodbury, D. M., and A. Koch: Proc. Soc. exp. Biol. (N. Y.) **94**, 720—723 (1957).
61. Zwemer, R. L., and B. E. Loewenstein: Science **91**, 75—76 (1940).

Aus der Medizinischen Universitätsklinik Göttingen
(Direktor: Prof. Dr. R. Schoen)

Digitalis und Elektrolytkonzentrationen des Herzmuskels

Von

K. Kühns

Mit 1 Abbildung

Aus der Sicht des Klinikers sind im Zusammenhang mit dem gestellten Thema drei Fragen von besonderem Interesse:

1. Bewirken therapeutische oder toxische Dosen von Digitalis eine Konzentrationsänderung der Elektrolyte im intra- und extracellulären Raum des Myokards?

2. Kann eine allgemeine Störung des Mineralhaushalts im Organismus zu eingreifenden Veränderungen der Elektrolytkonzentrationen im Herzmuskel führen und haben diese eine Beeinflussung der Digitaliswirkung auf das Herz zur Folge?

3. Lassen sich aus den bisherigen experimentellen Beobachtungen über die kardialen Elektrolytkonzentrationen im Herzmuskel schon Folgerungen ableiten, die bei der Digitalistherapie der Herzinsuffizienz zu beachten sind?

Zur Beantwortung der *ersten Frage* können die von Herrn Prof. Wilbrandt und anderen Autoren mitgeteilten Untersuchungsergebnisse an Erythrocyten sowie auch die Untersuchungen des Elektrolyt-Gesamtgehalts von Herzmuskelpräparaten nur mit Einschränkung herangezogen werden. Hinsichtlich der Wirkung toxischer Digitalisdosen besteht bei diesen an verschiedenen Tierarten durchgeführten Versuchen gute Übereinstimmung. So fanden u. a. Wedd bei der Schildkröte, Calhoun und Harrison beim Hund, Hagen beim Kaninchen, Kühns und Albrecht bei der Taube eine Verminderung des Kaliumgehalts im Herzen, zum Teil unter Zunahme des Natriumgehalts. Bei subtoxischen Dosen von Digitalis wurde dagegen von einigen Autoren eine Kaliumzunahme, von anderen eine Kaliumverminderung beobachtet. Eigene Untersuchungen an Katzen, Ratten und Tauben dienten dem Zweck, über den Gesamtgehalt des Herzmuskels an Kalium und Natrium hinaus die intra- und extracelluläre Konzentration dieser Kationen im Myokard unter Digitalis festzustellen. Die Berechnung der intracellulären Elektrolytkonzentrationen erfolgte dabei über die Bestimmung des extracellulären Elektrolytgehalts im Muskel [aus Chlorid-Raum im Muskel = extracellulärer Flüssigkeitsraum $\times$ Elektrolytkonzentration im Plasma $\times$ Donnanfaktor (*7*)]. Die Versuche wurden mit ALBRECHT-KIMBROUGH, GÖING, HÜNNE-MEYER und SCHORER, teilweise in Zusammenarbeit mit dem Pharmakologischen Institut in Göttingen (Prof. Dr. L. LENDLE) durchgeführt. Zusammengefaßt hatten sie folgendes Ergebnis:

Bei *einmaliger, nicht toxischer* Digitoxingabe [20% L. D. bei Katzen (*4*)] ist eine leichte Zunahme der intracellulären Kalium-Konzentration bei gleichzeitiger Zunahme der Natrium-Konzentration festzustellen.

Wiederholte (jeden 2. Tag), *nicht toxische* Digitoxingaben an Tauben (2—5 Wochen lang 2,5% L. D (*1,8*) [s. Tab. 1 und 2] und an Ratten [2 Wochen lang 10% L.D. (*12*)] hatten eine deutliche Verminderung der intra- und extracellulären Kaliumkonzentration zur Folge. Die Natriumkonzentration in den Herzmuskelzellen nahm zu.

Letal wirkende Digitoxin-Infusionen (1,8) bewirkten an Tauben einen massiven Austritt von Zellkalium unter Anstieg der extracellulären Kaliumkonzentration (s. Tab. 1 und 2). Die intracelluläre Natriumkonzentration zeigte eine Zunahme im linken Ventrikel.

Der unter stärkerer Einwirkung von Digitalis beobachtete Verlust an Kalium unter Zunahme der Natriumkonzentration in den Herzmuskelzellen steht in Übereinstimmung mit den Beobachtungen SCHATZMANNs (*11*) an menschlichen Erythrocyten und denen von SCHWAB u. Mitarb. (*5*) an gesunden und herzinsuffizienten Versuchspersonen. Die in eigenen Experimenten festgestellten K- und Na-Verschiebungen unter verschieden starker Digitoxineinwirkung sind in der Abb. 1 schematisch dargestellt.

Die zweite Frage betraf die Rückwirkungen von allgemeinen Störungen des Mineralhaushalts auf die kardialen Elektrolytkonzentrationen und auf die Digitaliswirkungen am Herzen. Klinische und experimentelle Beobachtungen (Lit. bei 9) legten es nahe, daß die klinisch nicht selten vorkommende Kaliumverarmung

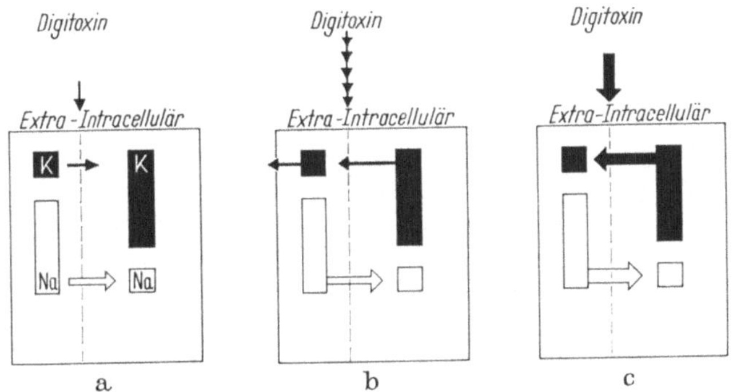

Abb. 1. Schema der Konzentrationsänderungen von Kalium und Natrium im intra- und extracellulären Raum des Herzmuskels unter Digitalis. (Nach KÜHNS und SCHOEN). a) Bei einmaliger nichttoxischer Dosis; b) bei wiederholter nichttoxischer Dosis; c) bei toxischer Dosis

des Organismus eine wesentliche Rolle bei der Toxicitätssteigerung von Digitalisglykosiden und der sog. Digitalis- bzw. Strophanthin-Überempfindlichkeit spielt. In Versuchen an Tauben (*1, 8*) und an Ratten (*12*) suchten wir dieser Frage weiter nachzugehen. Mehrere Gruppen beider Tierarten wurden 5 Wochen kaliumfrei ernährt. Bei der anschließenden Digitalisbehandlung zeigte es sich, daß die Kaliummangel-Tiere Intoxikationserscheinungen — Brechreiz, Extrasystolen, av-Blockierungen im EKG und Herzstillstand — aufwiesen, die bei normal ernährten Tiesen nach einer entsprechenden Digitoxindosis nicht auftraten. Die

Tabelle 1. *Verteilung von Wasser und Elektrolyten im Myokard des linken Ventrikels unter Digitoxin und Kaliummangel bei Tauben (Mittelwerte)*

	Kontrollen (5 Wochen)		Digitoxin-Dauertherapie (2—5 Wochen: 2,5% LD = 0,01 mg/kg)		Digitoxin-Infusion (LD = 0,42—0,52 mg/kg)	
	Normale Diät	Kaliummangel Diät	Normale Diät	Kaliummangel Diät	Normale Diät	Kaliummangel Diät
H_2O intra-cellulär	2549 $\pm$ 18,3	2583 $\pm$ 29,9 (+ 1,3%)	2485 $\pm$ 49,3 (— 2,5%)	2467 $\pm$ 37,6 (— 3,3%)	2465 $\pm$ 80,0 (— 3,3%)	2203 $\pm$ 29,3 (—13,6%) ***
extra-cellulär	719 $\pm$ 26,0	580 $\pm$ 57,9 (—19,4%) *	725 $\pm$ 55,3 (+ 0,8%)	862 $\pm$ 50,4 (+20%) *	785 $\pm$ 24,7 (+ 9,2%)	1023 $\pm$ 29,4 (+42,4%) ***
K intra-cellulär	150 $\pm$ 4,1	149 $\pm$ 3,8 (— 0,7%)	144 $\pm$ 3,26 (—4%)	133 $\pm$ 2,08 (—11,4%) **	130 $\pm$ 3,25 (—13,3%) ***	111 $\pm$ 2,56 (—26%) ***
extra-cellulär	4,73 $\pm$ 0,27	2,19 $\pm$ 0,10 (—54%) ***	4,40 $\pm$ 0,25 (—7%)	2,10 $\pm$ 0,19 (—55,7%) ***	10,6 $\pm$ 0,78 (+125%) ***	7,50 $\pm$ 0,50 (+58,6%) ***
Na intra-cellulär	6,62 $\pm$ 1,91	21,6 $\pm$ 2,12 (+228%) ***	10,6 $\pm$ 2,40 (+60%)	17,2 $\pm$ 2,55 (+160%) **	13,6 $\pm$ 2,87 (+106%) *	14,9 $\pm$ 2,17 (+125%) **
extra-cellulär	143 $\pm$ 4,44	133 $\pm$ 1,09 (—7%) *	138 $\pm$ 0,46 (— 3,5%)	142 $\pm$ 1,27 (— 0,7%)	136 $\pm$ 0,73 (— 4,9%)	155 $\pm$ 7,22 (+ 8,4%)
Cl total	82,0 $\pm$ 2,6	62 $\pm$ 8,35 (—24,4%) *	79 $\pm$ 6,1 (— 3,7%)	96 $\pm$ 5,82 (+ 17,1%)	90 $\pm$ 2,32 (+ 9,8%) *	114 $\pm$ 3,7 (+39%) ***

H_2O in g/kg Trockengewebe; Cl in mval/kg Trockengewebe; Na und K in mval/l intra- bzw. extracelluläre Flüssigkeit
* = $P < 0,05$; ** = $P < 0,01$; *** = $P < 0,001$

Letaldosis bei Digitoxin-Infusion war bei den Kaliummangel-Tieren signifikant erniedrigt. Über die Elektrolytverschiebungen im Herzmuskel geben ebenfalls die Tab. 1 und 2 Auskunft, welche die [K] und [Na] im Myokard des linken und rechten Ventrikels bei der Taube unter K-Mangel-Diät und Digitoxin darstellen (Methodik und Einzelheiten bei 1):

Die Veränderungen, die bei Normaltieren unter Digitoxin (3. Spalte) auftreten, sind bereits erwähnt worden. In der 2. Spalte ist zu erkennen, daß Kaliummangel — ähnlich wie Digitoxin — zu einer erheblichen Natriumeinwanderung in die Herzmuskelzellen führt. Die intracelluläre [K] ist im linken Taubenventrikel nicht signifikant erniedrigt. Im rechten Taubenventrikel (und im Rattenherz) findet sich dagegen eine deutliche Abnahme der intracellulären [K]. Möglicherweise ist der linke Ventrikel vor dem Verlust an Zellkalium besser geschützt als der rechte Ventrikel.

Tabelle 2. *Verteilung von Wasser und Elektrolyten im Myokard des rechten Ventrikels unter Digitoxin und Kaliummangel bei Tauben (Mittelwerte)*

	Kontrollen (5 Wochen)		Digitoxin-Dauertherapie (2—5 Wochen: 2,5% LD = 0,01 mg/kg)		Digitoxin-Infusion (LD = 0,42—0,52 mg/kg)	
	Normale Diät	Kaliummangel Diät	Normale Diät	Kaliummangel Diät	Normale Diät	Kaliummangel Diät
H_2O intra-cellulär	2426 ± 43,1	2628 ± 30,1 (+ 8,3%) **	2351 ± 60,1 (— 3,1%)	2554 ± 16,5 (+ 5,4%) *	2347 57,9 ± (— 3,3%)	2178 ± 22,3 (—10,6%) ***
extra-cellulär	760 ± 38,5	425 ± 9,95 (—44,2%) ***	776 ± 17,8 (+ 2,1%)	814 ± 98,4 (+ 7,1%)	750 ± 24,1 (— 1,3%)	1017 ± 24,9 (+33,8%) **
K intra-cellulär	154 ± 3,9	122 ± 1,2 (—20,8%) ***	136 ± 3,3 (—11,8%) ***	122 ± 1,5 (—20,8%) ***	138 ± 3,4 (—10,4%) *	117 ± 2,2 (—24%) ***
extra-cellulär	4,73 ± 0,27	2,19 ± 0,10 (—53,8%) ***	4.40 ± 0,25 (—7%)	2,10 ± 0,19 (—55,7%) ***	10,6 ± 0,78 (+125%) ***	7,50 0,50 (+58,7%) ***
Na intra-cellulär	12,0 ± 2,8	28,6 ± 0,08 (+138%) ***	10,5 ± 3,6 (—12,5%)	25,1 ± 2,4 (+109%) ***	13,5 ± 1,7 (+12,5%)	14,7 ± 3,1 (+22,5%)
extra-cellulär	143 ± 4,4	133 ± 1,09 (—7%)	138 ± 0,46 (— 3,5%)	142 ± 1,27 (— 0,7%)	136 ± 0,73 (— 4,9%)	155 ± 7,2 (+ 8,4%)
Cl total	88 ± 4,3	46 ± 1,2 (—48%) ***	85 ± 5,6 (— 3,4%)	91 ±10,9 (—3,3%)	86 ± 2,2 (— 2,3%)	113 ± 2,2 (+28,4%) ***

H_2O in g/kg Trockengewebe; Cl in mval/kg Trockengewebe; Na und K in maval/l intra-
bzw. extracelluläre Flüssigkeit,
* $= P < 0,05$; ** $= P < 0,01$; *** $= P < 0,001$

Die Kombination von K-Mangel und Digitoxin (4. und 6. Spalte) verstärkt den intracellulären Kaliumverlust und hat eine erhebliche Natriumeinwanderung zur Folge, die stärker
ausgeprägt ist als unter Digitoxinbehandlung allein, aber weniger ausgeprägt als diejenige
durch Kaliummangel allein. Digitoxin, das selbst eine leichte Natriumeinwanderung in die
Herzmuskelzellen hervorruft, mindert also bis zu einem gewissen Grade die sonst unter
K-Mangel sehr ausgeprägte Anreicherung von Na-Ionen in den Zellen. Die Erklärung hierfür
ist vielleicht in der besonders bei Herzinsuffizienz durch Digitoxin gesteigerten renalen Na-
Ausscheidung zu finden. Die letzterwähnte Beobachtung scheint im Hinblick auf die von uns
bei diesen Untersuchungen gefundenen, später noch zu besprechenden morphologischen Veränderungen am Herzmuskel bedeutungsvoll.

Erwähnenswert ist fernerhin die bei der Kombination von letalen Digitoxindosen mit
Kaliummangel indirekt ermittelte Chlorideinwanderung in die Herzmuskelzellen. Infolge der
unter Digitoxin und K-Mangel festgestellten starken Zunahme des Chlorids im Herzmuskel
(s. Tab. 1. u. 2, letzte Spalte) berechnete sich nämlich der extracelluläre Flüssigkeitsraum im
Herzmuskel so groß, daß der daraus berechnete extracelluläre Natriumgehalt teilweise größer

war als der effektiv gemessene Gesamt-Natriumgehalt im Herzmuskel. Daraus ist zu schließen, daß die starke Zunahme des Chlorids durch Eindringen dieses Elektrolyten in den intracellulären Raum zustande kam. Die an anderer Stelle zu diskutierenden Grenzen der Chlorid-space-Methode zur Bestimmung intracellulärer Elektrolyte unter pathologischen Bedingungen wurden mit dieser Feststellung deutlich. Allerdings würde sich eine (praktisch nicht mögliche) Korrektur der Größe des extracellulären Raumes durch Abzug des intracellulär gewanderten Chlorids dahin auswirken, daß die beobachtete Natriumeinwanderung in die Zellen noch größer wäre. Auch die beobachtete Verminderung der intracellulären Kaliumkonzentration wäre dann ausgeprägter, da einem unbeträchtlichen Zuwachs an intracellulärem Kaliumgehalt ein korrigierter erheblich größerer intracellulärer Flüssigkeitsraum gegenüberstünde. Die Feststellung einer Natriumeinwanderung und eines Kaliumaustritts ist somit trotz der methodischen Schwierigkeiten als qualitativ stichhaltig anzusehen.

Darf ich nun noch einmal auf die erwähnten histologischen Untersuchungen zurückkommen. Strukturveränderungen der Herzmuskelfaser durch Kaliummangel und durch toxische Digitalisdosen sind in der Literatur bekannt. Mit der dankenswerten Hilfe von Herrn Prof. Eger vom Göttinger Pathologischen Institut suchten wir festzustellen, ob sich sichere Korrelationen zwischen den gefundenen, sehr unterschiedlich starken morphologischen Veränderungen und den intrakardialen Elektrolytverschiebungen nachweisen lassen. Zu unserer Überraschung zeigte nicht das Ausmaß des intracellulären Kaliummangels, sondern das Ausmaß der cellulären Natriumanreicherung die engsten Beziehungen zum Grad der Strukturschädigung der Myokardzellen. So fand sich bei Tauben unter Kaliummangel eine Verminderung der intracellulären [K] im rechten Herzen um 21% des Normalwertes auf 122 mval/l intracellulärer Flüssigkeit. Die intracelluläre Natriumkonzentration stieg auf 29 mäq/l. Im Rattenherz ging die intracelluläre [K] unter Kaliummangel nur auf 142 mval/l zurück. (Normalwert bei beiden Tierarten um 155 mval/l). Die intracelluläre Natriumkonzentration stieg dagegen auf 71 mval/l an. An den Taubenherzen, die schon normalerweise eine niedrigere intracelluläre [Na] im Herzen haben, fanden sich weder unter K-Mangel noch unter Digitoxin wesentliche histologische Veränderungen. Das Rattenherz ließ dagegen besonders unter K-Mangel erhebliche Strukturveränderungen mit Vacuolisierung und Nekrosen von Herzmuskelfasern erkennen. Gleichzeitig mit der obenerwähnten, bei Tauben und Ratten beobachteten, Verminderung der Natriumeinwanderung unter Digitalis bei Kaliummangel-Tieren waren im histologischen Präparat auch eindeutig geringere — von Herrn Prof. Eger planimetrisch ausgemessene — Nekrosefelder festzustellen.

Beim Literaturstudium stießen wir dann auf die Untersuchungen von Cannon u. Mitarb., die durch reichliche Natriumzufuhr bei Kaliummangel wesentlich stärkere Herzmuskelnekrosen und Fermentstörungen erzielen konnten als durch reinen Kaliummangel. Auch die 1956 von Reiter veröffentlichte Beobachtung, daß die intracelluläre Natriumaufnahme die kontrakturerzeugende Wirkung von Strophanthin wesentlich schneller herbeiführt als ein Kaliumverlust, spricht für den ungünstigen Einfluß einer größeren Natriumanreicherung auf die vitalen Funktionen der Herzmuskelzelle und auf die Verträglichkeit von Herzglykosiden.

Die von uns beobachteten histologischen Veränderungen am Moykard und an anderen Organen unter Kaliummangel und Digitoxin werden zusammen mit Herrn Prof. Eger an anderer Stelle veröffentlicht werden.

Die Beantwortung der *zweiten Frage* läßt sich noch einmal wie folgt zusammenfassen:

Bei einer Kaliummangelsituation des Organismus, wie sie nach neueren Kenntnissen bei vielen Erkrankungen vorkommen kann, ist auch mit einem Verlust an intracellulärem Kalium des Herzmuskels bei gleichzeitiger Natriumanreicherung in den Zellen zu rechnen. Diese intrakardialen Elektrolytverschiebungen führen im Experiment am primär herzgesunden Tier zu einer Steigerung der Digitalistoxicität.

Die *dritte Frage* nach den klinischen Folgerungen aus den vorgelegten und zitierten Untersuchungen läßt sich nur mit der gebotenen Zurückhaltung beantworten. Dennoch sollten die experimentell gewonnenen Erkenntnisse der Anlaß sein, den Mineralhaushalt vor und während jeder längeren Digitalisbehandlung zu beobachten. Der bei chronischer Herzinsuffizienz, nach starker Diurese, infolge von Erbrechen oder Durchfällen oder nach Behandlung mit Corticoiden stets drohende celluläre Kaliummangel kann an sich schon zu Komplikationen führen. Durch die Anwendung von hohen Digitalisdosen ohne gleichzeitige Therapie der Mineralhaushaltsstörung können diese noch verstärkt werden. Klinische Mitteilungen über eine günstige Beeinflussung von digitalisbedingten Herzrhythmusstörungen durch Kaliumsalze liegen bereits vor. Weiterhin sollte bei den mit einer Natriumretention einhergehenden Fällen von Herzinsuffizienz — also der Mehrzahl dieser Kranken — die Notwendigkeit des Natriumentzuges nun auch aus der Überlegung heraus gefordert werden, daß eine celluläre Natriumanreicherung im Herzmuskel zu weiteren funktionellen und strukturellen Schädigungen des Myokards führen kann.

Literatur

1. ALBRECHT-KIMBROUGH, R.: Inaug.-Diss. Göttingen 1957.
2. CALHOUN, J. A., and T. R. HARRISON: J. clin. Invest. **10**, 139 (1931).
3. CANNON, P. R. et al.: Metabolism **2**, 297 (1953).
4. GÖING, H., F. HÜNNEMEYER u. K. KÜHNS: Z. ges. exp. Med. **128**, 329 (1957).
5. GÖLTNER, E., R. KOCH u. M. SCHWAB: Naunyn-Schmiedebergs Arch. exp. Path. Pharmak. **228**, 251 (1956).
6. HAGEN, P. S.: J. Pharmacol. exp. Ther. **105**, 178 (1952).
7. KÜHNS, K.: Hoppe-Seylers Z. physiol. Chem. **298**, 278 (1954).
8. — u. R. ALBRECHT: Verh. dtsch. Ges. Kreisl.-Forsch. **22**, 317 (1956).
9. — u. R. SCHOEN: Schweiz. med. Wschr. **1957**, 23.
10. REITER, M.: Naunyn-Schmiedebergs Arch. exp. Path. Pharmak. **227**, 300 (1956).
11. SCHATZMANN, H. J.: Helv. physiol. pharmacol. Acta **11**, 346 (1953).
12. SCHORER, R.: Inaug-Diss. Göttingen 1958.
13. WEDD, A.: J. Pharmacol. exp. Ther. **65**, 268 (1939).

Aus dem Physiologischen Institut der Universität Heidelberg

Elektrophysiologische Befunde unter Digitalis

Von

WOLFGANG TRAUTWEIN

Mit 4 Abbildungen

Es wurde von Ionenflüssen in die und aus der Faser unter dem Einfluß der Digitalisglykoside gesprochen. Mir ist zugedacht, über Digitaliswirkungen zu berichten, die man mit elektrophysiologischen Methoden messen kann, also Wirkungen auf das Membranpotential, auf die Leitfähigkeit der Membran für Kalium- und Natriumionen und auf die Leitungsgeschwindigkeit der Erregung usw.

Theoretisches. Die Frage liegt nahe, warum man mit solchen elektrischen Messungen etwas über Ionenflüsse und -konzentrationen aussagen kann und in welcher Beziehung das, was mit der Technik der radioaktiven Isotopen und dem Flammenphotometer gemessen wird, zu elektrischen Messungen steht. Das Ruhepotential E_m, also das Membranpotential der stillgestellten Herzmuskelfaser oder der Faser des schlagenden Herzens zur Zeit der Diastole, steht zu den extracellulären Konzentrationen der Natrium-, Kalium- und Chlorionen ($[\mathrm{Na}]_a$; $[\mathrm{K}]_a$ und $[\mathrm{Cl}]_a$), den intracellulären Konzentrationen ($[\mathrm{Na}]_i$; $[\mathrm{K}]_i$ und $[\mathrm{Cl}]_i$) und der Permeabilität der Membran für diese Ionen (P_{Na}; P_{K} und P_{Cl}) in folgender Beziehung:

$$E_m \,(\mathrm{mV}) = 58 \cdot \log \frac{P_{\mathrm{K}} \cdot [\mathrm{K}]_i + P_{\mathrm{Na}}\,[\mathrm{Na}]_i + P_{\mathrm{Cl}}\,[\mathrm{Cl}]_a}{P_{\mathrm{K}} \cdot [\mathrm{K}]_a + P_{\mathrm{Na}}\,[\mathrm{Na}]_a + P_{\mathrm{Cl}}\,[\mathrm{Cl}]_i} \tag{1}$$

In Ruhe ist P_{K} viel größer als die beiden anderen Koeffizienten. Deshalb liegt das Ruhepotential E_m hier nahe bei E_K, dem Kaliumgleichgewichtspotential. Wäre die Kaliumpermeabilität unendlich groß, so würde aus Gl. (1)

$$E_m = E_{\mathrm{K}} = 58 \cdot \log \frac{[\mathrm{K}]_i}{[\mathrm{K}]_a} \tag{2}$$

Die Permeabilität der Membran für die genannten Ionen steht nun in direkter Beziehung zu der elektrischen Leitfähigkeit g_m der Membran. Diese Leitfähigkeit kann als Membranwiderstand gemessen werden ($g_m = 1/R_m$). In Ruhe ist nun E_m kleiner als E_{K}, weil die Koeffizienten P_{Na} und P_{Cl} nicht vernachlässigbar klein sind. Es fließt deshalb ein Kaliumnetto-Auswärtsstrom. Das Flußverhältnis ist:

$$\frac{\text{Einstrom}}{\text{Ausstrom}} = \exp \frac{(E_m - E_{\mathrm{K}}) \cdot F}{R \cdot T} \tag{3}$$

F = Faraday Konstante, R = Gaskonstante, T = absolute Temperatur.

Der Ausstrom ist größer als der Einstrom, wenn E_m kleiner als E_K ist. HODGKIN und KEYNES (1952) haben gezeigt, daß der Fluß der Kaliumionen in der einen Richtung denjenigen in der anderen Richtung beeinflußt. Der Effekt ist verständlich, wenn man sehr enge „Kanäle" annimmt, durch die die Kaliumionen fließen. Dieser Faktor modifiziert Gl. (3) etwas. Es ändert sich mit anderen Worten das Flußverhältnis mit E_m stärker, als es ohne Wechselwirkung der Ionen erwartet würde. Die Proportionalität von Kaliumstrom und Leitfähigkeit ändert sich nicht. Die Gl. (3) kann für unseren Zweck einfacher geschrieben werden:

$$g_K = \frac{n \cdot F^2}{R \cdot T} M_K \tag{4}$$

g_K = Kaliumleitfähigkeit; M_K = Kaliumstrom; n ist ein Faktor > 1, der die Kollision der Kaliumionen beim Fluß in den beiden Richtungen berücksichtigt.

Wenn wir den diastolischen Membranwiderstand unter dem Einfluß von Digitalis messen, bestimmen wir g_K, das dem Kaliumfluß M_K proportional ist. Die genannten Gleichungen sind nur bei passivem Ionenfluß anwendbar. Sie beschreiben die Ergebnisse radioaktiver Messungen an einem marklosen Nerven, dem Riesenaxon des Tintenfisches, dessen aktiver Kationentransport mit Dinitrophenol vergiftet war. Änderung des Kaliumflusses bei radioaktiven Messungen kann bedeuten: (1) eine Leitfähigkeitsänderung der Membran für Kalium. (2) eine Membranpotentialänderung. (3) eine Änderung des aktiven Kationentransportes gegen den Konzentrationsgradienten unabhängig vom elektrischen Feld. Während (1) und (2) durch Potential und Leitfähigkeitsmessungen erfaßt werden können, entgeht (3) einer elektrophysiologischen Messung. Über das Ruhepotential unter Digitalisglykosiden weiß man zunächst nichts, aber Einflüsse auf das Aktionspotential des Herzens sind seit langem bekannt: SCHELLONG (1931) hat schon gezeigt, daß der monophasische Aktionsstrom des vergifteten Froschventrikels eine Verkürzung seiner Dauer und eine Abnahme seiner Amplitude erfährt. Weiter nimmt die Leitungsgeschwindigkeit der Erregung ab, ebenso die Herzfrequenz, auch am atropinisierten Präparat.

Form des Aktionspotentials und Strophanthin. Wenn man einen excidierten Papillarmuskel der Katze in Tyrodelösung hält und Strophanthin in die Badelösung gibt (Endkonzentration $2{,}5 \cdot 10^{-7}$ g/ml), so nimmt die Kontraktionskraft bei frischen dünnen Präparaten nicht zu (DUDEL und TRAUTWEIN 1958). Um den positiv inotropen Effekt zu sehen, muß das Präparat hypodynam sein. Das läßt sich durch Calciummangel oder durch eine längere Periode hochfrequenter Reizung erreichen. Im Calciummangel nimmt die Dauer des Aktionspotentials etwas zu, die Kontraktionskraft nimmt ab (Abb. 1). Nach Zugabe von Strophanthin nimmt die Dauer

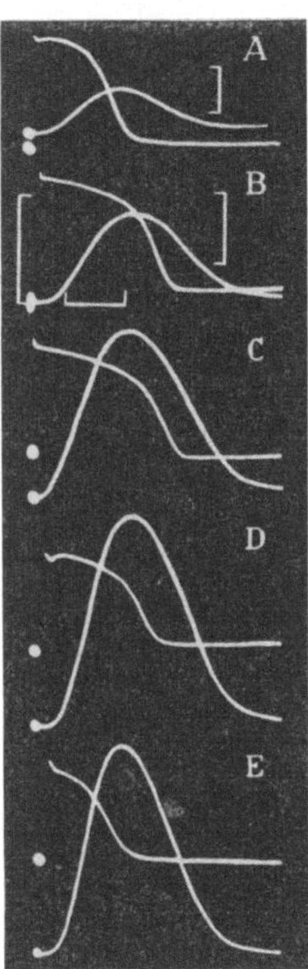

Abb.1.Originaloszillogramme von Aktionspotential und Kontraktion des Katzenpapillarmuskels. *A* vor, *B* im Calciummangel, *C—E* nach Strophanthin $2{,}5 \cdot 10^{-7}$. *E* 40 min nach Strophanthin, Ordinateneichung in *B* links, von oben 0 bis unten 100 mV, gilt von *A—E*. Ordinateneichung in *A* und *B* rechts 1 g. *B* gilt für *B—E*. Zeiteichung in *B* 100 msec. Nach DUDEL und TRAUTWEIN

8*

des Aktionspotentials zunächst weiter zu, nimmt dann aber stark ab, in Abb. 2 ist der Plateauverlust deutlich. Die Abbildung zeigt, daß die Kontraktionskraft bereits wächst zu einer Zeit, in der die Dauer des Aktionspotentials sich noch verlängert, daß aber dann die Kontraktionskraft weiter zunimmt bei gleichzeitiger Entwicklung des Plateauverlustes. Dieses Verhalten ist keineswegs spezifisch für die Strophanthinwirkung im Calciummangel. Auch wenn die Hypodynamie durch eine längerdauernde Periode hochfrequenter Reizung des Präparates erreicht wird, verlängert sich nach Strophanthingabe die Dauer des Aktionspotentials zu einer Zeit, in der die Zunahme der Kontraktionskraft schon deutlich ist. Mit der Entwicklung des Plateauverlustes geht dann eine weitere starke Zunahme der Kontraktionskraft einher (s. Abb. 2).

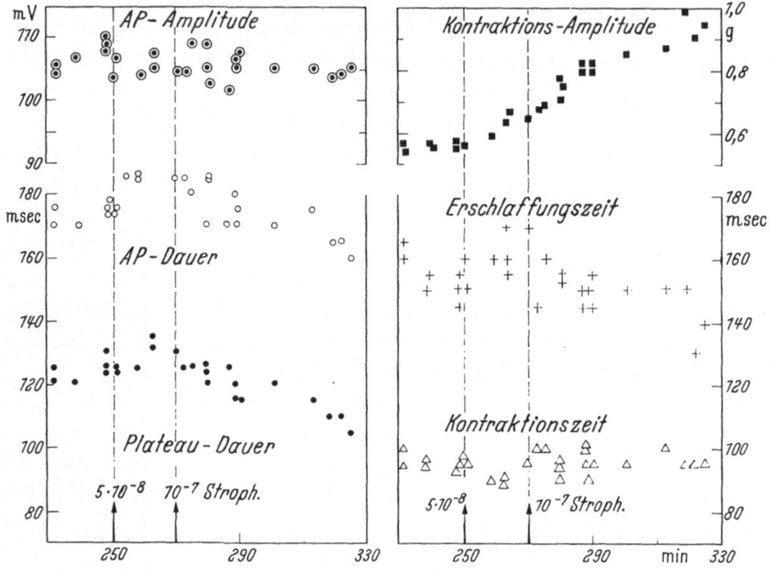

Abb. 2. Verlauf der Strophanthinvergiftung des ermüdeten Papillarmuskels. In 250 min wurde Strophanthin 5 · 10⁻⁷, in 270 min 10⁻⁸ gegeben. Beachte die anfängliche Zunahme und spätere Abnahme der Aktionspotentialdauer bei stetiger Zunahme der Kontraktionskraft. Nach Dudel und Trautwein

Danach ist am Papillarmuskel das Plateau bzw. die Dauer des Aktionspotentials von der Strophanthinwirkung am auffälligsten betroffen, bei längerer Einwirkungszeit oder höherer Dosis stark verkürzt. Der Verkürzung geht ein Stadium der Verlängerung voraus. Die Kontraktionskraft nimmt im Verlaufe des Experimentes zu und steht in keiner erkennbaren Beziehung zu den Änderungen der Aktionspotentialdauer.

Spitzenpotential. Am Reizleitungsgewebe nimmt nach Strophanthingabe das Spitzenpotential ab, dabei ist das Ruhepotential meist nicht nennenswert erniedrigt. Dieses Mißverhältnis zwischen deutlicher Abnahme des Spitzenpotentials und kaum erniedrigtem Ruhepotential nach Strophanthingabe wurde von Dudel und Trautwein (1958) am Purkinjefaden des Hundeherzens beschrieben. Coraboeuf et al. (1953) teilen die gleiche Beobachtung am av-Knoten nach Gabe von Digitalis mit. Deutlich wird in der Abb. 2 der Autoren auch, wie der Erregungsanstieg des Aktionspotentials durch die Vergiftung verlangsamt wird.

Es ist theoretisch zu erwarten, daß die geringe Abnahme des Ruhepotentials eine solche des Aktionspotentials zur Folge hat. Dies kann jedoch im vorliegenden Fall nicht die entscheidende Ursache sein. Erhöht man nämlich ein im Verlaufe der Vergiftung erniedrigtes Ruhepotential mit Strom aus einer äußeren Quelle (s. S. 119, unten), so nimmt die Amplitude des Aktionspotentials zwar zu, bleibt aber niedriger, als sie an der unvergifteten Faser bei gleichem erzwungenen Ruhepotential wäre (s. DUDEL und TRAUTWEIN 1958). Am Purkinjefaden und auch am av-Knoten ist also besonders der Erregungsanstieg, die Spitze des Aktionspotentials und damit auch die Fortleitung der Erregung beeinflußt. Plateauverlust tritt im Laufe der Vergiftung ebenfalls auf, aber nie so stark wie an der Ventrikelmuskulatur.

Membranleitfähigkeit. Beim Versuch, die Änderung des Membranpotentials durch Digitaliskörper zu interpretieren, interessieren die Leitfähigkeit der Membran für Kalium-, Chlor- und Natriumionen. Die elektrische Messung einer spezifischen Leitfähigkeit ist nicht möglich, es kann nur die Gesamtleitfähigkeit bestimmt werden. Nach Gl. (1) und (4) erfaßt jedoch die Widerstandsmessung in der Diastole im wesentlichen die Kaliumleitfähigkeit, die in Ruhe mindestens 10 mal größer ist als die für die Chlor- und Natriumionen. Das Prinzip der Messung ist einfach: man hält außer der einen Elektrode zur Potentialmessung eine zweite in der Faser, durch die man einen Strom treibt. Der Strom führt am Membranwiderstand zu einem Spannungsabfall, dem sog. elektrotonischen Potential. Die Amplitude des elektrotonischen Potentials ist bei Membranpotentialen > 80 mV, also schwellenfern, proportional dem zugeführten Stromstoß. Bei gleichem Strom ist bei sehr kleinem Abstand der beiden Elektrodenspitzen das Quadrat des elektrotonischen Potentials etwa proportional dem Membranwiderstand.

Solche Messungen des Membranwiderstandes nach Strophanthingabe ($5 \cdot 10^{-6}$ g/ml) am Reizleitungssystem des Hundes in vitro hatte folgendes Ergebnis: Im Beginn der Vergiftung (innerhalb der ersten 10 min) nimmt der Membranwiderstand zu bis auf etwa das Doppelte des Ausgangswertes. Wenn nach längerer Einwirkung des Strophanthins und stärkerer Vergiftung die Spontantätigkeit erloschen ist, hat der Membranwiderstand auf etwa die Hälfte abgenommen. Man kann außer der Höhe des elektrotonischen Potentials auch die Zeitkonstante seines exponentiellen Anstiegs oder Abfalls zu einer qualitativen Messung des Membranwiderstandes benützen. Die Zeitkonstante τ ist gleich dem Produkt aus Membrankapazität und Membranwiderstand. Bei konstanter Membrankapazität ist τ proportional zum Membranwiderstand. Abb. 3 zeigt den Abfall des Elektrotonus bei schneller Zeitschreibung, der Stromstoß wurde in die Diastole nach einem durch Reiz ausgelösten Aktionspotential gesetzt. Nach 5 min Strophanthineinwirkung ist die Kurve abgeflacht, die Zeitkonstante hat also zugenommen. Im weiteren Verlauf des Versuches versagt die Methode, weil bei den dann auftretenden Extrasystolen τ nicht mehr bestimmt werden kann. Sowie aber die Spontaneität des Präparates erloschen ist, wird regelmäßig eine Verkürzung der Zeitkonstanten gegenüber dem Ausgangswert gefunden.

Es wächst also in einer ersten Phase der Strophanthinvergiftung am Purkinjefaden der Membranwiderstand auf etwa das Doppelte, d. h. der Kaliumfluß ist auf etwa die Hälfte reduziert. In einer 2. Phase, die wir erst bei stillstehendem Präparat messen können, hat der diastolische Membranwiderstand auf etwa die

Hälfte ab-, d. h. der Kaliumfluß etwa auf das Doppelte zugenommen. Wenn wir die Zunahme messen können, ist auch immer das Ruhepotential schon abgefallen. Es ist möglich, daß die Erhöhung des Kaliumflusses allein Folge der Abnahme des Ruhepotentials ist [s. Gl. (3)]. Analoge Messungen am Papillarmuskel, die für die Deutung des Plateauverlustes von Interesse wären, liegen nicht vor.

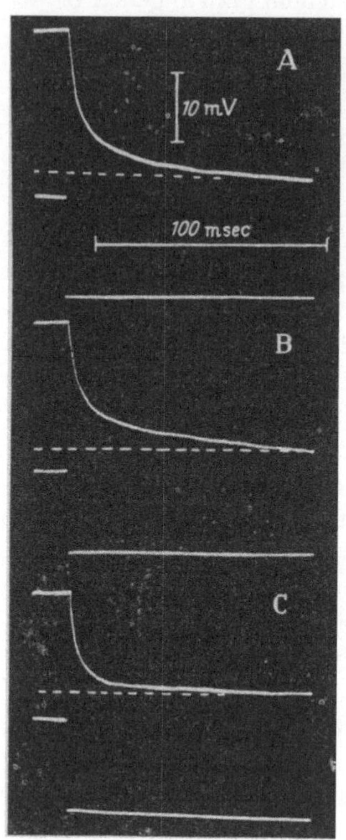

Abb. 3. Purkinjefaden, Abfall des elektrotonischen Potentials. Kurve darunter der durch die 2. Capillare gegebene Strom. Das diastolische Membranpotential, die „Grundlinie" für den Elektrotonus, ist gestrichelt eingezeichnet. *A* Kontrollbild, *B* nach 5 min Strophanthin $5 \cdot 10^{-6}$, *C* nach 17 min Strophanthin $5 \cdot 10^{-6}$. Die Eichungen in *A* gelten für *A—C*. Nach DUDEL und TRAUTWEIN

Änderungen der Natriumleitfähigkeit sind mit der obengenannten Methode nicht zu erfassen. Das Natriumpotential ist negativ (s. Gl. 2)]. Es fließt also in Ruhe ein Natriumstrom in die Faser, der durch aktiven Transport nach außen kompensiert wird. Dieser Strom ist unabhängig von der Spannung und wirkt sich nicht oder nur wenig auf die Natriumleitfähigkeit aus. Zu Beginn der Erregung aber steigt die Natriumleitfähigkeit plötzlich auf das 100fache an (WEIDMANN 1951); der Natriumaustausch wird passiv, und es gilt auch für Natrium z. B. Gl. (4), d. h. Proportionalität von Leitfähigkeit und Strom.

Die Messung des Natriumstroms in die Faser während des Erregungsanstieg ist schwierig. Er kann indirekt bestimmt werden, indem man die maximale Steilheit des Erregungsanstiegs mißt; diese ist ein Maß für den Natriumstrom bzw. die Natriumleitfähigkeit. Die maximale Steilheit des Erregungsanstiegs ist aber nun vom Membranpotential abhängig, von dem aus die Erregung startet. Die Funktion ist eine S-förmige Kurve. Bei niedrigem Membranpotential ist der Erregungsanstieg sehr flach, seine Steilheit wird dann zwischen —70 bis —90 mV maximal, d. h. nimmt bei weiterer Erhöhung des Membranpotentials nicht mehr zu. Solche S-Kurven, also die Funktion der maximalen Steilheit des Erregungsanstiegs vom Membranpotential, sind unter verschiedenen Natrium- und Calciumkonzentrationen von WEIDMANN (1955) am Purkinjefaden bestimmt worden. Die S-Form der Kurve und deren Beeinflussung durch die extracellulären Calcium- und Natriumkonzentrationen lassen gewisse Schlüsse auf ein Natriumtransportsystem zu (s. FRANKENHÄUSER und HODGKIN, 1955).

Oben wurde erwähnt, daß nach Strophanthingabe die Dauer des Erregungsanstiegs bei kaum vermindertem Ruhepotential verlängert ist. Danach scheint also Strophanthin dieses Transportsystem derart zu beeinflussen, daß im Verhältnis zur Höhe des Ruhepotentials der Natriumeinwärtsstrom zu klein wird. Das Diagramm der Abb. 4 zeigt die Funktion zwischen der maximalen Steilheit des Erregungsanstiegs (V/sec in der Ordinate) und einigen Membranpotentialwerten zwischen —80 und —120 mV. Die Werte nach Strophanthingabe (8 min Einwirkung von 10^{-7} g/ml) sind deutlich nach rechts verschoben. Die Interpretation ist folgende: bei gleichem Ruhepotential ist die maximale Steilheit des Erregungsanstiegs, d. h. die Natriumleitfähigkeit veringert, auf etwa die Hälfte. Die Kapazität des Natriumtransportsystems ist reduziert, auch bei sehr hohem Ruhepotential bleibt sie nur etwa halb so groß wie in der calciumarmen Tyrodelösung vor Strophanthingabe. Unter Strophanthin ist also schon bei hohem Ruhepotential ein großer Teil des Systems nicht mehr für den Natriumtransport verfügbar, die Natriumleitfähigkeit während des Erregungsanstiegs hat etwa auf die Hälfte abgenommen.

Zur Frage Strophanthin und passive Ionenpermeabilität. Die Abnahme der Ruheleitfähigkeit der Membran (im wesentlichen der Kaliumleitfähigkeit) und des Natriumeinwärtsstroms bei der Erregung sprechen dafür, daß Strophanthin auch die passiven Ionenflüsse herabsetzt. So könnte z. B. die am Papillarmuskel nach Strophanthingabe beobachtete anfängliche Verlängerung des Plateaus Folge der Abnahme der Kaliumpermeabilität sein. Plateauverkürzung würde eintreten, wenn die Kaliumleitfähigkeit zunimmt, das ist am Reizleitungssystem erst im toxischen Stadium der Fall. Es wäre zu untersuchen, ob die Zunahme der Kaliumleitfähigkeit an der Myokardfaser nicht viel früher einsetzt und die Entwicklung des Plateauverlustes erklären kann. Da über den aktiven Ionentransport an der Myokardfaser nur wenig bekannt ist, ist es schwierig, dessen Einflüsse auf die

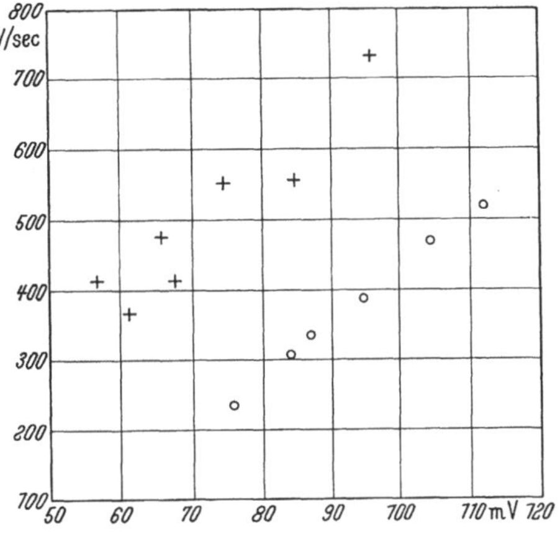

Abb. 4. Die maximale Steilheit des Aktionspotentials in Abhängigkeit vom durch Stromfluß erzwungenen Ruhepotential, Purkinje-Faden. Obere Kurve (+) Kontrolle, untere Kurve (o) nach 8 min Strophantin 10⁻⁶. Nähere Erklärung im Text

elektrophysiologischen Befunde zu diskutieren. Ein indirekter Einfluß wäre derart denkbar, daß sich Kalium extracellulär anreicherte als Folge der Unterbrechung der Tätigkeit einer Natrium-Kalium-Austauschpumpe; Erhöhung der extracellulären Kaliumkonzentration führt zur Verkürzung des Aktionspotentials.

Die Abnahme der Amplitude des Aktionspotentials und des Natriumeinwärtsstroms erklärt die oft beobachtete Abnahme der Leitungsgeschwindigkeit der Erregung nach Strophanthin bzw. Digitalis. Denn nach der „Strömchentheorie" der Fortleitung der Erregung auf den noch unerregten Faserabschnitt hängt die Leitungsgeschwindigkeit v der Erregung von der Amplitude des Aktionspotentials S relativ zur Erregbarkeit der ruhenden Nachbarregion E (gemessen als niedrigste Depolarisation, die zum Reizerfolg führt) ab; weiter von Faktoren, die das Ausgreifen der Stromfäden bestimmen, nämlich den Faserdurchmesser *(a)*, den Membran- und Ionenstand der Faser während der Aktionspotentialspitze *(Rm'* und *Ri)* sowie der Membrankapazität *(Cm)*. KATZ (1948) hat folgende, experimentell als brauchbar erwiesene Formel angegeben, die die genannten Größen in Beziehung setzt.

$$v = (S/E) \cdot a/Cm \sqrt{2\,Rm' \cdot Ri} \tag{5}$$

Nach den vorgetragenen Befunden wird unter Strophanthin S kleiner und Rm' wächst, v muß also abnehmen.

Es ist zu vermuten, daß bezüglich des kontraktionssteigernden Effekts des Strophanthins dessen Einfluß auf das Natriumtransportsystem interessanter ist als der oft beobachtete Plateauverlust, d. h. die Verkürzung der Depolarisationsdauer. Das Membranpotential scheint für die Kontraktion in diesem Falle nicht entscheidend zu sein. Danach könnte z. B. Strophanthin die Affinität für Natrium- und Calciumionen oder Natriumionen allein an einer aktiven Gruppe in der Faseroberfläche herabsetzen. Der Natriumeinwärtsstrom wäre dabei reduziert, als ob $[Na]_a$ vermindert wäre. Die intracelluläre Calciumkonzentration $[Ca]_i$ nähme zu. LÜTTGAU und NIEDERGERKE (1958) haben gezeigt, daß die positiv inotrope Wirkung der $[Ca]_a$ und niedrigen $[Na]_a$ durch eine stöchiometrische Kompetition der beiden Ionen an einer Oberflächengruppe verständlich wird. Die Kontraktion nimmt zu mit steigendem $[Ca]_a/[Na]_a^2$-Verhältnis. Es ist auch bekannt, daß bei Erniedrigung der $[Na]_a$ der Ausstrom von Calciumionen aus der Faser reduziert, der Einstrom aber vermehrt ist (NIEDERGERKE und HARRIS, 1957). Die genannten Befunde sowie die Ergebnisse der Elektrophysiologie sprechen dafür, daß die kontraktionssteigernde Wirkung der Digitalisglykoside über eine Zunahme der $[Ca]_i$ erfolgt. Der Zusammenhang zwischen Calcium und Strophanthin ist schon seit langem erkannt. Bei der ersten Untersuchung des eindrucksvollen Calcium-Strophanthin-Antagonismus am Froschherzen wurde schon deutlich ausgesprochen, daß Strophanthin über die Calciumionen wirkt (O. LOEWI, 1918).

Literatur

1. CORABOEUF, E., C. DE LOZÉ et J. BOISTEL: Action de la digitale sur les potentiels de membrane et d'action du tissu conducteur du coeur de chien étudiée á l'aide de micro-électrodes intracellulaires. Extr. C. R. **1953**, 1169.
2. DUDEL, J., u. W. TRAUTWEIN: Elektrophysiologische Messungen zur Strophanthinwirkung am Herzmuskel. Naunyn-Schmiedebergs Arch. exp. Path. Pharmak. **232**, 393 (1958).
3. FRANKENHÄUSER, B., and A. L. HODKIN: The action of calcium on the electrical properties of Squid axons. J. Physiol. **137**, 217 (1957).
4. HODGKIN, A. L., and R. D. KEYNES: The dual effect of membrane potential on sodium conductance in the giant axon of Loligo J. Physiol. **116**, 497—506 (1952).
4a. KATZ, B.: The electrical properties of the muscle fibre membrane. Proc. roy. Soc. B **135**, 506—534 (1948).
5. LOEWI, O.: Über den Zusammenhang zwischen Digitalis- und Calciumwirkung. Naunyn-Schmiedebergs Arch. exp. Path. Pharmak. **82**, 131—158 (1918).
6. LÜTTGAU, H. C., and R. NIEDERGERKE: The antagonism between Ca and Na ions the frogs heart. J. Physiol. **143**, 486—505 (1958).
7. NIEDERGERKE, R., and E. J. HARRIS: Calcium and contraction of the heart Accumulation of calcium (or strontium) under conditions of increasing contractility. Nature (Lond.) **179**, 1068—1069 (1957).
8. SCHELLONG, F.: Der Einfluß des Digitalis auf die Erregbarkeit des Herzmuskels, den Erregungsvorgang und seine Fortpflanzung. IX. Mitt. Z. ges. exp. Med. **75**, 767—782 (1931).
9. WEIDMANN, S.: Effect of current flow on the membrane potential of cardiac muscle. J. Physiol. **115**, 227—236 (1951).
10. — The effect of the cardiac membrane potential on the rapid availability of the sodium carrying system. J. Physiol. **127**, 213 (1955a).

Aus der Arbeitsstelle für Kreislaufforschung der Deutschen Akademie der Wissenschaften zu Berlin, Berlin-Buch

Herzglykoside und oxydativer Myokardstoffwechsel

Von

Albert Wollenberger

Mit 2 Abbildungen

Seitdem Rohde und Ogawa *(20)* im Jahre 1912 am überlebenden Warmblüterherzen nach Strophanthinzugabe eine Erhöhung des Sauerstoffverbrauches feststellten, ist das Thema „Herzglykoside und oxydativer Herzstoffwechsel" in mannigfachen Variationen Gegenstand zahlreicher Untersuchungen gewesen. Es wäre verfehlt, in einem kurzen Vortrag das gesamte Gebiet dieser Untersuchungen, das sich von Beobachtungen am Menschen und Ganztier bis zu Messungen der Aktivität isolierter Fermente erstreckt, übersichtsmäßig behandeln zu wollen. Hierfür können zusammenfassende Referate konsultiert werden *(22,26)*. Vielmehr erscheint es zweckmäßig, aus der Gesamtthematik einige Probleme herauszugreifen und sie zur Diskussion zu stellen.

Beeinflussung der Intensität des respiratorischen Herzstoffwechsels

In ihrer oben erwähnten Arbeit hatten Rohde und Ogawa *(20)* beobachtet, daß sowohl die positiv inotrope als auch die toxische Wirkung des Strophanthins auf das mit Lockelösung durchströmte Herz von einer Zunahme des Sauerstoffverbrauches begleitet war. Die Zunahme in ersterem Falle erfolgte parallel zur Erhöhung der mechanischen Leistung, welche vor Verabreichung des Glykosids, im Stadium einer spontan auftretenden Insuffizienz des Herzens, abgesunken war. In späteren Untersuchungen am insuffizienten Herz-Lungen-Präparat wurden von einigen Autoren Abnahmen des Sauerstoffverbrauches während der therapeutischen Glykosideinwirkung beobachtet. Wie Gollwitzer-Meier und Krüger *(7)* hervorheben, erfolgt die Abnahme proportional derjenigen des enddiastolischen Volumens, einer der den Sauerstoffverbrauch des Warmblüterherzens regulierenden kardiodynamischen Größen. Am Herz-Lungen-Präparat mit konstant gehaltenem enddiastolischen Volumen haben Peters und Visscher *(16)* nach therapeutischer Glykosidgabe Steigerungen des Sauerstoffverzehrs bis zu 25% gemessen. Hieraus ließe sich unter Zugrundelegung einer ausschließlichen

Abhängigkeit des O_2-Verbrauches vom enddiastolischen Volumen eine direkte Stoffwechselwirkung des Glykosids konstruieren. An herzinsuffizienten Patienten, deren myokardialer Sauerstoffverbrauch mittels Katheterisierung des Coronarsinus bestimmt wurde, konnten BING u. Mitarb. (2) keine wesentliche Steigerung des aeroben Herzstoffwechsels bei Herzglykosidtherapie feststellen. LORBER (14) hat diesen Befund dahingehend gedeutet, daß möglicherweise ein stoffwechselsteigernder Einfluß des Glykosids durch eine mit einer Verkleinerung des diastolischen Volumens einhergehende Stoffwechselsenkung aufgehoben wurde.

Zur Klärung der Frage, ob und inwieweit die Herzglykoside die Intensität des oxydativen Myokardstoffwechsels unabhängig von den von ihnen hervorgerufenen kardiodynamischen Veränderungen beeinflussen, ist es notwendig, diese Veränderungen auszuschalten. Am nichtschlagenden Herzmuskel ist dies kein Problem. Mit einer verhältnismäßig einfachen Versuchsanordnung, dem im Warburggefäß atmenden, nichtschlagenden Herzmuskelschnitt, ist zu wiederholten Malen gezeigt worden, daß das Myokard diverser Säugetierarten, inklusive Homo sapiens, unter günstigen Bedingungen der Gewebsatmung auf Zusatz geringer, pharmakologisch sinnvoller Mengen von Herzglykosiden mit einer Steigerung der Atmungsgeschwindigkeit reagiert. Erhöhung der Glykosidkonzentration oder Verschlechterung der Inkubationsbedingungen können eine Verlangsamung der Atmung zur Folge haben.

Aus diesen Versuchen ist allerdings nicht ohne weiteres zu ersehen, ob die stoffwechselsteigernden Konzentrationen noch in den therapeutischen Bereich fallen. In dieser Hinsicht sind Untersuchungen an Herzmuskelschnitten von Tieren, denen das Glykosid vor Entnahme des Herzens verabreicht wurde, aufschlußreicher. So fand ROTHLIN (21), daß Vorbehandlung mit therapeutischen Glykosiddosen eine Steigerung des O_2-Verbrauches der Herzschnitte im Vergleich zu dem unbehandelter Kontrolltiere bewirkte. Nach toxischen Dosen wurde eine Hemmung beobachtet. ROTHLIN (21) sieht diese Veränderungen als Fortbestehen von bereits in vivo ausgebildeten Stoffwechselwirkungen an. REITERs (18) Meinung nach jedoch beruht die bei therapeutischer Glykosidgabe beobachtete Mehratmung auf dem Ausbleiben eines bei den Kontrollschnitten von ROTHLIN nicht bemerkten Atmungsabfalles vor Beginn der Messungen.

ROTHLINs niedrige Atmungswerte nach Glykosidvergiftung können auf Grund von Befunden (25), welche in Abb. 1 veranschaulicht sind, gleichfalls durch eine erst in vitro einsetzende Reaktion erklärt werden. Es sind hier Versuche an Hunden dargestellt, denen g-Strophanthin langsam, und zwar mit einer Geschwindigkeit von 0,050 mg/kg/Std., intravenös infundiert wurde. Die Herzen wurden entweder unmittelbar nach Auftreten der ersten elektrokardiographischen Anzeichen von Kammerirregularitäten oder beim Einsetzen des Kammerflimmerns entnommen. Dies war nach Infusion von durchschnittlich 0,052 mg bzw. 0,104 mg Strophanthin je kg der Fall. Die Anfertigung der Myokardschnitte und die vorbereitenden Manipulationen für die Manometrie waren zeitlich so bemessen, daß die erste Ablesung des Gasdruckes genau 18 min nach Excision des Herzens erfolgte. Wie Abb. 1 zeigt, war die anfängliche Rate des Sauerstoffverbrauches der Schnitte der vergifteten Herzen größer als die der Kontrollen. Erst im späteren Verlauf der Inkubation sank die Atmung unter das Kontrollniveau ab. In der Rothlinschen Arbeit begann der manometrische Teil der Versuche erst 90 min nach dem Tod der Tiere.

Es ist deshalb nicht unwahrscheinlich, daß eine anfängliche Erhöhung der Sauerstoffaufnahme des vergifteten Myokards unbemerkt blieb und nur das spätere Absinken registriert wurde.

Auch bei chronischer Glykosidvergiftung, als deren Folge eine morphologische Schädigung des Myokards angenommen werden kann, haben wir an Schnitten des Herzmuskels erhöhte Atmungswerte bei Beginn der Inkubation gefunden. Fünf Hunden wurden initial 0,070 mg/kg und dann jeden dritten Tag 0,035 mg/kg Strophanthin intravenös injiziert. Die Tiere wiesen während der ganzen Versuchszeit Anzeichen von Vergiftung auf. Zwei Tiere starben vorzeitig, die anderen drei

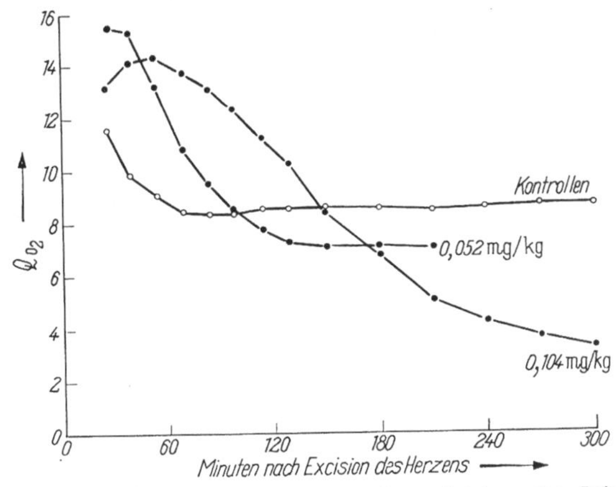

Abb. 1. *Atmung von Schnitten der linken Herzkammer von Hunden nach intravenöser Infusion von g-Strophanthin.* Äthernarkose, offener Thorax, künstliche Beatmung. Infusionsgeschwindigkeit: 0,050 mg/kg/Std. 0,8 mm dicke Schnitte, angefertigt in Längsrichtung der Muskelfasern, Gesamtgewicht etwa 120 mg. 2,85 ml modifiziertes Ringer-Glucose-Phosphatmedium (*24*), p_H 7,4; O_2,38° C. Die Kurven beruhen auf Durchschnittswerten von Duplikatbestimmungen aus je 3—5 Versuchen

wurden am Ende der 4. Woche, nachdem sie 20% ihres Körpergewichts verloren hatten, geopfert. Die Q_{O_2}-Werte der Herzschnitte für die ersten 15 min der Messungen (18—33 min nach Tötung) betrugen 15,2, 14,1 und 16,4, verglichen mit einem durchschnittlichen Kontrollwert (s. Abb. 1) von 11,5.

Einen weiteren Anhaltspunkt dafür, daß die der Stimulierung folgende Hemmung der Herzzellatmung in vitro nach Gabe höherer Glykosiddosen milieubedingt ist, bildet der Befund, daß diese Hemmung durch Zusatz von Gewebekochsaft verhindert werden kann. In Abb. 2 ist ein Versuch an Schnitten von Meerschweinchenherzen dargestellt, denen in vitro g-Strophanthin in einer Endkonzentration von 10^{-6} m zugegeben wurde. Während im üblichen Inkubationsmedium das Glykosid nach anfänglicher Stoffwechselsteigerung eine 80%ige Hemmung der Atmung verursacht, bleibt diese Wirkung in Gegenwart von Herzmuskelkochsaft aus, und die Atmungssteigerung hält für längere Zeit an. Die wirksamen Bestandteile des Kochsaftes wurden nicht identifiziert. Der Kochsaft enthielt 42 mäq K^+ je Liter. Die Kaliumionen allein sind aber für den Kochsafteffekt nicht verantwortlich, ebenso nicht die Gesamtheit der enthaltenen anorganischen Bestandteile, wie nach Eindampfen und Trockenveraschung festgestellt wurde. Kochsaft von autolysiertem Herzmuskel übte ebenfalls keinen Schutzeffekt aus, was wiederum auf die Rolle von organischen Komponenten schließen läßt.

Die bisher eindeutigsten Aussagen über die Beziehungen zwischen der positiv inotropen Wirkung der Herzglykoside auf das Myokard und ihrem Einfluß auf seinen Stoffwechsel lassen sich aus Befunden ableiten, welche am isometrischen Herzmuskelpräparat bei gleichzeitiger Messung der Kontraktionskraft und des Sauerstoffverbrauches erhoben worden sind. REITER (*18*), der hierfür den isolierten Streifen des Rattenherzens benutzte, fand nach Zusatz von Strophanthin in einer inotrop effektiven Konzentration den O_2-Verbrauch zwar nicht absolut, wohl aber im Vergleich zu dem von Kontrollstreifen vermehrt. Jüngsten Ergebnissen von LEE (*12*) zufolge, welche am isolierten Papillarmuskel des Katzenherzens mit einer besonders empfindlichen Methode der Sauerstoffbestimmung erzielt wurden und

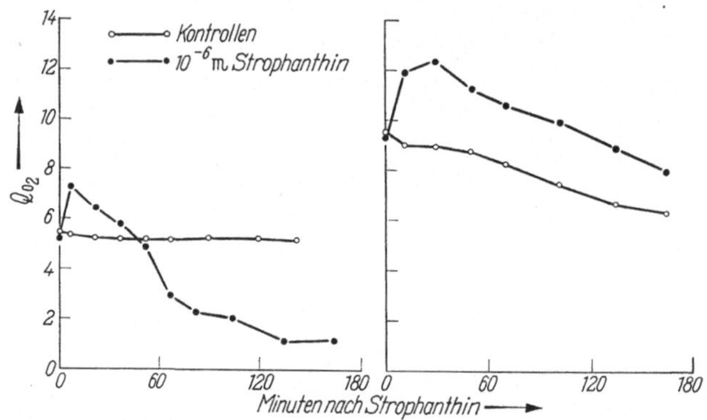

Abb. 2. *Wirkung von g-Strophanthin auf den O_2-Verbrauch von Herzkammerschnitten des Meerschweinchens.* Links: Inkubation in modifizierter Ringer-Glucose-Phosphatlösung (*24*). Rechts: Inkubation in Herzmuskelkochsaft-Phosphat. 1 ml Kochsaft entspricht 1,7 g Herzmuskel. Etwa 150 mg Schnitte, 0,6 mm dick. 2,85 ml Inkubationsflüssigkeit, pH 7,4; O_2; 38° C

zu einer Revision früherer Anschauungen dieses Autors führten, ist die positiv inotrope Wirkung des Strophanthins mit einer Erhöhung des O_2-Verbrauches verbunden. Die Atmung des ruhenden Muskels ist ebenfalls, und zwar im gleichen Umfang, vermehrt. LEE kommt zu dem Schluß, daß die Stoffwechselsteigerung eine primäre, von der Kontraktionssteigerung unabhängige Wirkung des Glykosids darstellt.

Oxydativer Kohlenhydratabbau

Die künstlichen Suspensionsmedien, welche in den oben zitierten sowie in vielen anderen Untersuchungen an isolierter Herzmuskulatur verwendet wurden, enthielten in der Regel Glucose als Substrat. Dieser Zucker ist auch ein wichtiger Nährstoff für das Herz in vivo (*3*). Mittels Verwendung von radioaktiver Glucose ist festgestellt worden (*27*), daß durch Herzglykosid (g-Strophanthin) der oxydative Abbau des Zuckers im Myokard beschleunigt wird. Die hierbei ermittelten Veränderungen des Kohlenhydratstoffwechsels sind in Tab. 1 wiedergegeben. Der besseren Vergleichsmöglichkeit halber sind im unteren Teil der Tabelle die auf die Strophanthinbehandlung zurückzuführenden Differenzen zwischen den jeweiligen „Q"-Werten aufgeführt und mit der Anzahl der Kohlenstoffatome der betreffenden Moleküle multipliziert. Es ergibt sich folgendes Bild der Wirkung des Glykosids:

1. Glucose wird eingespart.

2. Die Produktion von Milchsäure wird eingeschränkt. Es handelt sich hierbei um Milchsäurebildung aus der zugesetzten Glucose; denn, wie andere Versuche ergaben, war ohne Glucosezusatz der $Q_{\text{Milchsäure}} = 0$.

3. Die Oxydation der zugesetzten Glucose zu CO_2 ($Q_{^{14}CO_2}$) ist um 100% erhöht. Diese Erhöhung entspricht so gut wie quantitativ dem Milchsäureschwund und ist, da keine Glykogensynthese stattfindet (27), wohl dessen Ursache.

4. Das Verhältnis von verbrannter zu vergärter Glucose ($Q_{^{14}CO_2} : Q_{\text{Milchsäure}} \times 3$) erhöht sich von 0,6 : 1 auf 3,2 : 1. Da die freie Energie der Verbrennung diejenige der Glykolyse um etwa das 12fache je Mol Glucose übertrifft, läßt sich unter Vernachlässigung einer Akkumulation von Intermediärprodukten errechnen, daß dem Herzmuskel 90% mehr Energie zugeführt wird.

5. Die Beschleunigung der Glucoseverbrennung ist der Hauptgrund für den Gesamtatmungsanstieg. Der Anteil der Glucoseatmung an der Gesamtatmung erhöht sich dabei auf über die Hälfte, was sich in einem Anstieg des respiratorischen Quotienten ausdrückt.

Unter dem Einfluß von Strophanthin vollzieht sich im inkubierten Myokard also nicht nur eine quantitative, sondern auch eine qualitative Veränderung der Kohlenhydratverwertung im Sinne eines Überganges von einem großenteils fermentativen zu einem vorwiegend respiratorischen Stoffwechsel. Ergänzende Versuche unter gleichen Bedingungen haben ergeben (27b), daß die Aufnahme und Oxydation von zugesetztem radioaktiven Lactat — aber nicht Pyruvat — durch das Herzglykosid beschleunigt wird. In Anwesenheit von Lactat beschleunigt das Glykosid auch die Gesamtatmung, während dies in Gegenwart von Pyruvat, dessen Zusatz bereits beträchtliche Atmungssteigerung hervorruft, nicht der Fall ist. Diese und die in Tab. 1 wiedergegebenen Befunde dürfen in der Richtung hin interpretiert werden, daß das Herzglykosid die Bildungsrate von Brenztraubensäure aus Milchsäure erhöht bzw. die Reduktion dieser beim Glucoseabbau entstehenden Ketosäure hemmt und so ihre weitere Oxydation erleichtert. Eine Untersuchung der inotropen Reaktion des substratverarmten Myokards auf Zugabe von Strophanthin hat zu Ergebnissen geführt, welche mit dieser Schlußfolgerung im Einklang stehen (1).

Obwohl die Isotopenversuche am Herzmuskelschnitt gezeigt haben, daß die durch Herzglykosid verursachte Beschleunigung der Oxydation eines Substrats, in diesem Falle der Glucose, die Erhöhung des O_2-Verbrauches um das Mehrfache

Tabelle 1. *Wirkung von g-Strophanthin auf die Verstoffwechselung von gleichmäßig mit Kohlenstoff-14 markierter D-Glucose- in Schnitten der Herzkammermuskulatur des Hundes*

Anfängliche Glucosekonzentration 9,2 μMol/ml. 120 min Inkubation. „Q"-Werte: μl/Gas/ Std./mg Trockengewebe, konsumiert (—) oder produziert (+). 1 μl = 0,0446 μMol. Nach WOLLENBERGER (27).

Behandlung	$-Q_{\text{Glucose}}$	$Q_{\text{Milchsäure}}$	$Q_{^{14}CO_2}$	Q_{CO_2}	$-Q_{O_2}$	R.Q.
5×10^{-7} m Strophanthin	2,69	0,63	6,08	11,1	11,2	0,99
Kontrolle	3,03	1,61	2,97	7,8	8,3	0,94
$\varDelta$	—0,34	—0,98	+3,11	+ 3,3	+ 2,9	+0,05
$\varDelta \times$ C-Atome	—2,04	—2,94	+3,11	+ 3,3	—	—

zu übertreffen vermag und daher leichter erfaßbar sein sollte, sind unseres Wissens bisher noch keine analogen Untersuchungen am schlagenden Herzpräparat oder in vivo durchgeführt worden. Jedoch finden sich in der Literatur gewisse Parallelen zu dem Verhalten der Herzschnitte. So berichten Olson u. Mitarb. (15), daß die Aufnahme der Glucose im Hundeherzen nach Verabreichung von Acetylstrophanthidin in vivo vermindert ist. Lorber (14) beobachtete am isolierten durchbluteten Katzenherzen eine mit der positiv inotropen Wirkung von Lanatosid C verbundene Erhöhung des respiratorischen Quotienten. Die Milchsäureverwertung am isolierten Herzen ist mehreren Berichten zufolge (siehe 26) nach Gabe nichttoxischer Dosen von Herzglykosiden verbessert. In diesem Zusammenhang sei auch auf Stoffwechseluntersuchungen am menschlichen Herzen (3) hingewiesen, die darauf hindeuten, daß der insuffiziente Herzmuskel in höherem Maße auf die Glykolyse als Mittel der Energiegewinnung angewiesen ist als gesundes Myokard.

Stoffwechselwirkung und chemische Konstitution

Die Wirkung der Herzglykoside auf die Herzfunktion ist engstens an bestimmte Merkmale ihrer chemischen Konstitution geknüpft. Geringfügige Veränderungen am Molekül, wie z. B. Hydrierung des ungesättigten Lactonringes oder Inversion der Substituenten am C_{17} des Steringerüstes (Allomerisation) genügen, um die Herzwirksamkeit weitgehend abzuschwächen oder ganz zu beseitigen. Die Frage erhebt sich, ob die am nichtschlagenden Herzmuskel beobachtete Wirkung auf die Zellatmung durch die gleiche Strukturspezifität gekennzeichnet ist. Wie Tab. 2 zeigt, ist dies in entscheidendem Maße der Fall. So sieht man, daß die nicht oder nur schwach herzwirksamen Glykoside Hexahydroscillaren A und Alloemicymarin[1] sowie das unwirksame Aglucon Isostrophanthidin die Atmung von Herzmuskelschnitten selbst in Konzentrationen nicht beeinflussen, welche das 10fache derjenigen betragen, in denen die herzwirksamen Strukturanaloga nach anfänglicher Steigerung eine Hemmung der Atmung hervorrufen. Auf der anderen Seite haben das tricyclische Alkaloid Cumingin und die steroidähnlichen Alkaloidester Protoveratrin und Veratridin, welche alle eine digitalisähnliche Herzwirkung besitzen, mit den herzwirksamen Glykosiden auch den diphasischen Atmungseffekt gemeinsam. Veratramin dagegen, welches keine digitalisähnliche Herzwirkung besitzt, ruft, wie bereits Reiter (17) am Rattenmyokard fand, lediglich eine Hemmung der Atmung hervor. α,β-ungesättigtes Angelicalacton, die zwar am isolierten Froschherzen, aber nicht am mit Blut versorgten Säugetierherzen wirksame C_{17}-Seitengruppe der Digitalis- und Strophanthin-Herzglykoside, bewirkt einige Zeit nach Zugabe ebenfalls eine Hemmung des O_2-Verbrauches ohne vorausgehende Steigerung. Unter den übrigen, den O_2-Verbrauch nicht ändernden Verbindungen in Tab. 2 befinden sich Solanin, ein Steroid-Alkaloid ohne digitalisähnliche Wirkung, und einige andere auf das Herz positiv inotrop wirkende Stoffe, wie Adrenalin und Dimethylaminoäthanol.

Diese Befunde legen die Annahme nahe, daß die Stoffwechselwirkung der Herzglykoside am nichtschlagenden Myokard zu den Wirkungen auf die Herztätigkeit in irgendeiner Beziehung steht.

---

[1] Diese beiden Verbindungen wurden am insuffizienten Herz-Lungen-Präparat des Hundes geprüft und hatten in Dosen, welche die toxischen Dosen des Scillaren A bzw. des Emicymarin um das Mehrfache übertrafen, keine nennenswerte Wirkung.

Tabelle 2. *Wirkung polycyclischer und anderer Verbindungen auf den O_2-Verbrauch von Herz-muskelschnitten des Meerschweinchens*

Versuchsbedingungen wie in Abb. 2, linke Seite. Die Ergebnisse sind als prozentuale Steigerung (+) oder Senkung (—) des — Q_{O_2} angegeben.

Die aufgeführten Konzentrationen der Verbindungen der Gruppen II und III waren die höchsten, welche geprüft wurden.

Gruppe I: Herzwirksame Glykoside und Aglucone und andere polycyclische Verbindungen mit digitalisähnlicher Herzwirkung.

Gruppe II. Polycyclische Verbindungen ohne digitalisähnliche Herzwirkung.

Gruppe III: Sonstige Verbindungen.

Gruppe	Verbindung	Konzentration 10^{-6} Mol/l	Minuten nach Zusatz der Verbindung	
			5—35	155—185
I	Digitoxin	0,15	+ 19	—43
	Digitoxin	0,2	+ 18	—53
	g-Strophanthin	0,15	+ 3	0
	g-Strophanthin	0,2	+ 8	+ 13
	g-Strophanthin	0,5	+ 24	—54
	Emicymarin[1]	2	+ 36	—65
	Scillaren A[2]	2	+ 38	—79
	Scillirosid[3]	1	+ 35	—85
	Strophanthidin	3,75	+ 29	—24
	Strophanthidin	7,5	+ 37	—56
	Protoveratrin	5	+ 13	+ 50
	Protoveratrin	50	+ 34	—55
	Veratridin	5	+ 4[4]	+ 29[5]
	Veratridin	50	+ 32[4]	— 8
	Cumingin	10	+ 31	—87
II	Alloemicymarin[1]	20	0	— 3
	Hexahydroscillaren A[2]	20	+ 2	0
	Isostrophanthidin	37,5	+ 3	0
	Desoxycorticosteronacetat	10	+ 5	+ 6
	Digitonin	10	— 2	— 2
	Solanin	20	+ 2	+ 3
	Veratramin	40	—25	—25
III	$\Delta^{\alpha,\beta}$-Angelicalacton	50	0	—21
	Dimethylaminoäthanol	5000	0	0
	Adrenalin	1000	0	0
	Tetraäthylammoniumchlorid	500	0	— 6
	Natriumcaprylat	300	+ 3	+ 3
	Natriumoleat	300	— 2	— 4

[1] Von Herrn Prof. T. Reichstein, Basel, liebenswürdigerweise überlassen.
[2] Von Herrn Prof. A. Stoll, Basel, liebenswürdigerweise überlassen.
[3] Von Herrn Dr. M. Finkelstein, New York, liebenswürdigerweise überlassen.
[4] 35—50 min.
[5] 110—140 min.

Rolle der Zellstruktur

Als vorläufiges Fazit von Untersuchungen an isolierten Fermenten und an Homogenaten des Herzmuskels und anderer Gewebe, in denen ein Angriffspunkt der Herzglykoside an den Katalysatoren der cellulären Oxydationen gesucht wurde, möchte ich, vielleicht etwas willkürlich, die vor allem von Reiter und Barron (*19*) experimentell fundierte Anschauung gelten lassen, daß diese Pharmaka keine direkte Wirkung auf oxydative Fermente oder Fermentsysteme ausüben. Auf der anderen Seite läßt sich, wie wir gesehen haben, am inkubierten Herzmuskelschnitt mit niedrigen Konzentrationen von Herzglykosiden, welche wir als pharmakologisch sinnvoll betrachten dürfen, einwandfrei eine Beeinflussung der Zellatmung erzielen. Es handelt sich hier offenbar um eine indirekte Wirkung auf die Aktivität der Atmungsfermente, die eine gewisse Intaktheit der Zelle zur Voraussetzung hat und vermutlich an einer cytologischen Struktur ansetzt, welche bei der Regulation des Zellstoffwechsels eine Rolle spielt. Als eine solche Struktur kommt in erster Linie die Zellmembran in Frage (*19, 26*). Hierfür spricht — neben einigen Merkmalen der Stoffwechselwirkung — die Tatsache, daß die Herzglykoside Hemmstoffe des Ionentransportes durch die Zellmembran sind. Ein Zusammenhang zwischen diesen beiden Wirkungen ist nicht unwahrscheinlich (s. unten).

FISCHER, HUBER und LANGEMANN (*5*) haben im Verlauf der Inkubation von Herzmuskelschnitten schwere cytologische Degenerationserscheinungen, vor allem an den Muskelfibrillen, festgestellt. Sie haben daraufhin die Bedeutung der an solchen Schnitten auftretenden Stoffwechseleffekte von Herzglykosiden angezweifelt, teilweise deshalb, weil ihrer Hypothese zufolge die Herzmuskelfibrillen den primären Ansatzpunkt der inotropen Glykosidwirkung bilden. Man kann diese Argumentation umkehren und den Standpunkt einnehmen, daß, wenn die Glykosidwirkung auf die Herzzellatmung — eine in mehrfacher Hinsicht selektive und spezifische Wirkung — trotz Zerfalls cytologischer Strukturen zustande kommt, dies ihre Aussagekraft durchaus nicht zu schmälern braucht, sondern sie im Gegenteil unter Umständen erhöhen kann. Denn bei genauer Kenntnis der Degenerations- und Ausfallserscheinungen, die man bewußt fördern und lenken könnte, ließe sich vielleicht diese oder jene cytologische Struktur als möglicher Angriffspunkt ausschalten oder, umgekehrt, zu erkennen geben.

Der negative Ausfall von Versuchen mit Herzglykosiden an Homogenaten könnte möglicherweise damit zusammenhängen, daß dem Zustand der Mitochondrien keine besondere Aufmerksamkeit geschenkt wurde. Diese Zellorganellen, in denen sich der aerobe Stoffwechsel hauptsächlich abspielt, besitzen eine definierte Struktur und sind von einer Membran, welche gewisse semipermeable Eigenschaften hat, umgeben. Spezielle Vorsichtsmaßregeln sind erforderlich, um die Mitochondrien nach Freisetzung aus dem Zellverband in gutem strukturellen und funktionellen Zustand zu erhalten. Einige Autoren haben deshalb die Wirksamkeit von Herzglykosiden an besonders sorgfältig hergestellten Mitochondrienpräparaten überprüft. Die meisten von ihnen (*8, 11, 13*) konnten hierbei weder an Mitochondrien aus Herzmuskel (Sarkosomen) noch an solchen aus anderen Geweben eine Beeinflussung der Atmung oder der Phosphorylierung feststellen. Dagegen beobachteten GOLDSCHMIDT und LAMPRECHT (*6*) nach Zusatz von k-Strophanthin zu Mitochondriensuspensionen eine Erhöhung des Sauerstoffverbrauches bei gleichbleibender Phosphataufnahme. Es bleibt noch zu beweisen, daß es sich hier um einen für Herzglykoside spezifischen Effekt handelt. Von diesem Gesichtspunkt gesehen sind LAMPRECHTs (*10*) Versuche an strophanthinbehandelten Hunden, deren Herzmuskelsarkosomen eine hohe Atmungsrate aufwiesen, überzeugender.

Herzwirksamkeit bei Hemmung des oxydativen Stoffwechsels

Die klinische Erfahrung zeigt, daß Digitalis- und andere Herzglykoside nur einen geringen Wert in Fällen von Herzversagen haben, denen augenscheinlich

Störungen des oxydativen Stoffwechsels zugrunde liegen, wie z. B. bei Hypoxämie, Thyreotoxikose und B_1-Avitaminose. Auch am Herzpräparat von Laboratoriumstieren läßt sich bei Sauerstoffmangel und bei Vergiftung mit Hemmstoffen der Atmungsfermente eine Abschwächung oder totaler Verlust der positiv inotropen Glykosidwirkung demonstrieren (4, 9). Diesen Sachverhalt könnte man damit erklären, daß die positiv inotrope Wirkung auf Beeinflussung oxydativer Prozesse basiert, aber auch ebensogut damit, daß der vom Glykosid unmittelbar beeinflußte Vorgang nichtoxydativer Natur ist, jedoch in seinem Ablauf von der Energielieferung durch den Stoffwechsel abhängt. Ersterer Interpretation steht ELLIS' (4) Befund im Wege, daß das anaerobe oder mit Fluoressigsäure vergiftete Froschherz auf Strophanthin mit einer Kontraktionssteigerung reagiert, sofern es mit Glucose versorgt wird. Die zweite Alternative steht im Einklang mit der Erkenntnis (2, 26), daß bei der auf Herzglykoside ansprechenden Form der Herzinsuffizienz die Energiebereitstellung im Myokard nicht beeinträchtigt ist, sowie mit Ergebnissen von Versuchen am dinitrophenolbehandelten Herzen (siehe 4). Sie läßt weiterhin Raum für Theorien, welche den Angriffspunkt der Herzglykoside an funktionelle Systeme verlegen, wie kontraktiles Eiweiß und Ionentransportsystem.

Bei solcher Betrachtungsweise wäre allerdings die stoffwechselsteigernde Wirkung der Herzglykoside zu einer Erscheinung zweiten Ranges relegiert, besser gesagt einer sekundären oder Folgeerscheinung oder einer, wie ich es ursprünglich ausdrückte (24), "manifestation of those changes, presumably in the cell surface, which induce the myocardial fiber to contract with greater force". An dieser Formulierung möchte ich noch heute festhalten. Und was die darin postulierten Veränderungen an der Zelloberfläche anbetrifft, so möchte ich annehmen, daß ein Zusammenhang besteht zwischen der Steigerung des respiratorischen Herzstoffwechsels und der inzwischen entdeckten Hemmung des aktiven Kationentransportes, vielleicht, um einen von SHANES (23) geäußerten Gedanken weiter zu verfolgen, im Sinne einer Entkoppelung von Ionentransport und Stoffwechsel.

Die in den Abb. 1 und 2 und in Tab. 2 erstmalig veröffentlichten Daten entstammen Arbeiten, welche am Pharmakologischen Institut der Harvard Medical School, Boston, mit Unterstützung des Life Insurance Medical Research Fund, New York, ausgeführt wurden. Ich danke Herrn Prof. O. KRAYER für sein Einverständnis zur Veröffentlichung der Daten in diesem Rahmen.

Literatur

1. BERMAN, D. A., D. T. MASUOKA and P. R. SAUNDERS: Potentiation by ouabain of contractile response of myocardium to glucose. Science 126, 746—747 (1957).
2. BING, R. J., F. M. MARAIST, J. F. DAMMANN, A. DRAPER, E. HEIMBECKER, R. DALEY, R. GERARD and P. CALAZEL: Effects of strophanthus on coronary blood flow and cardiac oxygen consumption of normal and failing human hearts. Circulation 2, 513—520 (1950).
3. BLAIN, J. M., H. SCHAFER, A. L. SIEGEL and R. J. BING: Studies on myocardial metabolism VI. Myocardial metabolism in congestive failure. Amer. J. Med. 20, 820—833 (1956).
4. ELLIS, S.: The importance of metabolic pathways for the positive inotropic actions of cardiac glycosides and calcium ions. J. Pharmacol. exp. Ther. 109, 233—243 (1953).
5. FISCHER, H., P. HUBER u. H. LANGEMANN: Die Atmung von Herzmuskelschnitten unter dem Einfluß herzaktiver Glykoside, nebst kritischen Bemerkungen zur Verwendung von Gewebsschnitten in der Warburg-Apparatur. Helv. physiol. Acta 9, 416—437 (1951).
6. GOLDSCHMIDT, S., u. G. LAMPRECHT: Untersuchungen über den Herzstoffwechsel II. Die Beeinflussung der oxydativen Phosphorylierung durch Strophanthin. Hoppe-Seylers Z. physiol. Chem. 307, 132—143 (1957).

7. Gollwitzer-Meier, K., u. E. Krüger: Herzenergetik und Strophanthinwirkung bei verschiedenen Formen der experimentellen Herzinsuffizienz. Pflügers Arch. ges. Physiol. **238**, 251—278 (1936).
8. Grisolia, S.: The potentiating effect of digitoxin and quinidine on dinitrophenol uncoupling of oxydative phosphorylation. Biochim. biophys. Acta **18**, 437—438 (1955).
9. Gruhzit, C. C., and A. E. Farah: A comparison of the positive inotropic effects of ouabain and epinephrine in heart failure induced in the dog heart-lung preparation by sodium pentobarbital, dinitrophenol, sodium cyanide, and sodium azide. J. Pharmacol. exp. Ther. **114**, 334—342 (1955).
10. Lamprecht, W., u. G. Lamprecht: Untersuchungen über den Herzstoffwechsel III. Die Beeinflussung der Herzenergetik durch Strophanthin. Hoppe-Seylers Z. physiol. Chem. **307**, 144—154 (1957).
11. Langemann, H., T. M. Brody and J. A. Bain: In vitro effects of ouabain on slices and mitochondrial preparations from heart and brain. J. Pharmacol. exp. Ther. **108**, 274 (1953).
12. Lee, K. S.: Sensitive method for simultaneously recording contractility and respiration of heart muscle. Fed. Proc. **17**, 387 (1958).
13. — and W. D.: McElroy, Effect of ouabain on mitochondria. Fed. Proc. **14**, 362 (1955).
14. Lorber, V.: Energy metabolism of the completely isolated mammalian heart in failure. Circulat. Res. **1**, 298—311 (1953).
15. Olson, R. E., G. Roush and M. M. L. Liang: Effect of acetylstrophanthidin upon the myocardial metabolism and cardiac work of normal dogs and dogs with congestive heart failure. Circulation **12**, 755 (1955).
16. Peters, H., and M. B. Visscher: Energy metabolism of the heart in failure and influence of drugs upon it. Amer. Heart J. **11**, 273—291 (1936).
17. Reiter, M.: Studies on veratrum alkaloids XIII. Metabolic action of veratridine and of the secondary amine bases veratramine, veratrosine, and pseudojervine on cardiac tissue of the rat. J. Pharmacol. exp. Ther. **99**, 132—139 (1950).
18. — Wirkung von Strophanthin auf Kontraktionskraft und Sauerstoffverbrauch des Herzstreifens der Ratte. Naunyn-Schmiedebergs Arch. exp. Path. Pharmak. **219**, 315—332 (1953).
19. — u. E. S. G. Barron: Über die direkte Fermentwirkung von Herzglykosiden. Naunyn-Schmiedebergs Arch. exp. Path. Pharmak. **214**, 341—348 (1952).
20. Rohde, E., u. S. Ogawa: Gaswechsel und Tätigkeit des Herzens unter dem Einfluß von Giften und Nervenreizung. Naunyn-Schmiedebergs Arch. exp. Path. Pharmak. **69**, 200—238 (1912).
21. Rothlin, E., u. O. Schoelly: (a) Einfluß herzwirksamer Glykoside auf die Atmung des Herzens, gemessen mit der Warburg-Apparatur. Helv. physiol. Acta 8, C69—C70 (1950).
— u. R. Bircher: (b) Pharmakodynamische Grundlagen der Therapie mit herzwirksamen Glykosiden. Ergebn. inn. Med. Kinderheilk. N. F. **5**, 457—552 (1954).
22. — u. M. Taeschler: Zur Wirkung der herzwirksamen Glykoside auf den Myokardstoffwechsel. Fortschr. Kardiol. **1**, 189—239 (1956).
23. Shanes, A.: Electrochemical aspects of physiological and pharmacological action in excitable cells. Part I. The resting cell and its alteration by extrinsic factors. Pharmacol. Reviews **10**, 59—164 (1958).
24. Wollenberger, A.: Metabolic action of the cardiac glycosides I. Influence on respiration of heart muscle and brain cortex. J. Pharmacol. exp. Ther. **91**, 39—51 (1947).
25. — Respiratory activity in vitro of cardiac muscle of ouabainized dogs. Fed. Proc. 8, 348 (1949).
26. — The energy metabolism of the failing heart and the metabolic action of the cardiac glycosides. Pharmacol. Reviews 1, 311—352 (1949).
27. — (a) Utilization of C^{14}-labeled glucose by cardiac muscle treated with a cardiac glycoside. Science **113**, 64—65 (1951).
— (b) Metabolic action of the cardiac glycosides III. Influence of ouabain on the utilization of C^{14}-labeled glucose, lactate, and pyruvate by dog heart slices. Naunyn-Schmiedebergs Arch. exp. Path. Pharmak. **219**, 408—419 (1953).

Aus der Medizinischen Universitätsklinik Basel (Vorstand: Prof. H. Staub)

Koppelungsvorgänge des Stoffwechsels unter Digitalis*

Von

Marianne Bogatzki

Mit 2 Abbildungen

Der insuffiziente Herzmuskel erfährt unter der Behandlung mit Herzglykosiden eine Steigerung der systolischen Kontraktionskraft [s. Lendle (*21*), Staub (*28b*)]. Diese Grundwirkung der Digitalis und der Digitaloide — wie sie schon Fraenkel in den Vordergrund stellte — erklärt zwanglos alle übrigen Wirkungen der Herzglykoside, wie z. B. die Vergrößerung des Schlagvolumens, die Reduktion des Venendruckes sowie die Verbesserung des Nutzeffektes als sekundäre Erscheinungen. Abb. 1, einer Arbeit von Bing (*3*) entnommen, gibt diese angeführten Wirkungen der Herzglykoside am Beispiel des Strophantins wieder. Es besteht weitgehende Übereinstimmung darüber, daß der wesentlichste Angriffspunkt der

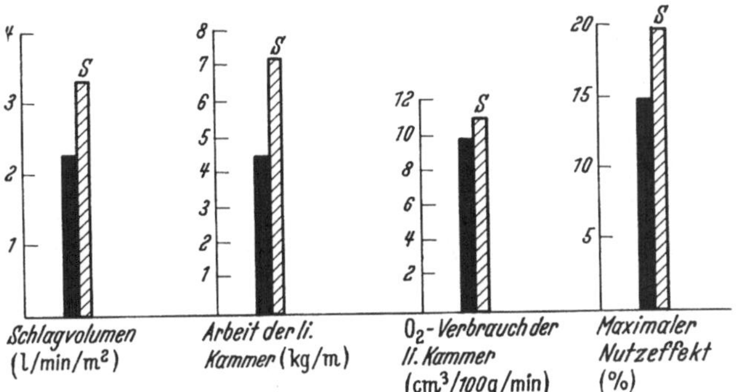

Abb. 1. Nutzeffekt des Herzens bei Patienten mit Herzversagen vor und nach Strophanthin und Digoxin. Strophanthin und Digitalis-Präparate steigern die Herzarbeit. Aus R. J. Bing: Bull. Acad. Med. (N. Y.) 27, 407 (1951)

Digitalis am Herzmuskel selbst zu suchen sei. An welche Stoffwechselvorgänge ist nun aber diese Verbesserung der Herzleistung durch die Glykoside geknüpft? Nach derzeitiger Auffassung über den Ablauf der Muskelkontraktion erscheint die Reaktion der contractilen Proteine mit der Adenosintriphosphorsäure (ATP) das letzte Glied im energieliefernden Reaktionsablauf zu sein (*13, 26, 27, 30, 31*). Es bleibt allein zu klären, ob die Bindung von ATP an das contractile Protein, das Actomyosin, die Verkürzung bewirkt oder aber, ob die Energieübertragung

* Herrn Professor E. Lehnartz in Dankbarkeit und Verehrung zum 60. Geburtstag gewidmet.

den Vorgang der Spaltung der ATP zu ADP voraussetzt (s. LOHMANN und OHL-
MEYER). Der Muskel — und analog auch der Herzmuskel — folgt in seinem
Kontraktionsablauf einem ganz allgemeinen Prinzip, wonach jeder Kontraktions-
arbeit, jeder Fortbewegung sowie auch die Cytoplasmateilung der indifferenten
Zelle die Reaktion der ATP mit dem contractilen Protein zugrunde liegt (*16, 31*).
Diese Vorstellung über die energetischen Vorgänge bei der Muskelkontraktion
wirft die Frage auf, ob die Herzglykoside dadurch wirksam werden, daß sie in
den Kontraktionsablauf, nämlich in energieverbrauchende Prozesse [BING (*12, 13,
14*)] oder aber bei der Bereitstellung der Kontraktionsenergie, also in der Erholungsphase des Herzmuskels [LAMPRECHT u. Mitarb. (*18, 19*)], angreifen.

BING vertritt die Ansicht, daß der insuffiziente Herzmuskel dadurch gekennzeichnet sei, daß es in ihm zu einer Störung in seinem ATP-Actomyosin-Komplex
gekommen ist. Der Herzmuskel habe dadurch nur eine verminderte Fähigkeit,
chemische Energie wirksam in Muskelkontraktion umzusetzen. Die Digitaliskörper
würden dementsprechend unmittelbar an den contractilen Proteinen angreifen.
Für diese Auffassung ist anzuführen, daß bei Herzversagen die Energiespeicher —
nämlich das Kreatinphosphat und die ATP — nicht vermindert zu sein brauchen
(*8, 32*). BENSON (*2*) fand außerdem, daß Faserpräparate aus insuffizienten, hypertrophischen Herzen ein deutlich kleineres Leistungsvermögen, gemessen an ihrer
Spannungsentwicklung, aufweisen als Faserpräparate aus suffizienten Herzen.
Auch andere physikalische Daten, wie die Viscosität und die Sedimentations-
konstanten, zeigen Abweichungen vom Normalen. Diese Veränderungen ließen
sich allerdings durch Digitalis nicht reversibel beeinflussen. Die Untersuchung
des Actomyosin auf seine Spaltfähigkeit für ATP ergab weder in vitro am isolierten
Ferment (*17*) noch im Herzmuskel, der einer Digitalisbehandlung unterzogen
wurde, eine wesentliche Veränderung der Aktivität durch Digitalis. Wenn eine
geringe Wirkung gesehen wurde (*14*), so nur bei sehr hohen Dosen, in unseren
Versuchen z. B. bei einer Digitoxin-Konzentration von 8×10^{-6} m (*6*), so war sie
nie größer als unter der Einwirkung auch anderer Steroide (*25*); sie darf daher nicht
als spezifisch für die Herzglykoside angesehen werden. LENDLE (*21*) kommt auf
Grund rechnerischer Überlegungen zu einer Ablehnung der Vorstellung, daß die
Wirkung der Digitalis auf den Herzmuskel über eine Beeinflussung des Actomyosin bzw. seiner enzymatischen ATP-Spaltung zustande komme.

Unsere eigenen Versuche betreffen u. a. den Phosphatstoffwechsel. Hier zeigte
sich, daß die Herzglykoside eine deutliche Steigerung des Phosphatumsatzes
bewirken können. Sie erklären in etwa ältere Befunde von STAUB (*28*), wonach
Phosphatgaben eine gewisse günstige Wirkung auf den insuffizienten Herzmuskel
haben. Tab. 1 gibt Versuche am Normaltier wieder, das vor der Herzentnahme
mit Digitoxin behandelt wurde. Die Werte für Kreatinphosphat wurden nach der
Methode von LOHMANN, die übrigen Fraktionen papierchromatographisch nach
den Angaben von EGGLETON und HEMS (*9*) in der Modifikation von FLECKENSTEIN
und JAHNKE (*10*) bestimmt. Der Eintritt der Digitoxinwirkung ergab sich aus
dem laufend geschriebenen Elektrokardiogramm. Es zeigte sich, daß eine akute
Digitoxin-Intoxikation (0,5 mg/Ratte, intravenös) zu einer signifikanten Abnahme
des Kreatinphosphates (P < 0,001), weniger deutlich der ATP führt und daß die
ADP (P < 0,001) und das anorganische Phosphat (P < 0,001) entsprechend zunehmen. Gibt man jedoch kleine protrahierte Dosen (z. B. 0,05 mg oral, jeden

Tabelle 1. *Verhalten der säurelöslichen Phosphatfraktionen unter kurzdauernder Behandlung mit hohen Dosen Digitoxin sowie unter protrahierten kleinen Gaben Acetyldigitoxin im Vergleich zum normalen Herzmuskel* (Ratte). Aus BOGATZKI u. STAUB: Z. ges. exp. Med. **127**, 425 (1956)

Berechnet auf Frischgewicht	Kreatin-phosphat μmol/g	ATP μmol/g	ADP μmol/g	Anorganisches Phlosphat μmol/g	Gesamt-phosphat μmol/g
1. Kontrolle	2,8	2,8	1,7	9,7	17,0
2. Nach Digitoxinbehandlung (akuter Versuch)	1,9	2,4	2,5	13,6	20,4
3. Nach Digitoxinbehandlung (protrahiert kleine Dosen Acetyldigitoxin)	3,3	2,2	2,3	10,8	18,6

zweiten Tag, insgesamt 0,25 mg), so bleiben die Werte für Kreatinphosphat, ATP und anorganisches Phosphat näher dem Bereiche der Norm.

Diese Veränderungen an den Phosphatfraktionen — Zunahme der ADP und des anorganischen Phosphats bei entsprechender Abnahme von Kreatinphosphat und weniger deutlich auch der ATP — sind als Hinweis dafür zu werten, daß es unter dem Einfluß der Digitoxinbehandlung entweder zu einer Verschiebung im Gleichgewicht von Abbau und Resynthese über die Atmungskettenphosphorylierung durch erhebliche Beschleunigung der ATP-Spaltung oder aber durch Störung in der Energiebereitstellung gekommen ist. Auf die Deutung der aufgeführten Befunde soll noch eingegangen werden. Diese Versuche mit unterschiedlicher Digitoxin-Dosierung beweisen sehr deutlich, daß es offenbar eine Frage der Glykosidmenge ist, ob es zu einer Verschiebung des Gleichgewichtes zwischen Abbau und Resynthese der energiereichen Phosphate kommt. Diese Feststellung erscheint von besonderer Bedeutung, wenn man die Glykosidwirkung im Rahmen der „Membrantheorie" diskutiert, wie dies am Ende dieser Ausführungen noch geschehen soll. Es geht weiter daraus hervor, daß der Digitalis-Dosierung infolge der sehr differenten Wirkung der Herzglykoside auf den Phosphatstoffwechsel nach oben deutliche Grenzen gesetzt sind.

Weitere Versuche zeigen das Verhalten der Phosphatfraktionen bei kompensierter und dekompensierter Dilatation infolge allgemeiner Myokardschädigung durch Injektion unterschiedlicher Chininmengen. Tab. 2 faßt die erhobenen Befunde zusammen. Danach zeigt der kompensierte Herzmuskel ein normales Verhalten, der dekompensierte dagegen eine deutliche Verminderung seiner energiereichen Phosphate. Diese Form der Herzinsuffizienz ist — gemessen an ihrem Effekt auf den Stoffwechsel — vergleichbar den experimentellen Insuffizienzen, wie sie LAMPRECHT (*18*) durch Sauerstoffmangel (Infarzierung) und HOCHREIN und DÖRING (*15*) am Herzlungenpräparat mittels Phenylbutazon demonstrieren (s. Abb. 2).

Tabelle 2. *Verhalten der Phosphatfraktionen im Zustand der dekompensierten und kompensierten Dilatation des Herzmuskels* (Dilatation infolge Chininbehandlung). Aus BOGATZKI u. STAUB: Z. ges. exp. Med. **127**, 425 (1956)

Berechnet auf Frischgewicht	Kreatin-phosphat μmol/g	ATP μ/mol/g	ADP μmol/g	Anorganisches Phosphat μmol/g	Gesamt-phosphat μmol/g
1. Dekompensierte Dilatation. .	1,9	1,1	0,8	10,5	14,3
2. Kompensierte Dilatation . .	2,4	2,6	1,7	9,7	16,4

Gibt man diesen durch Chinin herzinsuffizient gemachten Tieren eine hohe Dosis Strophanthin (0,2 mg i.v.) und arbeitet den Herzmuskel sofort auf, so verhalten sich die Phosphatfraktionen wie nach hoher Digitoxindosis (s. Tab. 1). Wird das Herz erst 15 min nach Strophanthin-Injektion entnommen und aufgearbeitet, so erhält man die Phosphatverteilung wie nach kleinen, protrahierten Acetyldigitoxingaben (vgl. Tab. 1), mit der auffälligen Vermehrung der ADP-Fraktion. Es läßt sich also mit Herzglykosiden eine weitgehende Normalisierung im Phosphathaushalt des Herzmuskels erreichen, wenn dieser durch Oxydationsgifte gedrosselt wurde.

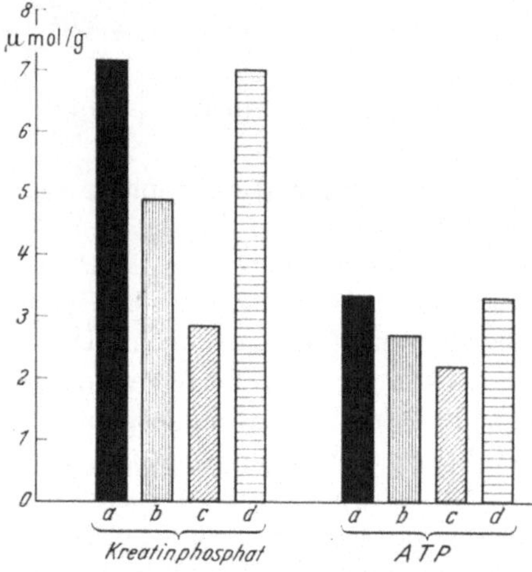

Abb. 2. Kreatinphosphat- und ATP-Gehalt im Herzen des Meerschweinchen-HLP unter verschiedenen experimentellen Bedingungen: *a* im normalen HLP, *b* an der Suffizienzgrenze, *c* bei Insuffizienz, *d* nach Strophanthin-Behandlung phenylbutazongeschädigter Herzen. [Aus H. HOCHREIN u. H. J. DÖRING: Arch. exper. Path. Pharmak. **232**, 290 (1957).]

Wie das in situ belassene Herz verhält sich auch das Herzlungenpräparat. Abb. 2 aus einer Arbeit von HOCHREIN und DÖRING (*15*) aus dem Fleckensteinschen Institut zeigt einmal das Absinken von Kreatinphosphat und ATP bei Eintreten der Moykardinsuffizienz und weiter die Reversibilität dieser Veränderungen durch Strophanthin-Behandlung.

Über einen erhöhten Phosphatumsatz unter kleinen Dosen Herzglykosid berichten ALSTRÖM (*1*) auf Grund von Isotopenversuchen mit P^{32} und MARSH (*23*) mittels nadelbioptischer Methodik und Anwendung von Isotopen. Parallel damit erfolgt offenbar unter der Glykosideinwirkung auch eine beschleunigte Oxydation der Glucose und anderer Substrate. Dementsprechend findet sich eine Verschiebung vom glykolytischen zum oxydativen Metabolismus (WOLLENBERGER (*33—35*)].

Die eingangs angedeutete Kontroverse hinsichtlich des Angriffspunktes der Herzglykoside entweder am contractilen Protein selbst oder aber Eingreifen in Reaktionen, die der Energiebereitstellung dienen, erhält sekundäre Bedeutung, wenn man sich vergegenwärtigt, daß die Glykoside weder am Kontraktionsmodell (*2*) noch an den isolierten Oxydationsfermenten, wohl aber am ganzen Herzen, am isolierten Herzmuskel, an Herzschnitten und intakten Mitochondrien (*7, 18, 19, 20, 32*) wirksam werden. Die Glykosidwirkung weist demnach eine strenge Strukturgebundenheit auf. Man hat offenbar für die Wirkung auf die energetischen Umsetzungen eine Beeinflussung der Grenzflächen vermutlich derart, daß diese bei der Einstellung des Gleichgewichtes von Synthese energiereicher Phosphate und deren Abbau im Kontraktionsablauf durch ihre jeweilige Permeabilität die Umsatzgeschwindigkeit maßgeblich bestimmen, zu berücksichtigen. Damit erscheint die „Membrantheorie" [s. LENDLE, STAUB (*28a, b*)], auch im Hinblick auf unsere heutige Kenntnis über die submikroskopische Morphologie des Herzmuskels, die zur Zeit verständlichste Erklärung der Herzglykosidwirkung zu sein. Denn es hat sich weiter gezeigt, daß nicht nur die oxydative Phosphorylierung, sondern auch die Kaliumbindung in intakten Mitochondrien an gewisse strukturelle Voraussetzungen gebunden ist (*12*). Außerdem scheint es, daß die submikroskopisch darstellbaren Doppelmembranen der Mitochondrien in erster Linie Bildungs- und Lagerungsstätten der Enzymketten sind, die keineswegs alle dauernd für den Stoffwechsel gebraucht werden. Es besteht die Möglichkeit, daß diese Organellen ständig entstehen und durch ihre Teilnahme am Stoffwechsel zerstört werden [s. ERNSTER und LINDBERG (*9a*), MEESSEN (*24*)]. So konnte SCHULZ (*29*) zeigen, daß bei Fischen die tubulären Innenmembranen als geschlossene Enzymketten aus den Mitochondrien in das Cytoplasma übertreten können. Die Schwellung der Mitochondrien mit Abbau der Innenmembranen würde demnach als eine überstürzte Mobilisierung der Enzymreserven zu deuten sein. Das Schwellen der Mitochondrien bedingt tatsächlich ein Erliegen sowohl der oxydativen Phosphorylierung wie auch der Kaliumbindung (*12*). Dieser Befund ist vermutlich dann gegeben, wenn eine Herzglykosidbehandlung mit toxischen Dosen durchgeführt wird, wie wir dies oben am Beispiel des Digitoxins demonstrieren konnten. Eine enge Koppelung des oxydativen Stoffwechsels mit dem Ionenhaushalt erscheint insofern bedeutungsvoll, als sich hier enge Zusammenhänge zu den elektrischen Erscheinungen an den Grenzflächen ergeben (*6c, 10a, 25a*). Es ist durchaus denkbar, daß Grenzflächen durch Freisetzung derartiger Enzymreserven den Stoffwechsel intensivieren und gleichzeitig durch Ionenverschiebungen die elektrischen Phänomene an den Grenzflächen sowohl wie auch das contractile Protein derart beeinflussen, daß es z. B. zu einer gleichzeitigen Steigerung der ATPase-Aktivität — also einer verbesserten Energieverwertung — kommt. Die Arbeiten des Weberschen Institutes haben zeigen können, welche große Bedeutung selbst geringe Ionenverschiebungen des Milieus für den Umfang der ATP-Spaltung durch das Actomyosin zukommt. Wir haben diese Befunde am Beispiel des Skelet- wie auch des Herzmuskels (*6a, b*) in gleicher Weise erheben können. Es kann im Rahmen dieser kurzen Abhandlung nicht auf die Besonderheiten der elektrischen Erscheinungen, wie sie uns sowohl im Elektrokardiogramm wie auch an der isolierten Herzmuskelfaser begegnen (*36*), eingegangen werden. Auch andere Wirkungen der Herzglykoside, die sicherlich nicht voneinander unabhängig eintreten, müssen unerwähnt bleiben. Ich darf hier aber auf die Referate meines verehrten Lehrers STAUB (*28a, b*) verweisen, in denen umfassender auf die vielseitigen Wirkungen der Herzglykoside eingegangen wird.

Literatur

1. ALSTRÖM, I.: Acta med. scand. (Stockh.) **148**, 439 (1954).
2. BENSON, E. S., J. L. SPRAFKA, J. D. BARANOFFSKY, B. E. HALLAWAY and E. F. FREIER: Composition and state of protein in heart muscle of normal dogs with experimental myocardial failure. Circulat. Res. **3**, 221 (1955).
3. BING, R. J.: Disturbances in myocardial metabolism. Fortschr. Kardiol. **1**, 52 (1956).
4. — In E. GREY: Digitalis. Springfield 1957.
5. — Neuere Erkenntnisse auf dem Gebiet des Herzmuskelstoffwechsels. 1. Symposion der Med. Univ.-Klinik Münster 1958.
6. BOGATZKI, M.: Unveröffentlicht.
6a. — ATP-Spaltung im denervierten atrophischen Skeletmuskel. Naunyn-Schmiedebergs Arch. exp. Path. u. Pharmak. **221**, 76 (1954).
6b. — ATP-Spaltung im Herzmuskel. Cardiologia (Basel) **25**, 299 (1954).
6c. — Über das Verhalten der Membranpermeabilität des quergestreiften Muskels nach Denervierung. Z. ges. exp. Med. **118**, 544 (1952).
7. — u. H. STAUB: ATP-System und übriger Phosphatstoffwechsel im normalen und akutinsuffizienten Herzmuskel unter der Behandlung mit Herzglykosiden. Z. ges. exp. Med. **127**, 425 (1956).

8. BRODY, T. M., J. F. PALMER and D. R. BENNETT: Phosphorylation in cardiac muscle from failing and unfailing heart-lung preparations. Proc. Soc. exp. Biol. (N. Y.) 86, 739 (1954).
9. EGGLETON, L. V., and R. HEMS: Biochem. J. 52, 156 (1952).
9a. ERNSTER, L., and O. LINDBERG: Animal Mitochondria. Ann. Rev. Physiol. 20, 13 (1958).
10. FLECKENSTEIN, A., u. J. JAHNKE: Pflügers Arch. ges. Physiol. 258, 177 (1953).
10a. FLECKENSTEIN, A.: Kalium-Natrium-Austausch als Energie-Prinzip in Muskel und Nerv. Berlin/Heidelberg, 1955.
11. FRAENKEL, A.: Internisten-Kongreß Wiesbaden 1906.
12. GUMBLE, J. L. jr.: K-binding and oxydative phosphorylation in mitochondrial and in mitochondrial fragments. J. biol. Chem. 228, 959 (1957).
13. HASSELBACH, W.: Über die kontraktilen Strukturen des Herzmuskels. 1. Symposion Med. Univ.-Klinik Münster 1958.
14. HEGGLIN, R., H. GRAUER u. R. MÜNCHINGER: Experientia (Basel) 5/3, 127 (1949).
15. HOCHREIN, H., u. H. J. DÖRING: Das Verhalten der energiereichen Phosphate am normalen und insuffizienten Herzen und bei verschiedenen Belastungsgraden am Herz-Lungen-Präparat (HLP) des Meerschweinchens. Naunyn-Schmiedebergs Arch. exp. Path. Pharmak. 232, 290 (1957).
16. HOFFMANN-BERLING, H.: Das kontraktile Eiweiß undifferenzierter Zellen. Biochim. biophys. Acta 19, 453 (1956).
17. KUSCHINSKY, G., G. LANGE u. F. TURBA: Über die Wirkung von Digitoxin auf die Freilegung von Actomyosin und Komponenten aus den Strukturen des Muskels. Naunyn-Schmiedebergs Arch. exp. Path. Pharmak. 215, 259 (1952).
18. LAMPRECHT, W.: Zur Wirkung des Strophanthins auf den Herzmuskel. Dtsch. med. Wschr. 1956, 534.
19. — u. TH. HOCKERTS: Die Energieverhältnisse des suffizienten und insuffizienten Herzens. 1. Symposion Med. Univ.-Klinik Münster 1958.
20. LANGEMANN, H., T. M. BRODY and J. A. BAIN: J. Pharmacol. 108, 274 (1953).
21. LENDLE, L.: Digitaliswirkung bei Herzinsuffizienz. Verh. dtsch. Ges. Kreisl.-Forsch. 16, 54 (1950).
22. LOHMANN, K., u. P. OHLMEYER: Muskel. In FLASCHENTRÄGER-LEHNARTZ, II/2a S. 570, Berlin/Heidelberg 1955.
23. MARSH, J. B., G. G. CASTEN and H. B. ELLIOT: Amer. J. Physiol. 173, 297 (1953).
24. MEESSEN, H.: Die submikroskopische Morphologie des Herzmuskels. 1. Symposion Med. Univ.-Klinik Münster 1958.
25. MOR, M. A.: Experientia (Basel) 9, 342 (1953).
25a. ROTHSCHUH, K. E.: Elektrophysiologie des Herzens. Darmstadt 1952.
26. SZENT-GYÖRGYI, A.: Chemical Physiology of contraction in body an heart muscle. New York 1953.
27. — General views on the chemistry of muscle contraction. Fortschr. Kardiol. 1, 6 (1956).
28. STAUB, H.: Schweiz. med. Wschr. 1922, 447; Biochem. Z. 127, 255 (1922).
28a. — Zum Wirkungsmechanismus der Herzglykoside. Dtsch. med. Wschr. 1957, 5.
28b. — Pharmacology of cardiac glycosides. Amer. J. of Cardiology 3. 776 (1959).
29. SCHULZ, H.: Die submikroskopische Morphologie des Kiemenepithels. Verh. 4. Int. Kongr. für Elektronenmikroskopie 1958.
30. WEBER, H. H.: Muskelkontraktion und Modellkontraktion. Biochim. biophys. Acta 7, 214 (1951).
31. — Das molekulare Geschehen bei den Bewegungen der Lebewesen. Nova Acta Leopoldina 17, 384 (1951).
32. WOLLENBERGER, A.: The energy metabolism of the failing heart and the metabolic action of the cardiac glycosides. Pharmacol. Rev. 1, 311 (1949).
33. — Utilization of C^{14}-labelled glucose by cardiac muscle treated with a cardiac glycoside. Science 113, 64 (1951).
34. — Effect ouabein on the utilization of C^{14}-labelled glucose and pyruvate by cardiac muscle. J. Pharmacol. exp. Ther. 101, 38 (1951).
35. — Metabolic action of the cardiac glycosides III. Influence of ouabain on the ultilization of C^{14}-labelled glucose, lactate and pyruvate by dog heart slices. Naunyn-Schmiedebergs Arch. exp. Path. Pharmak. 219, 408 (1953).
36. WOODBURY, L. A., and H. H. HECHT: Circulation 6, 172 (1952).

Einfluß der Digitalisstoffe auf die Herzdynamik

Von

KJ. BLUMBERGER

Mit 5 Abbildungen

Die Erforschung der Digitaliswirkung auf die Dynamik des Herzens begann wenige Jahre, nachdem die methodischen Grundlagen durch die Arbeiten von OTTO FRANK, HERMANN STRAUB und ERNEST H. STARLING geschaffen und die physiologischen Herzgesetze, welche mit den Namen und der Arbeit dieser drei Forscher verbunden sind, bekanntgegeben wurden. Soweit ich übersehe, waren BIJLSMA und ROESSINGH die ersten, die experimentell am Herz-Lungen-Präparat den Einfluß von Digitalisstoffen auf die Herzdynamik im strengen Sinn prüften, indem sie die Wirkung auf Herzvolumen, intrakardiale Drucke und Kontraktionszeiten bei verschieden großem Zustrom und verschieden hohen Widerständen untersuchten. Ihnen folgten Untersuchungen von O. KRAYER und R. SULZER.

Durch die Untersuchungen von BIJLSMA und ROESSINGH (deren Ergebnisse in 19 Resultaten festgehalten wurden) waren eigentlich alle Wirkungen der Digitalisstoffe auf die Dynamik des Säugetierherzens, die uns heute bekannt sind, aufgeklärt und beschrieben. Zwei Jahrzehnte war die Klinik darauf angewiesen, beim Menschen die gleichen Digitaliswirkungen vorauszusetzen, ehe damit begonnen werden konnte, sie beim Menschen selbst zu untersuchen.

Es darf daher an den Anfang dieser Betrachtung der Stand des Wissens gestellt werden, der durch die Arbeiten von BIJLSMA und ROESSINGH geschaffen worden war.

1. Strophanthin steigert bei gleichbleibender Zufuhr beim insuffizienten Herzen das *Minutenvolumen* oder befähigt das insuffiziente Herz, in normaler Kontraktionszeit eine größere Zufuhr zu bewältigen als vorher.

2. Zur Verminderung des *Minutenvolumens* und zur Vermehrung des *Herzvolumens* um einen bestimmten Grad wird für das mit Strophanthin vorbehandelte Herz ein höherer arterieller Widerstand benötigt als für das unbehandelte insuffiziente Herz. Bei gleichbleibendem Widerstand und gleichbleibender Zufuhr kommt es durch Strophanthin zu einer Abnahme des Herzvolumens. Infolgedessen wird die physiologische Dilatationsgrenze unter dem Einfluß von Strophanthin erst bei einem höheren arteriellen Widerstand und bei stärkerer Vergrößerung der Zufuhr und ferner später erreicht als beim nichtbehandelten insuffizienten Herzen.

3. Der systolische *Kammerdruck* wird durch Strophanthin beim insuffizienten Herzen erhöht, der diastolische erniedrigt, wenn er vorher gestiegen war.

4. Die *Anspannung* und die *Austreibung* werden beschleunigt.

5. Ausdrücklich bezeichnen die Autoren diese Digitalis-Strophanthinwirkungen als systolisch gegenüber der früheren Auffassung, daß es sich in erster Linie um eine diastolische Wirkung handele.

Man hat in der Diskussion um das Starling-Gesetz SULZER die Entdeckung zugeschrieben, daß das Herz unter Strophanthinwirkung ohne Veränderung von Füllung und Ruhedehnungskurve seine Leistung steigern kann. Richtig hieran ist, daß SULZER als erster einen steileren und höheren Anstieg der isometrischen Druckmaxima unter Strophanthinwirkung beim Froschherzen dargestellt hat.

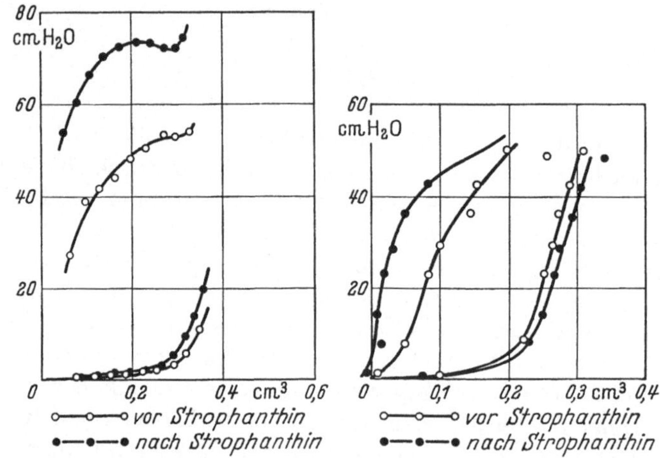

Abb. 1. Kurven der isometrischen Druckmaxima und -minima vor und nach Strophanthin 1 : 1 000 000. b) Kurven der isotonischen Entleerungsmaxima und -minima vor und nach Strophanthin 1 : 1 000 000 beim isolierten Froschherzen. Nach R. SULZER: Z. Biol. **92**, 571 (1932)

In Abb. 1 sind die klassischen Kurven SULZERs wiedergegeben. Die Schlußfolgerungen, die hieraus viel später von E. A. MÜLLER und FRITZ MEYER gezogen und von dem Arbeitskreis um DELIUS und REINDELL aufgenommen wurden, sind schon von BIJLSMA und ROESSINGH mit denselben Worten umschrieben worden, mit welchen später HERMANN STRAUB seine Schlüsse aus den Wirkungen des Adrenalins gezogen hat. Sie sind in dem Satz enthalten: „Die therapeutische Wirkung des Strophanthins beruht auf einer *Änderung der physiologischen Eigenschaften des Herzmuskels*, wodurch der gleiche mechanische Effekt bei kleiner Anfangslänge erzielt wird."[1]

Von den verschiedenen Größen, welche wir zur Untersuchung der Herzdynamik und pharmakologischer Wirkungen auf dieselbe benötigen, waren beim Menschen zunächst nur die Kontraktions*zeiten* zugänglich. Nachdem schon 1912 DE HEER bei Hunden mit Aortenstenose eine Beschleunigung der Anspannungs- und Austreibungszeit unter Strophanthineinfluß gefunden hat, konnte ich dann auch beim herzinsuffizienten Menschen diese Wirkungen feststellen. Sie wurden in der Folgezeit von allen Nachuntersuchern für das Strophanthin und die verschiedenen Digitalisstoffe bestätigt, wenn wirksame Dosen gegeben wurden. Es sei hier nur

---

[1] Wieweit diese Tatsache das Starlingsche Gesetz in Schach setzt, darüber ist hier nicht zu diskutieren.

auf die Befunde von Sarre und Meilinger, Siedek und Tomek, Schölmerich und Buhr verwiesen.

Beschleunigung der Anspannung und Austreibung bedeutet nicht gleichzeitig stets eine Verkürzung der Anspannungs- und vor allem nicht der Austreibungszeit. Eine wesentliche Vergrößerung des Schlagvolumens kann auch bei beschleunigter Austreibung den Zeitgewinn für die Kontraktionsdauer aufwiegen oder sogar zu einer längeren Austreibungszeit führen (Tab. 1). Auf diese Umstände wurde von allem Anfang an hingewiesen. Auch die Anspannungszeit braucht trotz beschleunigender Wirkung eines Pharmakons nicht verkürzt zu werden, wenn die Umformungszeit aus irgendeinem Grunde unbeeinflußt bleibt oder sogar verlängert wird.

Wenn die beschleunigende Wirkung sich nur auf den Druckanstieg auswirkt, so kann eine erhebliche Steigerung des Druckanstiegs auch bei Beschleunigung der isometrischen Kontraktion einer Verkürzung entgegenstehen. Man muß auch bedenken, daß die Gesamtdauer dieser Kontraktionsphase normalerweise (nach Holldack 15—45 msec) und oft auch bei insuffizientem Herzen sehr kurz und der Spielraum für Veränderungen daher sehr gering ist. Die Umformungszeit kann durch Digitalisstoffe verlängert werden, solange der schlagvolumensteigernden Wirkung noch nicht eine entsprechende Steigerung des Rückstroms zum Herzen gefolgt ist. Verminderte Füllung wirkt ceteris paribus auf die Umformungszeit verlängernd. In Fällen, in welchen wir nach Strophanthin- und Digitaliskörpern beim herzinsuffizienten Menschen eine Verkürzung der Anspannungszeit vermissen oder gar eine Verlängerung feststellen können, dürften aber in der Regel andere Gründe vorliegen: entweder eine zu schwere Herzinsuffizienz, die auf Herzglykoside ungenügend oder überhaupt nicht mehr anspricht, oder eine ungenügende Dosierung oder eine sehr starke Vagusreizung.

Tabelle 1[1]. *Beeinflussung der zeitlichen Herzdynamik beim herzinsuffizienten Menschen durch Strophanthinbehandlung*

| | | | | vor Behandlung | | | | | | nach Strophanthinbehandlung | | | | | |
Nr.	Name	Geschlecht	Alter Jahre	Blutdruck mm Hg	Frequ.	Ansp.-Z. (A)	Austr.-Z. (S)	rel. Austr.-Z. %	$Q = \dfrac{S}{A}$	Blutdruck mm Hg	Frequ.	Ansp.-Z.	Austr.-Z.	rel. Austr.-Z. %	$Q = \dfrac{S}{A}$
								mit rhythmischer Herztätigkeit							
1	D. H.	m	39	155/90	70	114	285	100	2,5	160/110	78	93	300	109	3,2
2	B. M.	m	46	95/60	63	133	351	118	2,7	130/90	68	108	316	110	2,9
3	O. M.	m	41	95/55	70	95	295	102	3,1	130/90	66	84	310	105	3,8
4	St. O.	m	23	100/70	60	114	301	100	2,6	105/55	76	96	275	98	2,9
5	L. M.	m	59	154/94	61	81	306	102	3,8	135/85	56	75	289	93	3,9
6	L. E.	m	57	132/72	80	105	240	88	2,3	145/82	69	92	283	98	3,0
7	R. A.	m	30	110/90	66	128	287	98	2,2	112/80	59	106	290	95	2,9
8	S. O.	m	70	190/105	92	126	191	73	1,5	180/105	78	102	239	87	2,3
9	U. F.	m	44	112/72	81	92	241	88	2,6	105/68	79	84	267	97	3,2
10	K. P.	m	60	120/80	73	111	265	93	2,4	125/70	70	92	271	94	2,9
								mit arrhythmischer Herztätigkeit (Vorhofflimmern)							
11	H. S.	w	42	135/85	79	146	219	80	1,5	125/85	58	111	232	76	2,1
12	L. A.	w	48	172/128	117	124	189	79	1,5	230/110	73	109	271	96	2,5
13	St. K.	w	50	140/112	75	81	286	102	3,5	132/85	63	66	297	100	4,5
14	G. S.	m	62	182/120	99	129	186	73	1,4	170/110	80	112	214	78	1,9
15	S. H.	m	63	200/115	127	125	151	66	1,2	210/108	57	114	222	68	2,0

[1] In allen Tabellen sind die Zeitwerte der einzelnen Kontraktionsphasen in Sigma, d. h. in Millisekunden angegeben.

Lendle hat vor einiger Zeit die Frage der Sensibilisierung von Vaguswirkungen durch Digitalisstoffe neu überprüft und gegenüber der früheren Anschauung, daß die Digitalis über eine Vagussensibilisierung primär zu einer Pulsverlangsamung führe, wichtige Gegenbeweise aufgeführt.

Wir nahmen allerdings bisher an, daß es nicht nur bei toxischen, sondern ausnahmsweise auch bei therapeutischen Digitalisgaben gelegentlich zu einer Vagussensibilisierung kommen könne, und wir glaubten uns beim Menschen dann berechtigt, eine Vaguswirkung anzunehmen, wenn bei starker Frequenzabnahme eine Verlängerung der Anspannungszeit auftritt. Bohnenkamp hat einmal gezeigt, daß bei Vagusreizung die Kontraktion des Herzens verlangsamt ist, der Druckanstieg träger erfolgt, das Druckmaximum niedriger liegt (ebenso H. Straub), daß ferner die Systole durch den verfrühten Eintritt der Diastole (bei gleichgehaltener Frequenz) verkürzt werden kann, wodurch dann vor allem die Austreibungszeit zu kurz kommt. Diese Veränderungen können in seltenen Fällen auch beim digitalisbehandelten herzkranken Menschen beobachtet werden (vgl. auch Tab. 2). Sie gaben uns Anlaß zu der Annahme, daß gelegentlich eine Vagussensibilisierung beim Menschen durch Digitalis hervorgerufen wird.

In Tab. 2 sind auch 3 Beobachtungen aufgenommen, in welchen es zu einer paradoxen Pulsfrequenzsteigerung unter Digitalis kam, wie man sie gelegentlich in der Klinik beobachtet. Auch in diesen Fällen wurde die Anspannungszeit durch die Digitalis wesentlich verkürzt, die Austreibungszeit nur in einem Fall. Die Unterschiede zwischen Austreibungszeit und Anspannungszeit, ausgedrückt durch den Quotienten $\frac{S}{A}$, wurden in allen 3 Fällen vergrößert.

Ungeachtet der vorher diskutierten Möglichkeiten ist die Verkürzung der Anspannungszeit bei erfolgreicher Digitalistherapie die Regel, ihr Ausbleiben eine Ausnahme (s. auch Tab. 1).

Die Häufigkeit der unter Digitaliswirkung auftretenden Veränderungen der Kontraktionszeiten des insuffizienten menschlichen Herzens sind in Abb. 2 dargestellt.

Tabelle 2. *Wirkungen verschiedener Digitalisstoffe auf die Kontraktionszeiten des insuffizienten Herzens mit Vorhofflimmerarrhythmie*

		vor Behandlung					nach Digitalistherapie				
		Diastole	Ansp. Z.	Fre-quenz	Austr. Z.	$Q\ \frac{S}{A}$	Diastole	Ansp. Z.	Fre-quenz	Austr. Z.	$Q = \cdot\frac{S}{A}$
Gewöhnliche Wirkung	21)	121	109	154	161	1,48	487	89	73	240	2,7
	16)	164	105	120	259	2,66	379	79	80	295	3,74
	22)	149	112	145	156	1,39	291	105	100	198	1,89
	15)	153	120	136	224	1,87	456	81	76	252	3,11
	2)	216	130	103	234	1,8	423	112	75	268	2,39
	1)	293	131	92	223	1,7	577	122	62	266	2,18
	23)	334	134	86	227	1,7	905	97	48	260	2,68
	26)	433	160	71	239	1,49	682	152	53	298	1,96
Vagussensibilisierung	17)	305	80	96	238	2,98	989	96	43	304	3,17
	5)	300	109	98	204	1,87	705	120	55	256	2,13
Paradoxe Pulsfrequenzsteigerung	14)	743	103	53	282	2,74	395	71	85	242	3,41
	4)	515	147	67	225	1,53	342	126	87	225	1,78
	24)	428	144	75	228	1,58	324	106	92	226	2,13

21), 26) Digoxin; 2), 14), 15), 17) Adigal; 1), 2), 4), 5), 22), 23), 24) Convallatoxin; 16) verschiedene Digitalisglykoside nacheinander

Untersuchungen von McMichael, von amerikanischen Autoren, von Buhr und unsere eigenen Untersuchungen haben gezeigt, daß übereinstimmend mit dem Tierexperiment bei der Herzinsuffizienz des Menschen durch Digitalis und Strophanthin der systolische Ventrikeldruck gesteigert werden kann, der diastolische Druck vermindert, wenn er vorher erhöht war. Eine Erhöhung des diastolischen Drucks wird aber bei der Herzinsuffizienz nicht immer gefunden.

Wenn das Schlag- und Minutenvolumen bei Herzinsuffizienz vermindert sind, so werden sie durch die Digitalisstoffe erhöht. Auch bei übernormal großem Schlag- und Minutenvolumen kann durch eine Glykosidbehandlung eine weitere Steigerung

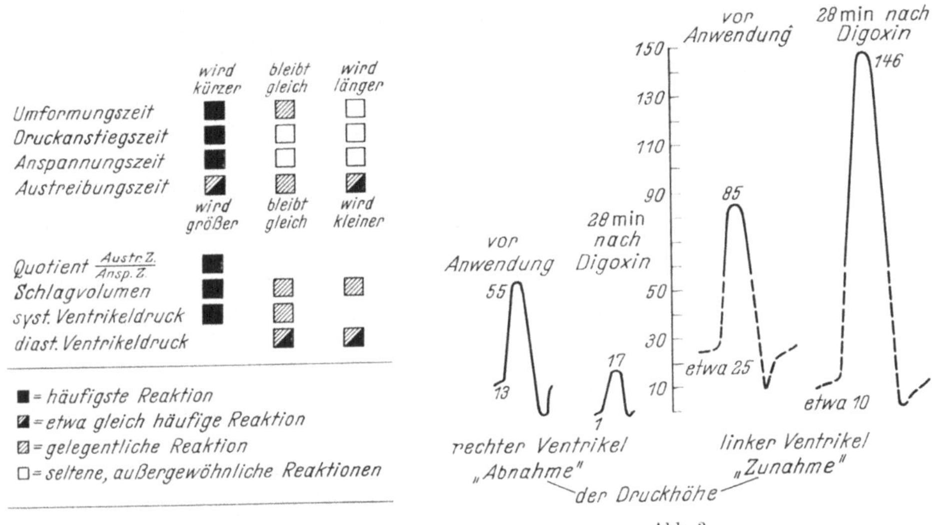

Abb. 2   Abb. 3

Abb. 2. Digitaliswirkungen auf die zeitliche Dynamik des insuffizienten Herzens

Abb. 3. Unterschiedliche Wirkung von Digoxin auf die Druckkurve des rechten und linken Ventrikels bei Linksinsuffizienz. Die Höhe der Druckkurve nimmt unter Digitaliswirkung im linken Ventrikel durch Steigerung der systolischen, Senkung der diastolischen Drucke zu, während sie im rechten Ventrikel durch die entlastende Wirkung und durch die in dieser Abbildung nicht dargestellte Verlängerung der Systole abnimmt. Nach J. McMichael: Acta med. scand. Suppl. 266 zu Band 142, 701 (1952)

hervorgerufen werden (Tab. 3). Sie ist dann ein Zeichen dafür, daß das vergrößerte Schlagvolumen angesichts der erforderlichen Leistungen noch zu gering war. Ein bei Herzinsuffizienz vergrößertes Schlag- und Minutenvolumen wird vor allem bei solchen Fällen von Linksinsuffizienz herabgesetzt werden können, wo eine Entlastung des Lungenkreislaufs erwirkt wurde.

Die Steigerung der Schlagvolumina kann ohne oder mit einer kurzdauernden Steigerung der systolischen Kammerdrucke bewerkstelligt werden, wenn erhöhte Widerstände in der Peripherie fehlen.

Messungen der Kammervolumina des Herzens sind beim Menschen leider nicht möglich. Doch haben Untersuchungen von Nylin u. Mitarb. nach Digitalisbehandlung eine erhebliche Verminderung des diastolischen Gesamtvolumens des Herzens röntgenologisch erkennen lassen. Trotz der Ungenauigkeiten, welche diesen Messungen anhaften, stehen sie doch dergestalt mit den tierexperimentellen Untersuchungen in Übereinstimmung, daß man auf eine Verminderung des Kammervolumens schließen kann, wenn man eine solche des Gesamtherzvolumens nach Digitalis feststellt.

Tabelle 3. *Strophanthinwirkung bei Kranken mit vergrößertem Schlag- und Minutenvolumen*

Name	Geschl.	Alter Jahre	Diagnose	vor Behandlung		nach Strophanthin[1]		nach Strophanthin[2]	
				V_s cm³	V_m l	V_s cm³	V_m l	V_s cm³	V_m l
H. E.	m	51	Hypertonie	118	8,1	77	4,6	60	4,3
L. A.	m	59	Angina pectoris	135	8,3	101	5,5	85	4,4
K. A.	w	57	Hypertonie	144	7,5	126	6,8	190	8,6
R. A.	w	64	Hypertonie	98	9,8	106	8,2	114	8,7
R. A.	m	48	Aorteninsuffizienz	260	25	270	24,6	347	39,6
A. E.	w	62	Aorteninsuffizienz	230	22,6	338	29,4	372	30,5
A. I.	m	50	Aorteninsuffizienz und -stenose	117	8,1	135	9,2		

V_s = Schlagvolumen, V_m = Minutenvolumen

[1] Erste Untersuchung nach Strophanthinbehandlung.

[2] Zweite Untersuchung nach weiterer Strophanthinbehandlung.

Zu wenig beachtet und bekannt war bisher die Tatsache, daß die Digitalisstoffe nicht auf das gesamte Herz gleichmäßig und nicht gleichartig einwirken, wenn die Überlastung und Insuffizienz des Herzens nur oder vorwiegend eine Seite betrifft, obwohl die Unabhängigkeit der Reaktion beider Herzhälften ein selbstverständliches Postulat für die Kompensation überhaupt und für eine kompensierende Wirkung der Digitalistherapie im besonderen ist. Der nicht belastete und nicht insuffiziente Herzabschnitt muß sich aber in seinen Volumleistungen (FRITZ MEYER) und in seinen Arbeitszeiten (BLUMBERGER) dem anderen angleichen. McMICHAEL hat meines Wissens als erster dargestellt, daß Digitalis bei einer Linksinsuffizienz den systolischen Druckanstieg in der rechten Kammer vermindert, während im linken Ventrikel der systolische Druck zunimmt, der diastolische abnimmt (Abb. 3).

Sehr schön zeigt sich die unterschiedliche Wirkung der Digitalisstoffe auf den insuffizienten und nichtinsuffizienten Herzabschnitt in Untersuchungen von BUHR, die ich kurz besprechen darf. BUHR hat ebenso wie wir Untersuchungen über die Dynamik der rechten und linken Kammer bei liegendem Herzkatheter und gleichzeitig geschriebenem Carotispuls vorgenommen.

Bei Rechtsinsuffizienz erzeugte Strophanthin nur am rechten Ventrikel eine merkliche Verkürzung der Anspannungszeit und Austreibungszeit bei gleichzeitiger Zunahme des systolischen und Abnahme des diastolischen Ventrikeldruckes (Tab. 4). Da die Austreibungszeit des linken Herzens länger wurde, der systolische Blutdruck und die Blutdruckamplitude anstieg, so darf man annehmen, daß eine Vergrößerung des Schlagvolumens des rechten Herzens zu einer erheblich stärkeren Füllung der linken Kammer und zu einer Steigerung des Schlagvolumens auch auf dieser Seite führte.

Die Förderung des größeren Schlagvolumens in kürzerer Zeit durch die rechte Kammer wird von BUHR als Ausdruck gesteigerter Leistungsfähigkeit des Herzens angesehen. Man ist um so mehr geneigt, ihm hierin beizupflichten, als diese Wirkung sehr früh eintritt, nicht erst nach einer Zeitspanne, in welcher die Lungenstrombahn entlastet und die Strömungswiderstände vermindert werden konnten.

Bei Linksinsuffizienz fand BUHR eine stärkere Verkürzung der Anspannungszeit der linken Kammer als rechts und eine Zunahme der Austreibungszeit auf

Tabelle 4. *Das Verhaltem der Herzdynamik bei einem 52jähr. Pat. (O. A.) mit kardialer Rechtsinsuffizienz vor und nach Injektion von* ¹/₄ *mg Kombetin (Strophanthin K) (nach G.* BUHR)[1]

	Pulsperiodendauer	Linker Ventrikel					Rechter Ventrikel					Oberarmblutdruck	Druck in A. pulm.	Druck im re. Ventr.
		Austreibungszeit	Anspannungszeit	Quotient Atr./Ansp.	Umformungszeit	Druckanstiegszeit	Austreibungszeit	Anspannungszeit	Quotient Atr./Ansp.	Umformungszeit	Druckanstiegszeit			
vor Kombetin	808	300	92	3,26	62	30	322	102	3,16	62	40	136/78	39/11	39/6
5′ n. Kombetin	775	298	89	3,35			296	88	3,36			138/78	44/10	
10′ n. Kombetin	802	293	91	3,22			301	77	3,91			138/76	48/11	
15′ n. Kombetin	789	307	89	3,45			301	81	3,72			140/76	45/10	
25′ n. Kombetin	852	304	87	3,49			299	73	4,10			148/80	50/12	
30′ n. Kombetin	807	315	87	3,62	59	28	302	72	4,19	51	21	150/80	56/11	56/3

[1] In dieser und den nachfolgenden Tabellen sind die Zeitwerte in Sigma und die Druckwerte in mm Hg angegeben.

beiden Seiten. Gleichzeitig fiel der systolische Druck im rechten Ventrikel von 28 auf 20 mm Hg ab (Tab. 5). Das ist leicht zu erklären, wenn man auf die Befunde von McMICHAEL zurückblickt.

Die geringe Verkürzung der Anspannungszeit und Verlängerung der Austreibungszeit des rechten Ventrikels möchte ich aber nicht so deuten wie BUHR, sondern als Ausdruck eines vergrößerten Schlagvolumens der rechten Seite zur Deckung des Bedarfs des linken Herzens ansehen. Hierfür sprechen zwei Tatsachen: einmal das wesentlich spätere Auftreten der Verlängerung der Austreibungszeit rechts, dann das Absinken des systolischen rechten Kammerdrucks. Wenn BUHRs Annahme einer gleichzeitigen sekundären Rechtsinsuffizienz zuträfe, hätte der systolische Kammerdruck rechts ansteigen müssen.

In der gestrigen Diskussion wurde das Vorkommen einer chronischen Linksinsuffizienz teils behauptet, teil bestritten. Ich glaube, daß außer einer Reihe nicht zu leugnender klinischer Tatsachen gerade die Befunde von McMICHAEL und BUHR die Existenz einer chronischen Linksinsuffizienz bestätigen.

Tabelle 5. *Verhalten der Zeitwerte der Herzdynamik und der intrakardialen Druckwerte bei einem 56jähr. Pat. (K. Schi.) mit kardialer Linksinsuffizienz vor und nach Injektion von* ¹/₄ *mg Kombetin (Strophanthin K) (nach G.* BUHR)

	Pulsperiodendauer	Linker Ventrikel					Rechter Ventrikel					Oberarmblutdruck	Druck in A. pulm.	Druck im re. Ventr.
		Austreibungszeit	Anspannungszeit	Quotient Atr./Ansp.	Umformungszeit	Druckanstiegszeit	Austreibungszeit	Anspannungszeit	Quotient Art./Ansp.	Umformungszeit	Druckanstiegszeit			
vor Kombetin	941	291	118	2,47	64	54	360	88	4,09	53	35	138/80	28/10	28/3
5′ n. Kombetin	975	317	113	2,81			362	82	4,42			136/80	24/9	
10′ n. Kombetin	935	315	108	2,92			363	80	4,53			140/80	22/8	
15′ n. Kombetin	944	318	100	3,18			374	82	4,57			140/78	22/8	
20′ n. Kombetin	947	322	96	3,35	59	37	375	81	4,63	50	31	142/78	20/8	20/0

Tabelle 6. *Einfluß einer Digoxinbehandlung auf die zeitliche Herzdynamik bei einer 55jährigen Patientin mit dekompensiertem und kombiniertem Mitralvitium und Vorhofflimmerarrhythmie.* Gleichzeitig Darstellung des Einflusses der Erholungs- und Füllungszeit (Dauer der Diastole) auf die nachfolgende Systole vor und nach Digitalisbehandlung

(2535)			$RR = 140/90$ $F = 52$		2803			$RR = 110/70$ $F = 60$	
vor Behandlung					nach Digoxinbehandlung				
D	A	S	$Q = \dfrac{S}{A}$	T	D	A	S	$Q = \dfrac{S}{A}$	T
					290	130	240	1,84	660
					350	110	270	2,45	730
380	125	320	2,56	825					
					410	110	260	2,36	780
415	165	280	1,7	860					
415	160	280	1,75	855					
420	160	265	1,66	845	420	120	270	2,25	810
455	135	305	2,26	895					
460	155	275	1,77	890	460	100	290	2,9	850
					480	105	295	2,81	880
					510	120	290	2,41	920
					510	100	300	3,0	910
520	140	300	2,14	960					
					540	100	300	3,0	940
					550	110	300	2,72	960
560	145	315	2,17	1020					
					580	90	310	3,45	980
					590	100	310	3,1	1000
					590	95	305	3,21	990
600	150	300	2,0	1050					
610	145	310	2,14	1065					
615	140	310	2,22	1065					
630	170	280	1,65	1080					
					660	100	300	3,0	1060
					710	90	310	3,45	1110
715	145	315	2,17	1175					
					770	85	305	3,59	1160
810	120	300	2,5	1230					
					860	110	290	2,64	1260
880	120	320	2,66	1320					
885	120	320	2,66	1325					
					950	70	330	4,71	1350
970	135	305	2,26	1410					
					1000	100	310	3,1	1410
					1040	80	300	3,75	1420
1120	110	320	2,91	1550					
1200	115	320	2,78	1635					
1370	120	320	2,66	1810					
Durchschnittswerte									
701	139	303	2,18	1143	614	101	294	2,9	1009

Sehr eindrucksvoll konnte BUHR in einigen Versuchen auch zeigen, daß die intrakardial gemessenen Druckwerte bei Herzinsuffizienz noch keine Abweichung von der Norm aufwiesen und sich daher unter Strophanthinbehandlung auch nicht änderten, während unter Behandlung die Kontraktionszeiten sich so verhielten, wie dies bei erfolgreicher Glykosidtherapie bei Herzinsuffizienz üblich ist. Es handelt sich hier um die Fälle von Herzinsuffizienz, auf die wir schon mehrfach hinwiesen, bei welchen die Kompensation bezüglich der Schlag- und Minutenvolumina und der Höhe der Drucke noch vollständig ist und nur der zeitliche Druckablauf oder mit anderen Worten die Kontraktionszeiten betroffen sind.

Für viele Digitalisprobleme ist die Behandlung der Arrhythmien aufschlußreich gewesen. Ich darf daran erinnern, daß die arrhythmische Herztätigkeit für EDENS das Lieblingsthema seiner Digitalis-Strophanthin-Forschung war. Auch für das Studium der Digitaliswirkungen auf die Herzdynamik bieten uns die arrhythmischen Herzen die aufschlußreichsten Experimente. Im Rahmen dieser Darstellung kann aber nur noch auf weniges eingegangen werden.

Ganz besonders deutlich lassen Untersuchungen bei Patienten mit Vorhofflimmern erkennen, daß nach Digitalisbehandlung für eine gleich große Herzleistung eine kürzere Erholungszeit und eine kürzere Füllungszeit, damit in der Regel auch eine geringere Kammerfüllung notwendig ist oder daß bei gleich großer Füllung nach Digitalistherapie eine größere Leistung erzielt wird. In Tab. 6 ist zu erkennen, daß auf gleichlange Diastolen nach Digoxinbehandlung meistens Systolen mit kürzeren Anspannungszeiten und auch etwas kürzeren Austreibungszeiten, aber wesentlich größeren Quotienten folgen. Da diese ceteris paribus ein größeres Schlagvolumen anzeigen, so ist auch hieran die Beschleunigung der Austreibungsarbeit des Herzens zu erkennen.

Da der Herzalternans eine sehr schwere primäre Störung der Kontraktilität des Herzmuskels ist (GASKELL, MUSKENS, B. KISCH, BLUMBERGER[2], BLUMBERGER, BROMMER, MEINERS und WALZ), so muß die Behandlung von Alternanspatienten für die Digitaliswirkungen auf die Herzdynamik besonders aufschlußreich sein. Schon BIJLSMA und ROESSINGH haben festgestellt, daß Strophanthin den Herzalternans beseitigen kann. Meinen Mitarbeitern WALZ und MAIDHOF ist es gelungen, das vorübergehende Verschwinden eines Herzalternans nach einer Convallatoxinbehandlung graphisch aufzuzeichnen. Diese Untersuchung hat weit über ihr ursprüngliches Ziel hinaus interessante Aufschlüsse über die Abfolge der Wirkungen auf die Herzdynamik ergeben. Beim Herzalternans wechseln Herzschläge mit höherem systolischem Druckanstieg und mit größerem Schlagvolumen mit solchen geringeren Druckanstiegs und kleineren Schlagvolumens ab. Die größeren Schläge haben kürzere Anspannungszeiten und längere Austreibungszeiten. Nach Convallatoxin wurden zunächst die Anspannungszeiten einander angenähert, später auch die Austreibungszeiten, und die Schlagvolumina wurden dann gleichgroß. Damit war der Herzalternans beseitigt. Mit seinem Wiederauftreten waren zunächst viel größere Unterschiede in den Anspannungszeiten als in den Austreibungszeiten und den Schlagvolumina zu registrieren (Abb. 4).

Andere Untersuchungen zeigen, daß beim Herzalternans die großen und kleinen Systolen sich in der Dauer der Druckanstiegszeit unterscheiden, während die Umformungszeiten nicht betroffen sind. Diese Beobachtungen bestätigen einmal die klassische Physiologie, die unter dem Einfluß von OTTO FRANK in der Steilheit der isometrischen Kontraktion in erster Linie das Maß für die Kontraktionskraft des Herzens sah, zum andern, daß sich die primäre systolische Digitaliswirkung beim Menschen ausgezeichnet an den Einflüssen auf die Dauer des isometrischen Anteils der Anspannung des Herzmuskels nachweisen läßt.

Es gibt Fälle von Herzinsuffizienz mit Flimmerarrhythmie, bei denen bis zu einem gewissen Punkt die Zunahme der Diastolendauer, mithin auch der Füllung zu einer Verkürzung der Anspannungszeit, Verlängerung der Austreibungszeit und Vergrößerung des Quotienten $\frac{S}{A}$ führt, wodurch eine Verbesserung der systolischen (contractilen) Leistung und eine Vergrößerung des Schlagvolumens angezeigt wird. Bei weiterer Verlängerung der Diastolendauer und Vergrößerung der Füllung nimmt aber die contractile Leistung und wahrscheinlich auch das Schlagvolumen wieder ab, worauf zu schließen ist, wenn außer der Verlängerung der Anspannungszeit und Verkürzung der Austreibungszeit (Abb. 5) auch die Pulshöhe abnimmt. Nach erfolgreicher Digitalis- oder Strophanthinbehandlung

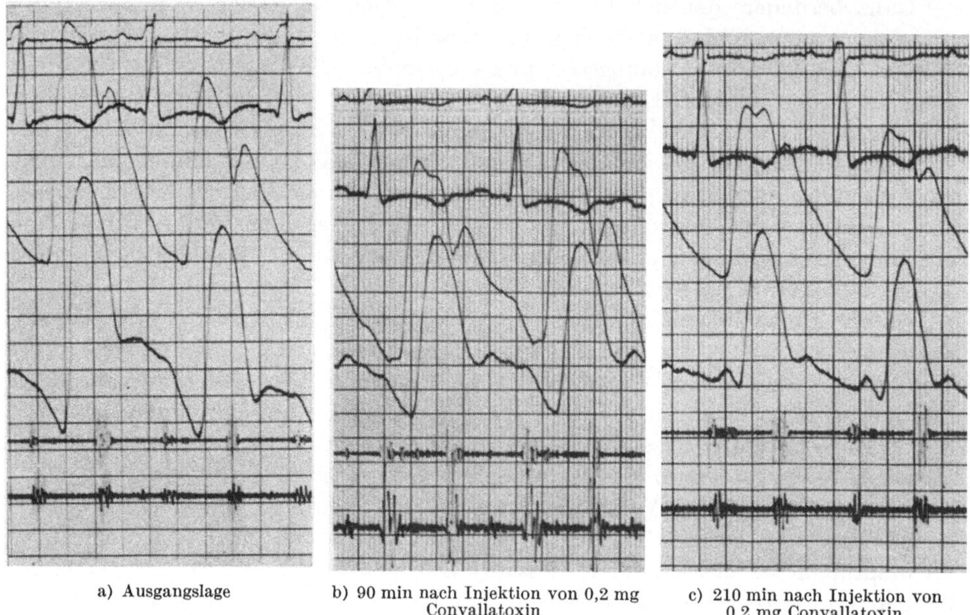

<table>
<tr><td>a) Ausgangslage</td><td>b) 90 min nach Injektion von 0,2 mg
Convallatoxin</td><td>c) 210 min nach Injektion von
0,2 mg Convallatoxin</td></tr>
</table>

Abb. 4. Vorübergehende Verminderung bzw. nahezu Schwinden eines Herzalternans 40—60 min nach Injektion von 0,2 mg Convallatoxin

folgt auf jede weitere Füllungszunahme eine kräftigere Systole mit einem größeren Schlagvolumen und mit kürzeren Anspannungs- und längeren Austreibungszeiten (Abb. 5) (BLUMBERGER, HÜTTEN, KLEIN und GRAF, BLUMBERGER[3, 5]). Beide Kurven entsprechen in ihrem ansteigenden Abschnitt den Erwartungen, welche nach dem Starlingschen Gesetz an die Herzleistung zu stellen wären. Auch STARLING hat nach zu großer Volumbelastung des Herzens durch gesteigerte Füllung eine Ab-

Tabelle 7. *Vorübergehende Verminderung bzw. nahezu Schwinden eines Herzalternans 40—60 min nach Injektion von 0,2 mg Convallatoxin*

	Ausgangslage		40 min nach Injektion von 0,2 mg Convallatoxin		90 min nach Injektion von 0,2 mg Convallatoxin		210 min nach Injektion von 0,2 mg Convallatoxin	
	großer Schlag	kleiner Schlag	großer Schlag	kleiner Schlag	großer Schlag	kleiner Schlag	großer Schlag	kleiner Schlag
A	109	121	115	117	115	113	104	116
S	184	171	200	193	202	200	195	186
Vs	29,4	25,1	33,8	27,4	30,5	30,2	34,8	33,2

nahme der Herzleistung gesehen. Dieser absteigende Schenkel der sog. Starling-Kurve wurde nicht von allen Nachuntersuchern gefunden (vgl. z. B. SARNOFF). Es wird nun durch unsere Beobachtungen offenbar, daß das Auftreten solcher Kurven auf einer schwereren Herzinsuffizienz beruht, als wenn die Kurve im gleichen und weiteren Füllungsbereich ohne absteigenden Schenkel verläuft. Die Digitalis vermag das schwer dekompensierte Herz, von dem wir heute annehmen, daß es

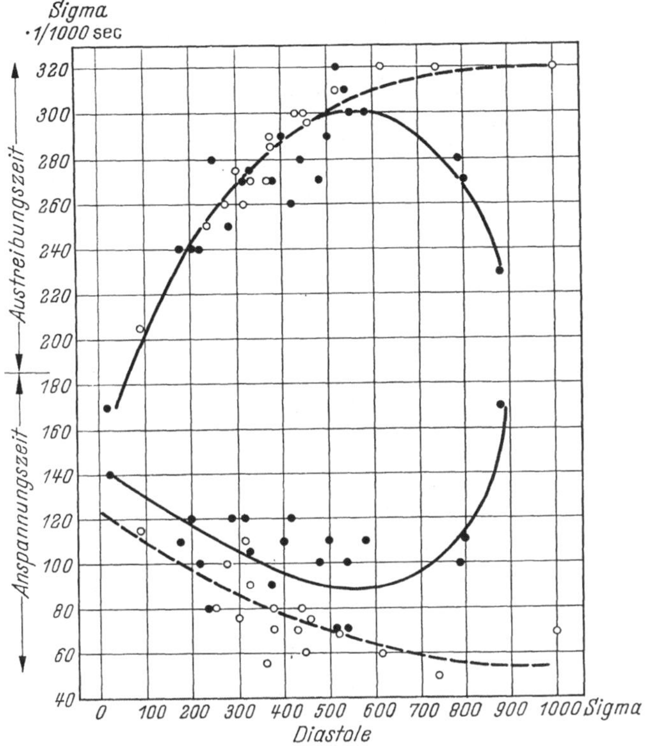

Abb. 5. Verbesserung der Herzdynamik unter Digitaliswirkung bei muskulärer Herzinsuffizienz mit Vorhofflimmerarrhythmie. Der absteigende Schenkel des Kurvenabschnitts der Austreibungszeiten (vgl. Starling-Kurve) verschwindet und bekommt in Fortsetzung des ersten Kurventeils ebenfalls einen steigenden Verlauf. Spiegelbildlich verlaufen die Kurven der Anspannungszeit. Nach Digitalisbehandlung zeigt die gesamte Kurve kürzere Zeiten für den Anspannungsvorgang an

in Abhängigkeit vom Starlingschen Herzgesetz seine Leistung steigert, nicht unabhängig von der Herzfüllung zu machen. Aber es drückt sich in der Veränderung der Kurve doch eine wesentliche Steigerung der Herzkraft unverkennbar aus. Gleichzeitig veranlaßt uns diese Beobachtung, auf eine Darstellung FRITZ MEYERs zurückzugreifen, der in Fällen, wenn eine weitere Zunahme der Herzfüllung zur Verminderung der Leistung führt, den Aderlaß empfahl, um die Situation des Herzens von dem absteigenden Schenkel der Starling-Kurve auf den aufsteigenden zurück zu verschieben. Die Digitalis hingegen verlängert den ansteigenden Schenkel, was etwas grundsätzlich anderes und Besseres bedeutet. Durch den Aderlaß entlasten wir das insuffiziente Herz, durch die Digitalis befähigen wir das Herz, höhere Belastungen zu bewältigen.

Literatur

1. BIJLSMA, U. G., u. M. J. ROESSINGH: Die Dynamik des Säugetierherzens unter dem Einfluß von Stoffen der Digitalisgruppe. Naunyn-Schmiedebergs Arch. exp. Path. Pharmak. **94**, 235 (1922).
2. BLUMBERGER, KJ.: Untersuchungen über die Dynamik des Herzens beim Herzalternans. Arch. Kreisl.-Forsch. **20**, 25 (1953).
3. — Über das Strophanthin. Alte Lehren neu geprüft. Med. Mschr. **1956**, 224.
4. — Möglichkeiten und Grenzen der Herzfunktionsprüfung beim Menschen mittels der Untersuchung der Herzdynamik. 5. Freiburger Symposion 1957, S. 263. Berlin-Göttingen-Heidelberg: Springer 1958.
5. — Die Herzinsuffizienz. München-Berlin: Urban & Schwarzenberg 1957.
6. — Die Untersuchung der Dynamik des Herzens beim Menschen. Ihre Anwendung als Herzleistungsprüfung. Ergebn. inn. Med. Kinderheilk. **62**, 425 (1942).
7. — W. BROMMER, S. MEINERS und L. WALZ: Elektrokymographische Untersuchungen beim Herzalternans. Z. Kreisl.-Forsch. **43**, 511 (1954).
8. — H. HÜTTEN u. K. KLEIN: Untersuchungen über den Einfluß des Strophanthins auf die krankhaft veränderte Anspannungszeit und Austreibungszeit des Herzens beim Menschen. Z. klin. Med. **137**, 591 (1940).
9. — — — u. A. GRAF: Die Systolendauer beim Menschen bei Flimmer- und Flatterarrhythmien. Dtsch. Arch. klin. Med. **187**, 1 (1940).
10. BOER, S. DE: Über die periodisch inäquale Herztätigkeit. Z. Kreisl.-Forsch. **18**, 575 (1932).
11. BUHR, G.: Zur Herzdynamik bei kardialen Links- und Rechtsinsuffizienzen. Z. Kreisl.-Forsch. **43**, 28 (1954).
12. DELIUS, L., u. H. REINDELL: Neue klinische Untersuchungsergebnisse über die Physiologie und Pathologie der Regulation des Kreislaufs und der Herzdynamik. Klin. Wschr. **1949**, 1.
13. FRANK, O.: Zur Dynamik des Herzmuskels. Z. Biol. **32**, 370 (1895).
14. — Isometrie und Isotonie des Herzmuskels. Z. Biol. **41**, 1 (1901).
15. GASKELL, W. H.: Phil. Trans. roy. Soc. B **173**, 993 (1882); zit. nach BLUMBERGER.
16. HEER, J. L. DE: Die Dynamik des Säugetierherzens im Kreislauf in der Norm, bei Aortenstenose und nach Strophanthin. Pflügers Arch. ges. Physiol. **148**, 1 (1912).
17. HOLLDACK, K.: Die Bedeutung der „Umformungs- und Druckanstiegszeit" für die Herzdynamik. Dtsch. Arch. klin. Med. **198**, 71 (1951).
18. KAHN, R. H.: Zum Problem des Herzalternans. Arch. ges. Physiol. **181**, 65 (1920).
19. KISCH, B.: Der Herzalternans. Ergebn. inn. Med. Kinderheilk. **19**, 294 (1921).
20. KRAYER, O.: Die Theorie der Digitaliswirkung. Verh. dtsch. Ges. Kreisl.-Forsch. **1931**, 163.
21. — Versuche am insuffizienten Herzen. Naunyn-Schmiedebergs Arch. exp. Path. Pharmak. **162**, 1 (1931).
22. LENDLE, L.: Ursache und therapeutische Bedeutung der Pulsverlangsamung nach Digitalis. Neue med. Welt **1950**, 1.
23. — H. MERCKER u. H. ROHR: Über die Herzvaguswirkung unter dem Einfluß von Digitalisglykosiden. Naunyn-Schmiedebergs Arch. exp. Path. Pharmak. **219**, 352 (1953).
24. — u. H. WIENKE: Zur Frage der Sensibilisierung von Vaguswirkungen auf die Herzfrequenz durch Digitalis. Naunyn-Schmiedebergs Arch. exp. Path. Pharmak. **213**, 373 (1951).
25. McMICHAEL, J.: Some Problems of Heart Failure. Acta med. scand. **142**, 701 (1952).
26. MEYER, F.: Eine neue Definition der Herzschwäche. Klin. Wschr. **1941**, 390.
27. MÜLLER, E. A.: Die Beziehungen zwischen Volumen, Leistung, Tonus und Contractionsfähigkeit am isolierten Säugetierherzen. Ergebn. Physiol. **43**, 89 (1940).
28. MUSKENS, L. J.: Genesis of alternating pulse. J. Physiol. (Lond.) **36**, 104 (1907).
29. REINDELL, H.: Diagnostik der Kreislauffrühschäden. Stuttgart 1949.
30. — H. KLEPZIG u. K. MUSSHOFF: Anpassungsvorgänge des gesunden und kranken Herzens. Verh. dtsch. Ges. inn. Med. **59**, 274 (1953).
31. — — — u. R. WEYLAND: Über physiologische und pathophysiologische Grundlagen der Röntgendiagnostik des Herzens. Dtsch. med. Wschr. **1955**, 540 u. 744.
32. SARRE, H., u. I. MEILINGER: Vergleich der Wirkung von Strophanthin und Digilanid auf die Dynamik des insuffizienten Herzens. Dtsch. Arch. klin. Med. **188**, 258 (1941).

33. Sarnoff, St. J.: Myocardial contractility as described by ventricular function Curves; observations on Starling's law of the heart. Physiol. Rev. **35**, 107 (1955).
34. — u. E. Berglund: Ventricular function. I. Starling's law of the heart studied by means of simultaneous right and left ventricular function curves in the dog. Circulation **9**, 706 (1954).
35. Schölmerich, P.: Zur Wirkungsweise und Indikation von Scillaglykosiden. Med. Klin. **46**, 1203 (1951).
36. Siedek, H., u. S. Tomek: Zur Digitalistherapie der chronischen Herzschwäche. Cardiologia (Basel) **17**, 334 (1950).
37. Starling, E. H.: Das Gesetz der Herzarbeit. Bern-Leipzig: Ernst Bircher 1921.
38. Straub, H.: Dynamik des Säugetierherzens. I. Mitt. Dtsch. Arch. klin. Med. **115**, 531 (1914).
39. — Dynamik des Säugetierherzens. II. Mitt. Dynamik des rechten Herzens. Dtsch. Arch. klin. Med. **116**, 409 (1914).
40. — Dynamik der Herzalternans. Dtsch. Arch. klin. Med. **123**, 403 (1917).
41. — Die Dynamik des Herzens. Die Arbeitsweise des Herzens in ihrer Abhängigkeit von Spannung und Länge unter verschiedenen Arbeitsbedingungen. Bethe und von Bergmann: Handbuch der normalen und pathologischen Physiologie Bd. 7 I, S. 237, Berlin 1926.
42. Sulzer, R.: Die Dehnungskurve des ruhenden Ventrikels und die Wirkung des Strophanthins. Z. Biol. **92**, 545 (1932).
43. Walz, L., u. E. Maidhof: Die Behandlung der schweren Herzinsuffizienz mit Convallatoxin. Medizinische **23**, 845 (1955).
44. Wiggers, C. J.: The dynamics of ventricular alternation. Amer. clin. Med. **5**, 1022 (1927).
45. The cause of temporary ventricular alternation following a long diastolic pause. Proc. Soc. exp. Biol. (N. Y.) **24**, 386 (1927).
46. — Circulatory dynamics. Physiologic Studies. New York: Grune & Stratton 1952.

Aus dem Pharmakologischen Institut der Universität Göttingen
(Direktor: Professor Dr. L. Lendle)

Digitalisglykoside und Vaguswirkung

Von

H. Mercker

Mit 5 Abbildungen

Sowohl bei der therapeutischen Anwendung der Digitalisglykoside wie auch nach ihrer Gabe im Tierexperiment können Abnahmen der Herzfrequenz beobachtet werden. Die Frage, ob es sich dabei um eine Eigenwirkung der Digitalisglykoside handelt, läßt sich heute noch nicht vorbehaltlos beantworten. Bei der Diskussion sind einmal die angewandten Dosen der Glykoside und auch das Ausmaß der Frequenzänderung zu berücksichtigen. Sicherlich gibt es eine toxische Digitalis-Bradykardie, die offensichtlich auf einer unmittelbaren Wirkung auf die Erregungsbildung beruht. Wenn aber bei der Digitalistherapie einer Herzinsuffizienz nur die Tachykardie beseitigt wird und die Pulsfrequenz zur Norm zurückkehrt, so kann dieses sehr wohl auf die Verbesserung der Herzleistung zurückgeführt werden (Lendle). Wenn das Herz wieder in der Lage ist, ein größeres Schlagvolumen auszuwerfen, so kann ein bestimmtes Minutenvolumen bei niederer Frequenz gefördert werden. Es ist gewissermaßen die Tachykardie nicht mehr erforderlich. Der primäre Effekt wäre aber nach dieser Vorstellung die Verbesserung der Herzmuskelleistung.

Es gibt jedoch auch tierexperimentelle Befunde, die darauf hinweisen, daß durch Digitalisglykoside eine sog. „Sensibilisierung" gegenüber der Vaguswirkung (und Acetylcholin) auf die Herzfrequenz eintritt (Gremels). Von anderen Untersuchern konnte jedoch eine solche Sensibilisierung nicht beobachtet werden, so von Hohensee und Lendle; Lendle und Oldenburg; Lendle und Wienke; Wells, Dragstedt, Rall und Ruge. Im folgenden wird zu der Frage nach der Bedeutung dieser experimentellen Befunde Stellung genommen werden.

Bei der Erklärung der Digitalisbradykardie sind weiter noch folgende Möglichkeiten in Betracht zu ziehen:

a) eine zentral ausgelöste Verstärkung des Vagustonus,

b) eine Beeinflussung von Kreislaufreflexen.

Wenn die Pressoreceptoren sensibilisiert werden, so könnte auch hierdurch die Pulsfrequenz erniedrigt werden.

Eine unmittelbare *zentrale Vaguserregung* kann wohl auf Grund der vorliegenden experimentellen Befunde ausgeschlossen werden (J. F. Heymans und C. Heymans). Mit der Methode des von einem Spendertier durchbluteten Kopfes ließ sich zeigen, daß bei dem Empfängertier keine stärkere Vaguswirkung nach Digitalisglykosiden eintritt. (Dem Spendertier wurden 2 mg Strophanthin injiziert; bei ihm trat eine Bradykardie ohne wesentliche Blutdrucksteigerungen auf.)

Die ,,*reflektorische Natur*'' der Bradykardie nach Digitalisglykosiden ist nicht mit gleicher Sicherheit abzulehnen. Mögliche Blutdrucksteigerungen durch periphere Gefäßwirkungen der Glykoside könnten auf dem Weg über Kreislaufreflexe eine Bradykardie auslösen. Man wird in diesem Falle nicht von einer spezifischen Wirkung auf die Herzfrequenz sprechen können. Verschiedentlich wird auf den reflektorischen Charakter der Digitalisbradykardie auf Grund des Befundes geschlossen, daß Durchtrennung der zentripetalen Nerven von den in Betracht kommenden Receptoren die Bradykardie aufhebt oder nicht auftreten läßt (HEYMANS, BOUCKAERT und RÉGNIERS; ZIPF und EHRLICHER). Dieser Schluß ist nun nicht ganz beweisend, da der Vagustonus reflektorisch von pressosensiblen Zonen unterhalten und mit der Durchtrennung solcher Nerven ausgeschaltet wird. Die Durchtrennung der zentripetalen Nerven bewirkt also zweierlei: Erstens wird eine vielleicht vorhandene Erregung von Receptoren in der zentralen Leitungsbahn unterbrochen, und zweitens fällt der normale ,,Vagustonus'' fort. Das Ausbleiben der Digitalisbradykardie könnte dann auch darauf beruhen, daß jedweder Vagustonus fehlt, also auch eine etwaige ,,Sensibilisierung'' gegenüber dem Vaguseinfluß verborgen bliebe. ABDON und NIELSEN führten daher ihre Versuche so durch, daß sie den isolierten Carotissinus mit Lösungen von Digitalisglykosiden durchströmten und den Erfolg einer Druckänderung im Sinus auf die Herzfrequenz beobachteten. Sie fanden mit dieser Versuchsanordnung keine ,,Sensibilisierung'' oder Erregung der Pressoreceptoren durch g-Strophanthin. Andererseits haben HEYMANS, BOUCKAERT und RÉGNIERS beobachtet, daß nach Ouabain die reflektorische Bradykardie bei Druckerhöhung im Carotissinus verstärkt ist. Wegen dieses Widerspruches in den Befunden wird man also die Frage, ob Kreislaufreflexe durch Digitalisglykoside gesteigert sein können (und dann eine Bradykardie auslösen) noch offenlassen müssen.

Der *periphere Angriffspunkt* der Digitalisglykoside bei der Verstärkung der Vaguswirkung wurde besonders von GREMELS betont. Von ihm wurde auch eine Verstärkung der Acetylcholinwirkung angenommen. Von anderen Untersuchern (HOHENSEE und LENDLE; LENDLE und OLDENBURG; LENDLE und WIENKE; WELLS, DRAGSTEDT, RALL und RUGE) wurde eine derartige Verstärkung der Acetylcholinwirkung durch Digitalisglykoside jedoch nicht beobachtet.

Unseres Erachtens sind gegenüber der Versuchsanordnung von GREMELS jedoch Bedenken zu erheben. Die Vagusreizungen wurden mit verhältnismäßig hohen Reizfrequenzen und Schwellenstromstärken durchgeführt. Bei dieser Art der Reizabstufung wird ein Teil der Vagusfasern erregt. Die übliche Anordnung der Reizelektroden am Nervenstamm bringt es mit sich, daß sehr leicht Lageänderungen der Elektroden oder Änderungen der Nebenschlüsse für den Reizstrom eintreten. Dadurch wird dann aber die Stromverteilung im Nerven und damit die Zahl der erregten Fasern geändert.

Weiterhin ist zu fragen, ob eine verhältnismäßig hohe Reizfrequenz den physiologischen Bedingungen entspricht. Bei hochfrequenter Reizung können Hemmungsvorgänge an den Synapsen in vegetativen Ganglien beobachtet werden. Da der Vagus zunächst an parasympathischen Ganglien im Vorhof endigt und erst von diesen postganglionäre Fasern zum Sinusknoten gehen, könnten derartige Hemmungsvorgänge eine Rolle spielen. Es erschien uns daher zweckmäßiger, die Reizfrequenz in einem Bereich zu wählen, der bei der natürlichen Erregung vegetativer Fasern zu erwarten ist.

Die bei der Erregung vegetativer Fasern auftretenden Frequenzen sind nur indirekt ermittelt, indem der Erfolg einer Reizung mit verschiedenen Frequenzen mit dem bei natürlicher Erregung verglichen wurde. Maximale Reizerfolge werden nach Folkow bei 10 Erregungen je Sekunde (bei maximaler Reizung des Nervenstammes) beobachtet. Auch am Menschen sind periphere Vagusreizungen (nach Blockade durch ein Lokalanaestheticum) bei Operationen mit Freilegung des Vagus durchgeführt worden. Dabei wurde maximale Wirkung mit 10 Reizen je Sekunde gefunden. Aus dem Vergleich der Herzfrequenz vor Blockade des Nerven mit derjenigen bei verschiedenen Reizfrequenzen nach Blockade wurde geschlossen, daß der normale Vagustonus einer Frequenz von 2—4 Erregungen je Sekunde entspricht (Carlsten, Folkow und Hamberger). Ein Anhaltspunkt, wie hoch etwa die Entladungsfrequenzen von Ganglienzellen im vegetativen System liegen, ergibt sich auch aus den von Bronk mitgeteilten Befunden. In diesen Versuchen wurde in ein perfundiertes Ganglion Acetylcholin in verschiedenen Dosen injiziert. Abgeleitet wurde das Aktionspotential einer „Einheit", d. h. einer Ganglienzelle und ihres Fortsatzes. In Abhängigkeit von der Acetylcholinkonzentration lag die Entladungsfrequenz zwischen 1 und 3 pro Sekunde.

Da, wie bereits oben erwähnt wurde, möglicherweise die Reizfrequenz für das Ergebnis von Bedeutung sein kann, hielten wir es für erforderlich, Versuche durchzuführen mit Reizungen in einem Frequenzbereich, der etwa bei der natürlichen Erregung der Vagusfasern erwartet werden kann (Lendle, Mercker und Rohr). Wir wählten eine Reizfrequenz von 0,5 und 1 Imp./sec. Die Dauer des Impulses betrug 0,3 msec. Mit derartig niederen Reizfrequenzen lassen sich Pulsfrequenzen einstellen, die deutlich unter dem Ausgangsniveau vor der Reizung liegen und die auch über längere Zeiten (etwa 1—2 Std.) bei fortgesetzter Reizung beibehalten werden. In den Versuchen an Hunden in Narkose wurden die Vagi beiderseits durchtrennt und der rechte periphere Vagusstumpf in eine Reizelektrode eingelegt. Die Reizung erfolgte mit einem Impulsgenerator „Megatest". Blutdruck und Pulsfrequenz wurden fortlaufend registriert. Aus der Gruppe der Digitalisglykoside wurden Digitoxin und K-Strophanthin intravenös injiziert. Die folgende Abbildung (Abb. 1) gibt ein Beispiel für K-Strophanthin (30 γ/kg i.v.). Eine Verstärkung der Vaguswirkung tritt nicht ein.

Ebenso wird auch durch Digitoxin (60 γ/kg i.v.) die Vaguswirkung auf die Herzfrequenz nicht verstärkt, wie die Abb. 2 zeigt.

Die Auswertung weiterer Versuche zeigt die folgende graphische Darstellung (Abb. 3).

Auch bei unterbrochener Vagusreizung (Einschaltung der Reizung für jeweils 2 min) sahen wir keine Verstärkung des Vagusreizerfolges (Abb. 4).

Auf Grund dieser experimentellen Befunde haben wir den Schluß gezogen, daß durch Digitalisglykoside die Vaguswirkung auf die Herzfrequenz peripher nicht verstärkt wird. Dieser Befund wurde inzwischen von anderer Seite mit teils anderer, teils fast der gleichen Methodik nachgeprüft.

McEwen untersuchte am isolierten Kaninchenherzen, dessen vagale Innervation erhalten war, die Wirkung von Ouabain auf den Erfolg einer Vagusreizung.

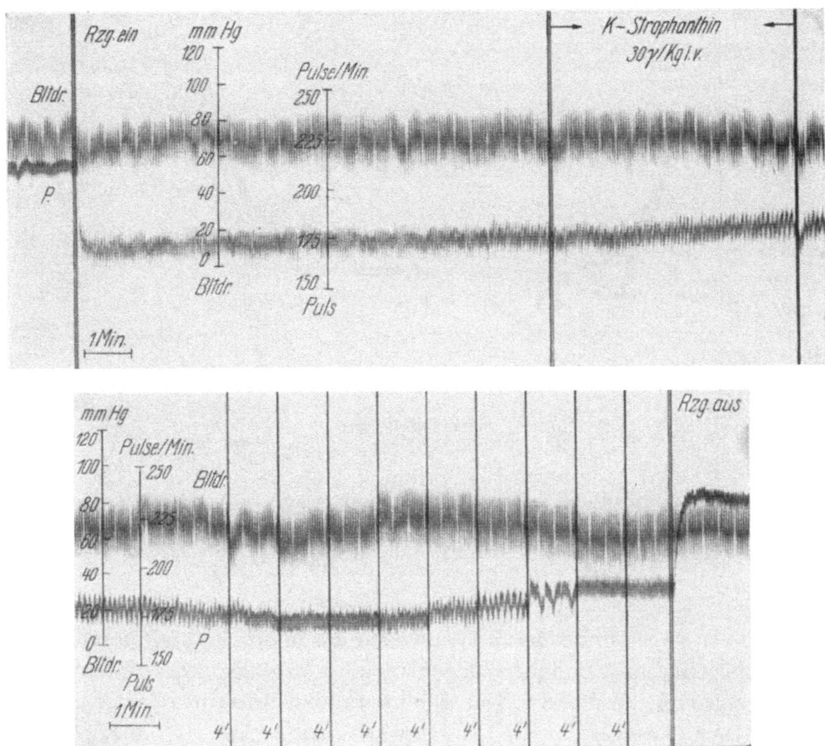

Abb. 1. Wirkung von K-Strophanthin (30 γ/kg i. v.) beim Hund in Narkose bei Vagusreizung. Obere Registrierung: arterieller Blutdruck (Bldr.), untere Registrierung: Pulsfrequenz (P.). Die Nn. vagi sind durchtrennt. Der rechte periphere Vagusstumpf wird zwischen den Signalen ‚Rzg. ein" und „Rgz. aus" kontinuierlich gereizt. (Der untere Teil der Abb. ist die direkte Fortsetzung des oberen Teiles.) — Reizung mit rechteckförmigen Impulsen von 0,3 msec Dauer, 15 mA, in 2 sec 1 Impuls (= 0,5 Imp./sec). Durch die Vagusreizung wird die Pulsfrequenz erniedrigt. Ein "escape" tritt bei dieser Art der Reizung nicht ein. Nach Strophanthin keine deutliche Abnahme der Pulsfrequenz. Die Signale, bezeichnet mit 4′ im unteren Teil der Abbildung, zeigen Pausen in der Registrierung von 4 min an. Nach LENDLE, MERCKER und ROHR: Naunyn-Schmiedebergs Arch. exp. Path. Pharmak. **219**, 352 (1953)

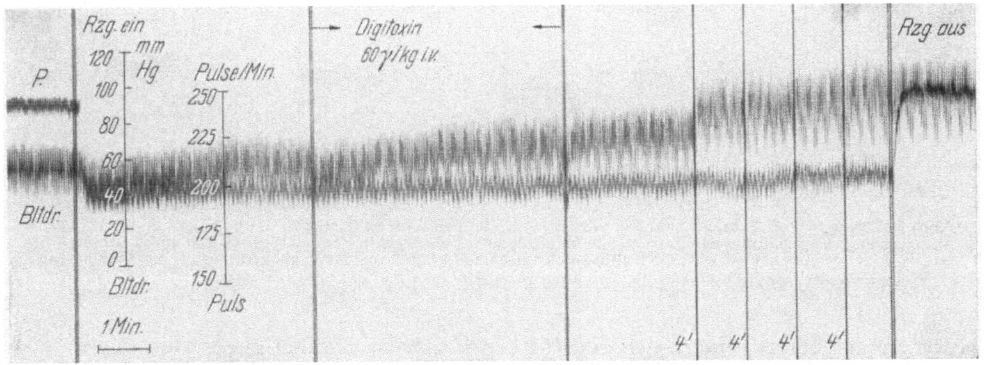

Abb. 2. Wirkung von Digitoxin (60 γ/kg i.v.). — Gleiche Versuchsanordnung wie in Abb. 1. Keine Verstärkung der Vaguswirkung auf die Pulsfrequenz. Nach LENDLE, MERCKER und ROHR: Naunyn-Schmiedebergs Arch. exp. Path. Pharmak. **219**, 352 (1953)

Dabei wurde der Vagus beiderseits maximal und untermaximal gereizt. Für die untermaximale Reizung wurde der Vagus partiell durchtrennt, und die Reizelektroden wurden oberhalb der Durchtrennungsstelle angelegt. Untermaximal wurde

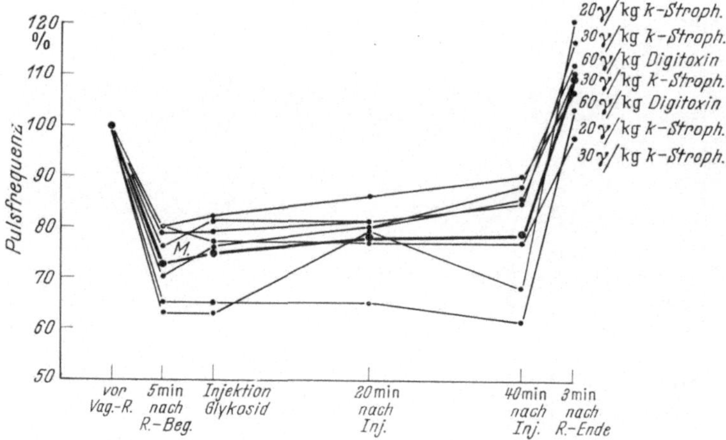

Abb. 3. Zusammenfassende Darstellung der Befunde. Versuchsanordnung wie bei Abb. 1. Angegeben sind prozentuale Änderungen der Pulsfrequenz. Ausgangspulsfrequenz = 100%. Die stärker ausgezogene Kurve (*M.*) gibt die Mittelwerte wieder. 20 und 40 min nach Injektion der Digitalisglykoside ist keine stärkere prozentuale Abnahme der Pulsfrequenz zu verzeichnen. Nach Daten von Lendle, Mercker und Rohr: Naunyn-Schmiedebergs Arch. exp. Path. Pharmak. **219**, 352 (1953)

mit 23 Impulsen pro Sekunde, maximal mit 7 Impulsen pro Sekunde gereizt. Es wurde gefunden, daß Ouabain in einer Konzentration von 0,25 µg/ml die Vaguswirkung auf die Herzfrequenz verstärkt. Der Effekt war bei untermaximaler Reizung besonders deutlich. Letzteres wird als Hinweis darauf gedeutet, daß Ouabain die

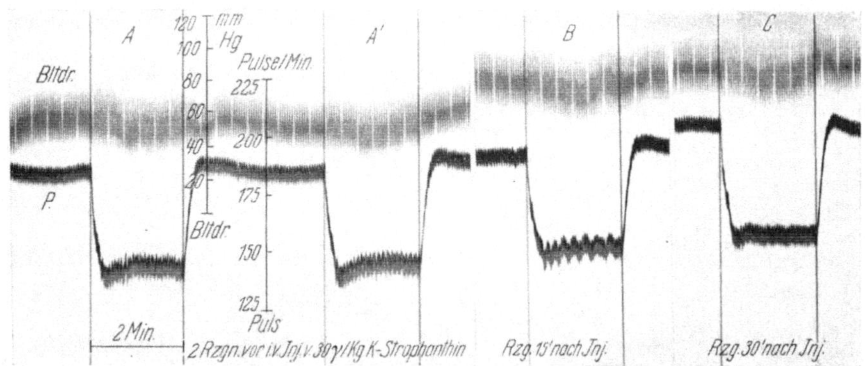

Abb. 4. Wirkung von K-Strophanthin (30 γ/kg i.v.). Gleiche Versuchsanordnung wie Abb. 1., jedoch unterbrochene Vagusreizung. Einschaltung der Reizung für jeweils 2 min. Reizung mit 1 Impuls/sec, 15 mA und 0,5 msec Flußdauer. 15 und 30 min nach der Strophanthin-Injektion keine Verstärkung der Vaguswirkung auf die Herzfrequenz. Nach Lendle, Mercker und Rohr: Naunyn-Schmiedebergs Arch. exp. Path. Pharmak. **219**, 352 (1953)

Erregungsübertragung in den vegetativen Ganglien begünstigt. Zu der angewandten Konzentration von 0,25 µg/ml ist zu sagen, daß sie recht hoch ist. Der Autor gibt selbst an, daß mit 0,3 µg/ml Herzirregularitäten ausgelöst werden.

In diesem Zusammenhang sind auch Untersuchungen zu der Frage, ob die synaptische Erregungsübertragung in vegetativen Ganglien durch Digitalisglykoside beeinflußt wird, zu berücksichtigen, da eine gleiche Wirkung auf die im Vorhofgebiet gelegenen vegetativen Ganglien des Herzens zu diskutieren ist. Experimentelle Befunde hierzu wurden von KONZETT und ROTHLIN und von PERRY und REINERT mitgeteilt. Durch geeignete Konzentrationen der Digitalisglykoside wurde die Übertragung im Ganglion so beeinflußt, daß eine stärkere Reaktion eines von den postganglionären Fasern innervierten Erfolgsorgans (Nickhaut) eintrat. Ob dabei mehr postganglionäre Fasern in Aktion treten oder ob die Zahl der postganglionären Erregungen pro Zeiteinheit sich ändert, ist wohl nicht bekannt. Die angewandten Konzentrationen der Glykoside erscheinen auch zum Teil recht hoch. Selbst eine Konzentration von 1 : 1 Million würde bei gleichmäßiger Verteilung nach einer intravenösen Injektion 1 mg/1000 g Gewebe entsprechen. Nimmt man an, daß sich das Glykosid nach einer i.v. Injektion nur im Plasma verteilt (was aber nur für kurze Zeit nach der Injektion zutreffen wird), so würde die Konzentration von 1 : 1 Million immer noch beim Menschen der Injektion von 3 mg Glykosid (auf 3 l Plasma) entsprechen.

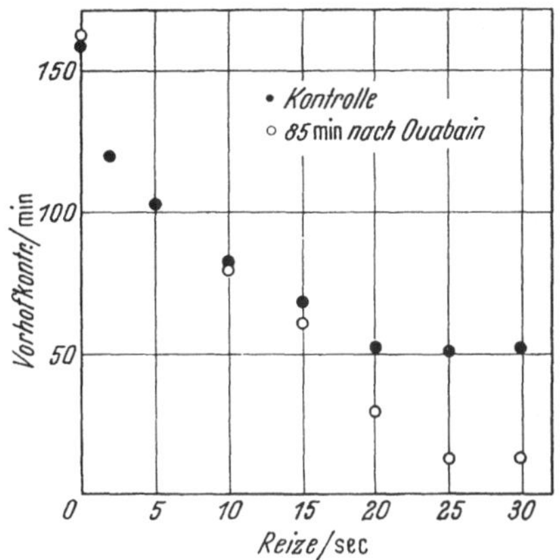

Abb. 5. Vaguswirkung auf die Herzfrequenz in Abhängigkeit von der Reizfrequenz vor und 85 min nach Injektion von Ouabain (38,5 γ/kg). Hund, Vagi durchtrennt, Reizung des rechten Vagus mit Impulsen von 1 msec, Dauer der Reizungen 5—20 sec. Nur bei höheren Reizfrequenzen wurde eine Verstärkung der Vaguswirkung auf die Herzfrequenz beobachtet. Nach GAFFNEY, KAHN, VAN MAANEN und ACHESON: J. Pharmacol. exp. Ther. **122**, 423 (1958)

GAFFNEY, KAHN, VAN MAANEN und ACHESON untersuchten am Ganztier in Pentobarbitalnarkose die Wirkung von Ouabain (38,5 μg/kg) auf den Erfolg einer Vagusreizung und berücksichtigten besonders die Abstufungen der Reizfrequenz. Im Bereich der niederen Reizfrequenzen bestätigten sie unsere Befunde. Bei hohen Reizfrequenzen fanden sie jedoch eine Verstärkung der Vaguswirkung (Abb. 5).

Demnach läßt sich die Frage, ob tierexperimentell ein Einfluß der Digitalisglykoside auf die Vaguswirkung nachzuweisen ist, also nur unter Berücksichtigung der angewandten Dosen bzw. Konzentrationen und der Versuchsbedingungen beantworten. Bei hohen Dosen von Digitalisglykosiden und bei Vagusreizung mit hohen Frequenzen ist dieser Effekt nachzuweisen. Unseres Erachtens entsprechen aber die niederen Reizfrequenzen eher den natürlichen Verhältnissen, so daß bei der therapeutischen Anwendung der Digitalisglykoside spezifische Vaguswirkungen nicht in Betracht kommen. Bei hohen, nahezu toxischen Dosen können sie aber auftreten.

Literatur

ABDON, N. O., and N. A. NIELSEN: Skand. Arch. Physiol. **78**, 1 (1938).
BRONK, W. D.: J. Neurophysiol. **2**, 380 (1939).
CARLSTEN, A., B. FOLKOW and C. A. HAMBERGER: Acta physiol. scand. **41**, 68 (1957).

McEwen, L. M.: J. Physiol. **131**, 678 (1956)
Folkow, B.: Acta physiol. scand. **25**, 49 (1952).
Gaffney, T. E., I. B. Kahn, jr., E. F. van Maanen and G. H. Acheson: J. Pharmacol. exp. Ther. **122**, 423 (1958).
Gremels, H.: Naunyn-Schmiedebergs Arch. exp. Path. Pharmak. **179**, 360 (1935).
Heymans, C., I. I. Bouckaert et P. Regniers: Arch. int. Pharmacodyn. **44**, 31 (1932).
Heymans, J. F., and C. Heymans: J. Pharmacol. exp. Ther. **29**, 203 (1926).
Hohensee, F., u. L. Lendle: Naunyn-Schmiedebergs Arch. exp. Path. Pharmak. **207**, 388 (1949).
Konzett, H., et E. Rothlin: Arch. int. Pharmacodyn. **89**, 343 (1952).
Lendle, L.: Neue med. Welt **1**, 75 (1950).
— u. D. Oldenburg: Naunyn-Schmiedebergs Arch. exp. Path. Pharmak. **211**, 243 (1950).
— u. H. Wienke: Naunyn-Schmiedebergs Arch. exp. Path. Pharmak. **213**, 373 (1951).
Perry, W. L. M., and H. Reinert: Brit. J. Pharmacol. **9**, 324 (1954).
Wells, I. A., C. A. Dragstedt, J. E. Rall and D. A. Ruge: Fed. Proc. **2**, 93 (1943).
Zipf, H. F., u. H. Ehrlicher: Naunyn-Schmiedebergs Arch. exp. Path. Pharmak. **212**, 529 (1951).

Aus der Medizinischen Universitätsklinik Würzburg
(Direktor: Professor Dr. E. Wollheim)

Blutmenge und Digitalis

Von

J. Zissler

Mit 2 Abbildungen

In seinem gestrigen Referat hat Herr Professor Wollheim auf zwei kardinale Kriterien der chronischen Herzinsuffizienz hingewiesen, 1. auf die Vergrößerung der aktiven Blutmenge und 2. auf den pharmakodynamischen Effekt des Anstiegs des Herzminutenvolumens nach Gabe von Digitalis. Als Anknüpfung daran war wohl der an mich ergangene Auftrag zu verstehen, unsere Auffassungen zum Thema „Blutmenge und Digitalis" kurz darzustellen.

Ich schlage eine Unterteilung des Stoffes in zwei Abschnitte vor:

1. Digitaliswirkungen bei protrahierter langfristiger Anwendung;

2. kurzfristige Digitaliseffekte.

Ad 1. Langfristig digitalisierte Patienten mit Herzinsuffizienz zeigen unter der Wirkung von Herzglykosiden durchwegs eine Abnahme der aktiven Blutmenge gegenüber dem pathologisch erhöhten Ausgangswert. Bestimmend hierfür ist das unter Digitaliswirkung ansteigende Herzminutenvolumen. Der Effekt läßt sich sowohl mit älteren Methoden (Stewart und Cohn 1932; Stewart, Deitrick u. Mitarb. 1938) als auch mit der Kathetermethode (McMichael und Sharpey-Schafer 1944; Bloomfield u. Mitarb. 1948; Ferrer u. Mitarb. 1950) nachweisen. Soweit die Abnahme der aktiven Blutmenge durch eine Verminderung der zirkulierenden Plasmamenge zustande kommt, ist sie zumindest teilweise durch vermehrte renale Ausscheidung von Kochsalz und Wasser bei verbesserter Nierenzirkulation erklärbar, worauf gestern von Wolff hingewiesen wurde; ferner wird eine direkte Wirkung der Glykoside am renalen Tubulus diskutiert (Earle u. Mitarb. 1949). Andernteils kommt es unter protrahierter Digitaliswirkung auch zur Abnahme der zirkulierenden Erythrocytenmenge, ein Befund, der nicht nur bei Untersuchungen der Plasmamenge mit Farbstoffen, wie Trypanrot (Wollheim 1931), T-1824 (Evans-Blau) (Gibson und Evans 1937; Zissler 1955) und humanem radiojodmarkiertem Albumin (Schreiber u. Mitarb. 1954), sondern auch bei Berechnung der Blutmenge aus der mit Radiochrom bzw. Kohlenmonoxyd ermittelten Erythrocytenmenge (Brown u. Mitarb. 1954) feststellbar ist. Ursächlich könnte dieser Abnahme der aktiven Blutmenge in ihrem cellulären und plasmatischen Anteil eine Verbesserung der peripheren Zirkulation mit Abnahme der peripheren Hypoxie zugrunde liegen, bei der die Reize zur Entspeicherung von Blut aus Reservoiren gegenüber dem Zustand vor Anwendung der

Glykoside vermindert sind. Jedenfalls ist die Verminderung der aktiven Blutmenge unter Digitalis beim Herzinsuffizienten inzwischen vielfach bestätigt (Eichna u. Mitarb. 1951; Berson u. Mitarb. 1952; Eisenberg u. Mitarb. 1954; Gunton und Paul 1955).

Ad 2. Unter der akuten Wirkung von Herzglykosiden konnten wir bei Blutmengenbestimmungen (Bestimmung der aktiven Plasmamenge mit T-1824 mittels Abnahme der Proben 3 und 6 min post injectionem und Berechnung der aktiven Blutmenge über den Hämatokrit; Zissler 1955) nach einer Einwirkungszeit von 15—180 min ebenfalls Verminderungen der aktiven Blutmenge finden. Dieser zuerst von Wollheim (1931) mitgeteilte Befund wurde mit den genannten Methoden bei verschiedenen Glykosiden und bei unterschiedlicher Wirkungsdauer nachgeprüft. Wie auf Abb. 1 zu sehen, zeigen sich nach Gabe von 0,25 mg k-Strophanthin i.v. schon deutliche Verminderungen der aktiven Blutmenge, während nach dieser Einwirkungszeit Digipurat und Digitoxin in etwa isodynamen Dosierungen diese Wirkungen noch nicht erkennen lassen. Dagegen wird bei den letztgenannten Glykosiden nach 60—180 min ein stärkerer blutmengenvermindernder Effekt erkennbar, der nach dieser Einwirkungszeit bei Strophanthin bereits

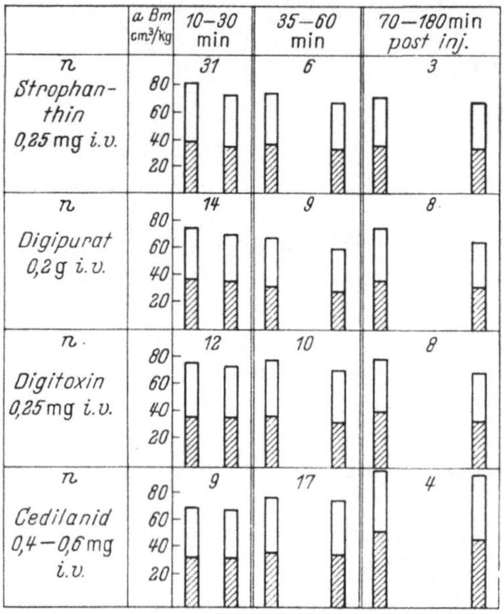

Abb. 1. Kurzfristige Wirkung verschiedener Glykosidpräparate auf die aktive Blutmenge

im Abklingen zu sein scheint. Auf Abb. 2 sind die mit verschiedenen Glykosiden erzielten Abnahmen der aktiven Blutmenge vergleichsweise angegeben; dabei läßt sich ein wesentlicher Effekt von Cedilanid in Dosen von 0,4—0,6 mg i.v. nicht sicherstellen. Mit dem Befund der kurzfristigen Abnahme der aktiven Blutmenge unter Digitalis stimmt der am normalen Menschen, am normalen Hund und am Hund mit kompensiertem Klappenvitium nachweisbare Abfall des Herzminutenvolumens unter Digitalis (Harrison und Leonard 1926; Cohn und Stewart 1928; Dock und Tainter 1930; Stewart, Deitrick u. Mitarb. 1938) überein. Während die sowohl beim Herzinsuffizienten als auch beim Kompensierten und beim Kreislaufnormalen eintretende Abnahme der aktiven Blutmenge unter Digitalis (Wollheim 1931) zu einer Verminderung des venösen Angebotes beim Herzinsuffizienten und damit zu einer verbesserten Förderleistung führt, bedeutet sie bei nicht überhöhtem diastolischen Angebot, also bei Kreislaufnormalen und bei Kompensierten, eine so starke Verminderung des venösen Angebotes, daß das Herzminutenvolumen mehr oder minder abfällt. Art und Mechanismus dieses extrakardialen Digitaliseffektes sind noch nicht geklärt. Zwischen der aktiven Blutmenge und der Größe des zentralen Blutvolumens (Hamilton 1958) zeichnen sich indes innige Beziehungen ab.

Die Konsequenzen dieser extrakardialen Digitaliseffekte hinsichtlich der klinischen Glykosidanwendung sind zweifach. Sie bestehen

a) in einer Anwendung stark kumulierender Glykoside von kräftiger Wirkung auf die aktive Blutmenge bei Fällen von Plusdekompensation; der extrakardiale Effekt der Verminderung der aktiven Blutmenge bedeutet durch Verminderung des venösen Überangebotes eine zusätzliche Unterstützung der inotropen Wirkung auf das Myokard;

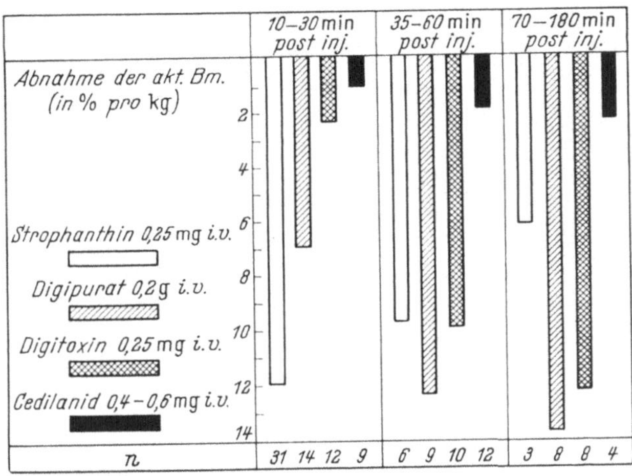

Abb. 2. Ausmaß der durch verschiedene Glykosidpräparate bewirkten Veränderungen der aktiven Blutmenge

b) in der Vermeidung unnötiger Glykosidgaben in Fällen ohne hämodynamische Herzinsuffizienz; für solche Patienten kann die durch Glykosidwirkung verursachte zusätzliche Verminderung der aktiven Blutmenge nachteilig sein, z. B. für manche Patienten mit Gefäßinsuffizienzen.

Literatur

BERSON, S.A., R. S. YALOW, A. AZULAY, S. SCHREIBER and B. ROSWIT: J. clin. Invest. 31, 581 (1952).

BLOOMFIELD, R. A., LAUSON, H. D. et al.: J. clin. Invest. 27, 588 (1948).

BROWN, E., J. HOPPER, JR., N. NOMOF, R. WENNESLAND u. K. G. SCOTT: J. clin. Invest. 33, 919 (1954).

COHN, A. E., and H. J. STEWART: J. clin. Invest. 6, 53; 79 (1928).

DOCK, W., and M. L. TAINTER: J. clin. Invest. 8, 467 (1930).

EARLE jr., S. J. FARBER, J. D. ALEXANDER and L. W. EICHNA: J. clin. Invest. 28, 778 (1949).

EICHNA, L. W., S. J. FARBER, A. R. BERGER, D. P. EARLE, B. RADER, E. PELLEGRINO, R. E. ALBERT, J. D. ALEXANDER, H. TAUBE and S. YOUNGWIRTH: J. clin. Invest. 30, 1250 (1951).

EISENBERG, S.: Circulation 10, 902 (1954).

FERRER, M. J., R. M. HARVEY, R. T. CATHCART, C. A. WEBSTER, D. W. RICHARDS and A. COURNAND: Circulation 1, 161 (1950).

GIBSON, J. G., and W. A. EVANS: J. clin. Invest. 16 851 (1937).

GUNTON, R. W., and W. PAUL: J. clin. Invest. 34, 879 (1955).

HAMILTON, W. F.: IIIrd world congress of cardiology: Abstracts of symposia, p. 55 Brussels 1958.

HARRISON, T. R., and B. W. LEONARD: J. clin. Invest. 3, 1 (1926).

McMICHAEL, J., and SHARPEY-SCHAFER: Brit. Heart J. 6, 33 (1944).

SCHREIBER, S. S., A. BAUMAN, R. S. YALOW and S. A. BERSON: J. clin. Invest. 33, 578 (1954).

STEWART, H. J., J. E. DEITRICK, N. E. CRANE and C. H. WHEELER: Arch. int. Med. 62, 569 (1938).

STEWART, H. J. and A. E. COHN: J. clin. Invest. 11, 917 (1932).

WOLLHEIM, E.: Z. klin. Med. 116, 269 (1931).

ZISSLER, J.: Arch. Kreisl.-Forsch. 22, 97 (1955).